J.-P. Barral, A. Croibier

Gelenke – ein neuer osteopathischer Behandlungsansatz

Jean-Pierre Barral, Alain Croibier

Gelenke – ein neuer osteopathischer Behandlungsansatz

Obere Extremitäten

1. Auflage

Übersetzt von: Gudrun Meddeb, Tunis/Tunesien

ELSEVIER
URBAN & FISCHER

URBAN & FISCHER München

Zuschriften an:
Elsevier GmbH, Urban & Fischer Verlag, Hackerbrücke 6, 80335 München

Titel der Originalausgabe
Jean-Pierre Barral, Alain Croibier: Nouvelle approche manipulative – Membre supérieur
1. Auflage 2011, ISBN 978-2-8101-0479-6
Erschienen bei Elsevier Masson SAS

Wichtiger Hinweis für den Benutzer
Die Erkenntnisse in der Medizin unterliegen laufendem Wandel durch Forschung und klinische Erfahrungen. Herausgeber und Autoren dieses Werkes haben große Sorgfalt darauf verwendet, dass die in diesem Werk gemachten therapeutischen Angaben (insbesondere hinsichtlich Indikation, Dosierung und unerwünschter Wirkungen) dem derzeitigen Wissensstand entsprechen. Das entbindet den Nutzer dieses Werkes aber nicht von der Verpflichtung, anhand weiterer schriftlicher Informationsquellen zu überprüfen, ob die dort gemachten Angaben von denen in diesem Werk abweichen und seine Verordnung in eigener Verantwortung zu treffen.
Für die Vollständigkeit und Auswahl der aufgeführten Medikamente übernimmt der Verlag keine Gewähr.
Geschützte Warennamen (Warenzeichen) werden in der Regel besonders kenntlich gemacht (®). Aus dem Fehlen eines solchen Hinweises kann jedoch nicht automatisch geschlossen werden, dass es sich um einen freien Warennamen handelt.
Hinweise zu Diagnose und Therapie können sich von den in Deutschland üblichen Standards unterscheiden.

Bibliografische Information der Deutschen Nationalbibliothek
Die Deutsche Nationalbibliothek verzeichnet diese Publikation in der Deutschen Nationalbibliografie; detaillierte bibliografische Daten sind im Internet über http://www.d-nb.de/ abrufbar.

1. Auflage 2013

Der Urban & Fischer Verlag ist ein Imprint der Elsevier GmbH.

13 14 15 16 17 5 4 3 2 1

Um den Textfluss nicht zu stören, wurde bei Patienten und Berufsbezeichnungen die grammatikalisch maskuline Form gewählt. Selbstverständlich sind in diesen Fällen immer Frauen und Männer gemeint.

Planung: Marko Schweizer, München
Lektorat: Annekathrin Sichling, München
Redaktion: Christel Hämmerle, München
Herstellung: Nicole Kopp, München
Satz: abavo GmbH, Buchloe/Deutschland; TnQ, Chennai/Indien
Druck und Bindung: Printer Trento, Trento/Italien
Fotos: Totem Studio (Pierre-François Couderc), Meylan/Frankreich; www.totemstudio.com
Zeichnungen: Éléonore Lamoglia, Paris/Frankreich; http://eleonorelamoglia.wordpress.com
Umschlaggestaltung: SpieszDesign, Neu-Ulm
Titelbild: Éléonore Lamoglia, Paris/Frankreich; Totem Studio, Meylan/Frankreich

ISBN Print 978-3-437-58244-8
ISBN e-Book 978-3-437-29600-0

Aktuelle Informationen finden Sie im Internet unter **www.elsevier.de** und **www.elsevier.com**

Einleitung

In all unseren bisherigen Publikationen waren wir stets von dem Bemühen geleitet, unser praktisches Wissen mit dem Leser zu teilen. Es ist nicht immer einfach, einem Patienten zu helfen, Erfolg und Niederlage gehören zum Alltag des Therapeuten.

Es ist die Erfahrung, die uns hilft zwischen gut und schlecht funktionierenden Behandlungsansätzen zu unterscheiden. In der Theorie ist die Behandlung immer einfach, und wir können ohne ein großes Risiko einzugehen behaupten, dass wir auf dem Papier allen unseren Patienten helfen können!

Mit diesem Buch wird, soweit wir wissen, das erste Mal der Versuch unternommen, die Behandlung von Gelenken aus globaler Sicht zu betrachten. Wir werden uns mit allen das Gelenk umgebenden Strukturen befassen: Kapsel, Knorpel, Labrum, Synovia, Bursa, Ligamente, Muskeln, Gefäße, Nerven, Faszien und Haut.

Die Behandlung der periartikulären Gewebe wird zudem durch die viszeralen Bezüge vervollständigt, die das Ergebnis unserer klinischen Erfahrung sind und nicht ausschließlich auf theoretischem Wissen basieren.

Zudem haben wir versucht, jene psychoemotionalen und verhaltensbedingten Aspekte hinzuzufügen, die gleichfalls das Gelenkspiel beeinflussen.

Die Osteopathie zeichnet sich vor allem durch ihre permanente Suche nach der Ursache des Schmerzes aus, sie beschränkt sich nicht auf die Symptome … und dennoch dürfen wir die Symptome nicht unbeachtet lassen.

Ein Gelenk kann durch einen direkten Sturz, eine erworbene Fehlposition, durch übermäßige Belastung, aber auch über viszerale Reflexbahnen beeinträchtigt werden. So tritt eine Periarthritis humeroscapularis an der rechten Schulter oft als Folge einer Leberdysfunktion auf. Aber auch wenn die tatsächliche Ursache nicht im Gelenk selbst liegt, kann es im Gelenk zu Beschwerden, Reizungen oder Stauungen kommen, die seine Mobilität beeinträchtigen. In diesem Fall sollte man nicht zögern, auch symptomorientiert vorzugehen. Denn auch wenn die Behandlung der Leber notwendig ist, wird sie alleine nicht ausreichen. Es muss sicherlich auch die Schulter behandelt werden, insbesondere dann, wenn die Beschwerden schon lange bestehen.

Alle Gewebe unseres Körpers verdienen unsere Aufmerksamkeit. Es gehört zu den angenehmen Seiten unseres Berufs, dass wir lernen alle Bestandteile eines Organismus, unabhängig von ihrer Lage, zu respektieren.

Ein Osteopath, der von sich behauptet, dass er sich auf diesen oder jenen Teil oder diese oder jene Funktion des Körpers „spezialisiert" hat, widerspricht dem Konzept der Osteopathie.

„Ich arbeite nur kranial", „nur viszeral", „nur strukturell" oder „nur auf emotionaler Ebene" sind Behauptungen, die wir leider nur zu oft hören! Spezialisiert sich der Körper des Patienten auf einen Schmerz oder eine Körperregion? Entscheidet er willkürlich, dass „alles was ihm im Laufe seines Lebens passiert ist, ausschließlich im Kranium, im Pankreas oder an der ersten Rippe passiert ist"?

In diesem, der oberen Extremität gewidmeten Buch haben wir uns bewusst auf die verschiedenen artikulären Komponenten beschränkt, gleichzeitig aber den Begriff der Einheit des Körpers nie aus den Augen verloren.

Unser Bemühen, unsere Motivation ist es, den Patienten von seinen Schmerzen zu befreien. Verwenden Sie die in diesem Buch beschriebenen Techniken und beurteilen Sie anhand der Ergebnisse ihre Effizienz. Denn letztlich besteht unser eigentliches Ziel doch immer darin, einem Patienten zu helfen, sich besser zu fühlen!

Jean-Pierre Barral, Alain Croibier

Inhaltsverzeichnis

I Allgemeines

KAPITEL

1 Ein neuer Ansatz

1.1 Standortbestimmung

Osteopathische Manipulationstechniken werden meist in zwei große Gruppen unterteilt, in die *strukturellen Techniken* und die *funktionellen Techniken.* Dabei geht es, unabhängig von der Technik, im Wesentlichen immer darum, eine Störung der Gelenkmobilität zu beseitigen, die je nach Therapeut und Schule mit unterschiedlichen Begriffen versehen wird, z. B. als *Fixierung, Dysfunktion, Bewegungseinschränkung.* Allen Manipulationstechniken ist gemein, dass sie die Mobilität im Gelenk verbessern wollen, meist um lokal zur Schmerzreduktion beizutragen oder den Körper wieder in ein besseres Gleichgewicht zu bringen. Zudem sind Gelenkmanipulationen auch Teil eines globalen Therapieansatzes, die damit die Grenzen einer rein lokalen Handlung überschreiten.

Geht es bei der Behandlung nicht mehr um einfache Dysfunktionen, sondern um schwere Gelenkpathologien – man denke nur an invalidierende Arthrose, Arthritis oder Gelenkentzündungen, sind dem manuellen Ansatz oftmals Grenzen gesetzt. Auch im Hinblick darauf, dass manchmal sogar die Form der Gelenkflächen oder die Gelenkarchitektur völlig verändert wird, wie etwa nach schweren Brüchen oder als Folge von massiven chirurgischen Eingriffen im Bewegungsapparat. Bei diesen Patienten sind die üblichen Manipulationstechniken nur begrenzt einsetzbar oder erweisen sich als ungeeignet. Gerade in diesen Fällen kann der hier gezeigte neue Ansatz die konventionellen Manipulationstechniken, wie etwa die Thrusts, ersetzen oder sinnvoll ergänzen.

Unser Ansatz findet auch in der Pädiatrie und der Geriatrie ein interessantes Anwendungsgebiet. Die präzisen und schmerzfreien Techniken können ebenso gefahrlos wie wirkungsvoll bei Kindern und älteren Menschen angewendet werden. Zudem ist unser Ansatz auch bei komplexen Fällen mit hoher Schmerzintensität oder bei Gelenken, die als „fragil" oder „empfindlich" gelten, einsetzbar. Ziel ist es, die Schmerzen des Patienten zu lindern oder ihn davon zu befreien und eine zufriedenstellende Gelenkfunktion herzustellen, ohne dabei die für unsere Berufspraxis so wichtige Ganzheitlichkeit außer Acht zu lassen.

1.2 Gelenkmodelle in der Osteopathie

Osteopathie und Manualmedizin werden seit vielen Jahren sowohl in der Diagnose als auch in der Behandlung von Gelenken von der Vorstellung eines *knöchernen Modells* beherrscht. Denn Osteopathen konzentrieren sich bei Gelenken sehr stark auf den knöchernen Aspekt. Damit entspricht ihre Sicht des Gelenks in gewisser Weise einer „radiologischen" Sicht.

Vereinfacht gesagt, ist das Gelenk der Kontaktpunkt zwischen zwei Knochen, die von einem Knorpel bedeckt werden und mehr oder weniger kongruent sind. Andere Bestandteile des Gelenks spielen dabei meist eine untergeordnete Rolle. Dieser, durch eine reduktionistisch biomechanische Sicht gekennzeichneten Präsentation des Gelenks werden meist noch die Bewegungsachsen und -ebenen hinzugefügt, auf denen die Manipulationen basieren.

Die Gelenktechniken konzentrieren sich somit sowohl bei den Tests als auch bei den Korrekturen auf die „Formbeziehungen" zwischen Knochen und Knorpel.

1.3 Ein neues Gelenkmodell

Wir betrachten das Gelenk als eine Struktur mit mehreren Untersystemen, deren Wechselwirkun-

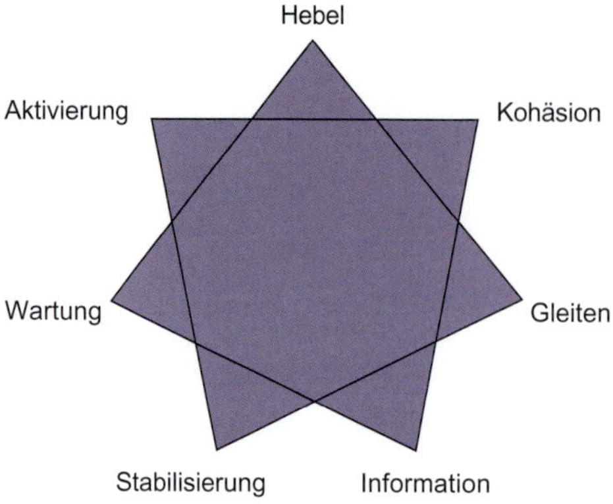

Abb. 1.1 Die sieben Untersysteme des Gelenks

gen ein komplexes Ganzes entstehen lassen. Eine gute Gelenkfunktion erfordert nicht nur, dass jedes Untersystem integriert wird, sondern auch, dass die einzelnen Untersysteme miteinander kooperieren.

Wir unterscheiden sieben Untersysteme, die zur Gelenkfunktion beitragen. Dabei können bestimmte anatomische Strukturen einem oder mehreren Untersystemen zugeordnet werden. Wir konzentrieren uns zunächst auf diese Funktionen und nicht auf die anatomischen Strukturen (➤ Abb. 1.1).

1.4 Untersysteme

1.4.1 Erstes Niveau: die Hebel

Die Bestandteile des Hebelsystems sind Knochen und Knorpel. Knochen sind, mechanisch gesehen, feste, untereinander gelenkig verbundene Hebel. Sie bedingen die Gelenkformen, die durch den subchondralen Knochen, dem eigentlichen Stütz- und Tragwerk des Gelenkknorpels, materialisiert werden. Diese Formen stehen zueinander in mehr oder weniger kongruenten Wechselbeziehungen. Die traditionelle Biomechanik bezieht sich auf diese Beziehungen und leitet daraus die Verbindung zwischen Stabilität und Mobilität ab, die die Bewegungsmöglichkeiten des Gelenks bestimmt.

Eine der wichtigsten Qualitäten dieses Untersystems ist seine Widerstandsfähigkeit. Die Knochen sind die „stabilen" Elemente des Gelenksystems, die allerdings auch über eine gewisse Elastizität verfügen. Diese Hebel ermöglichen zudem die Übertragung von Belastungen von einem knöchernen Segment auf das andere (➤ Abb. 1.2).

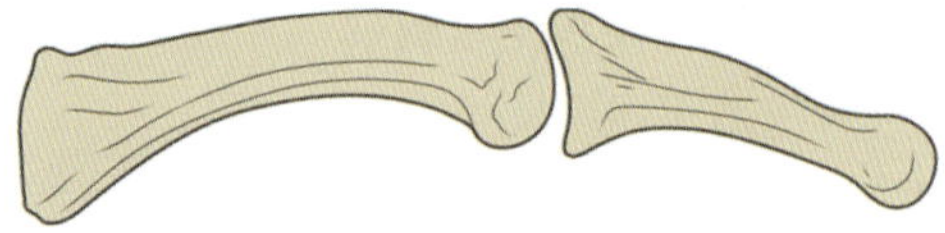

Abb. 1.2 Das Hebelsystem

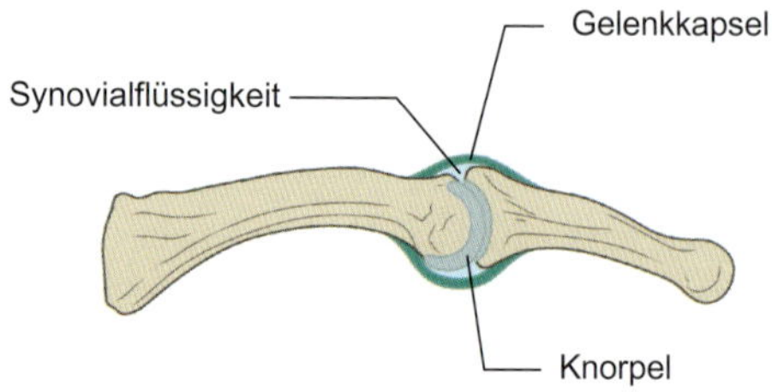

Abb. 1.3 Das Gleitsystem

Der die Knochenenden umgebende Gelenkknorpel ist erstaunlich elastisch, er verfügt aber dennoch über eine bemerkenswerte Widerstandsfähigkeit. Seine besondere histologische Struktur erlaubt es, Belastungen weiterzuleiten, ohne selbst zu leiden.

1.4.2 Zweites Niveau: das Gleitsystem

Die anatomischen Strukturen dieses Systems sind die Gelenkhöhle und ihre Begrenzungen mit folgenden Bestandteilen (➤ Abb. 1.3):

- Knorpel
- Synovialflüssigkeit
- Synovialmembran
- Kapsel
- Faserknorpel
- Intraartikuläre Drücke

Beim Gleitsystem handelt es sich um Gleitflächen, die in ihrer Gleitfunktion von „Schmiermitteln" unterstützt werden. Dazu gehören alle periartikulären Gleitstrukturen, wie die Schleimbeutel und die Gleitebenen der Gewebe. Ebenfalls am Gleiten und an der Schmierung beteiligt sind alle intraartikulären Faserknorpel (Labrum oder Meniskus). Diese haben zudem eine Stabilisierungsfunktion.

Die Viskosität der Synovialflüssigkeit ist für das Gleitsystem von herausragender Bedeutung, da die

Reibungskräfte von diesen physikalischen Eigenschaften abhängen.

1.4.3 Drittes Niveau: die Stabilisierung

Zum Stabilisierungssystem gehören (➤ Abb. 1.4):

- Bänder
- Stabilisierende Muskeln (aktive Ligamente)
- Menisci und andere Faserknorpel

Die artikulären Bänder, die meist Verdickungen der Gelenkkapsel sind, sichern die Verbindung und die Stabilität der Hebel und der Gelenkflächen (siehe erstes Niveau). Die Bänder lenken die Bewegung und ihre kollagenen Bestandteile erzeugen große passive Kräfte.

Im Gegensatz dazu erzeugen die periartikulären, auch als aktive Bänder bezeichneten Muskeln aufgrund ihrer Kontraktilität aktive Kräfte

Faserknorpelige Strukturen verbessern die Kongruenz der Gelenkflächen und tragen damit ebenfalls zur Stabilisierungsfunktion bei.

1.4.4 Viertes Niveau: die Aktivierung

Die Bestandteile der Aktivierungsfunktion sind die mono- und polyartikulären Muskeln. Die Muskeln bilden den Motor des Gelenksystems und stellen dessen Mobilität sicher. Sie erzeugen aktive Kräfte. Im Gegensatz zu den Muskeln des Stützsystems haben sie eher eine dynamische Aufgabe (➤ Abb. 1.5).

1.4.5 Fünftes Niveau: die Kohäsion

Zum Kohäsionssystem (➤ Abb. 1.6) gehören folgende anatomischen Strukturen und Systeme:

- Faszien
- Membranen
- Synovialflüssigkeit
- Intraartikuläre Drücke

Die Faszien sind jene Elemente, die Muskeln unterteilen, sie entweder einzeln umhüllen oder zu Gruppen zusammenfassen. Sie verbinden die Gelenke untereinander, machen sie voneinander abhängig und gliedern sie in *Gelenkketten.* Die Faszien erzeugen passive Kräfte sowie Druckkräfte innerhalb des Gelenks.

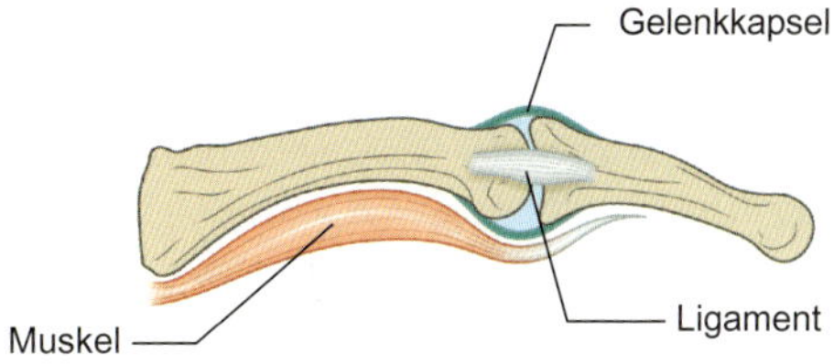

Abb. 1.4 Das Stabilisierungssystem

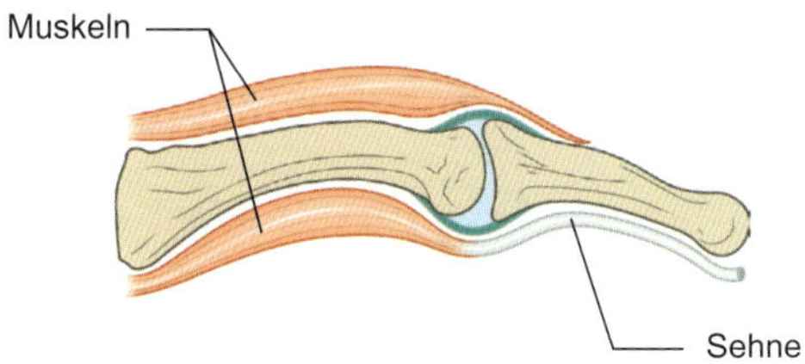

Abb. 1.5 Das Aktivierungssystem

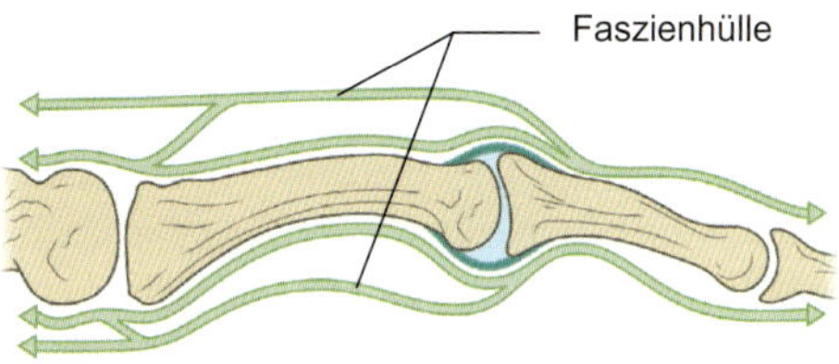

Abb. 1.6 Das Kohäsionssystem

Die Kapsel – sie ist eine hermetisch geschlossene Einheit – bildet mit der Synovialflüssigkeit ein vorgespanntes hydraulisches System. Die Kapselspannung steht im proportionalen Verhältnis zum intraartikulären Druck: Somit führen Veränderungen im Druck der Flüssigkeit zu einer Veränderung der Kapselspannung und umgekehrt. Dieses aus Spannung und Druck bestehende Paar bildet einen der Kohäsionsfaktoren des Gelenks.

Das Kohäsionssystem ist auch für die Aufnahme und die Dämpfung bestimmter bewegungsbedingter Belastungen zuständig.

1.4.6 Sechstes Niveau: die Information

Das Informationssystem besteht aus folgenden anatomischen Strukturen (➤ Abb. 1.7):

- Nervensystem
- Nervenendigungen in Kapseln, Bändern, Sehnen und Muskeln

1

Die Nerven bilden das auf Bewegung ausgerichtete Steuerungssystem der Muskeln. Sie sind das Verbindungsglied zwischen der Bewegungsabsicht und der tatsächlichen Ausführung von Bewegung. Über die Nerven werden auch die propriozeptiven und nozizeptiven Impulse weitergeleitet. Diese sind für die Vorbereitung, die Ausführung, das Ausmaß und die Koordination der Bewegung wichtig.

Bänder und Kapseln sind zudem für die Gelenkfunktion unerlässliche Belastungsmesser

1.4.7 Siebtes Niveau: die Wartung

Das Wartungssystem setzt sich zusammen aus folgenden Strukturen und Elementen (➤ Abb. 1.8):

- vaskuläre Elemente
- artikuläre Lymphgefäße
- Synovialflüssigkeit

Die Gefäße sichern die Wartung, die Ernährung und die Reparatur der verschiedenen Gelenksysteme. Die durch die Ultrafiltration von Plasma in der Synovialmembran entstehende Synovialflüssigkeit ist sowohl der „Teller" als auch der „Mülleimer" des Knorpels. Die lokale Regulierung des Drucks und des Blutdurchflusses ist für diese Funktion von großer Bedeutung. Sie ermöglicht den Kampf gegen die Abnutzung, der jedes mechanische System, auch bei sehr geringer Reibung, ausgesetzt ist. Dieses System ist auch an allen entzündlichen Prozessen im und um das Gelenk beteiligt.

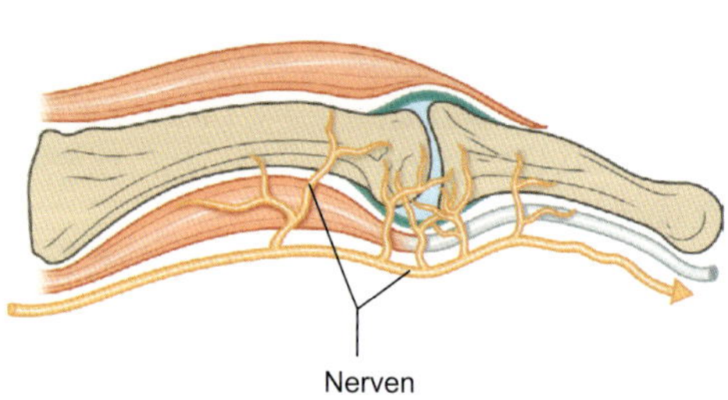

Abb. 1.7 Das Informationssystem

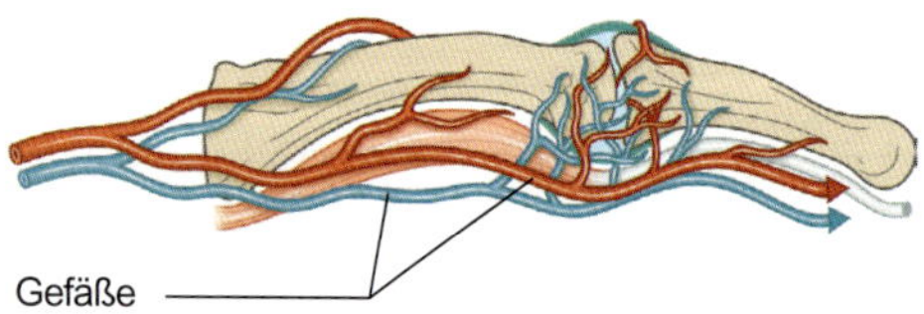

Abb. 1.8 Das Wartungssystem

1.5 Interaktionen innerhalb des Gelenksystems

Die folgenden Ausführungen zeigen, dass Schmerzen und Störungen in einem Untersystem zahlreiche Ursachen haben können, deren Ursprung in diesen zahlreichen Interaktionen und Wechselwirkungen zu finden ist.

Der gute Gesundheitszustand eines Gelenks ist nicht nur untrennbar an die Funktionsfähigkeit jedes einzelnen Untersystems geknüpft, sondern auch von der perfekten Wechselwirkung zwischen den einzelnen Untersysteme abhängig (➤ Abb. 1.9).

Das Gelenk ist ein für die Bewegung zuständiges „Organ". Seine Funktionsfähigkeit erfordert Integrität und Kommunikation all seiner Bestandteile: Jedes Untersystem muss für sich funktionieren und mit den anderen Untersystemen zusammenarbeiten und kommunizieren. Andernfalls kann z. B. durch eine Dysfunktion im Kreislaufsystem, also in der Wartung, die Sekretion der Synovialflüssigkeit beeinträchtigt werden. Veränderungen in der Zusammensetzung der Synovialflüssigkeit können sich wiederum auf die Qualität des Untersystems Gleitfunktion auswirken. Die Gleitfunktion steht ihrerseits mit den Muskeln und ihrer Steuerung in Ver-

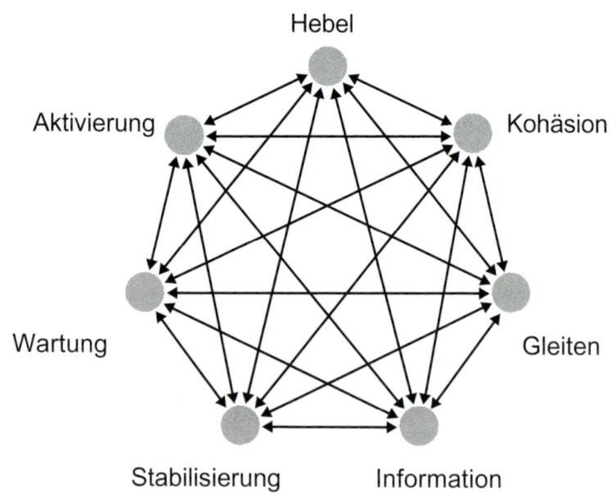

Abb. 1.9 Die Interaktionen zwischen den artikulären Untersystemen

bindung. Somit kann sich ein Problem im Nervensystem auf das Muskelsystem auswirken und den Tonus der periartikulären Muskeln beeinträchtigen. Jede Veränderung der intraartikulären Drücke beeinflusst die Trophizität der Knorpel, was sich wiederum auf ihre Gleitfähigkeit auswirkt.

1.6 Interaktionen außerhalb des Gelenksystems

Das Gelenksystem steht in ständiger Wechselbeziehung zu anderen Teilen und Dimensionen des Menschen. Es unterliegt der Funktionsfähigkeit anderer Körpersysteme, wie dem viszeralen, dem vaskulären, dem Nerven- und dem psycho-emotionalen System.

1.6.1 Viszerales System

Alle Organe sind von den allgemeinen Bewegungen des Körpers betroffen. Sie passen sich dieser Mobilität an, indem sie sich verformen und bewegen. Viszerale Beschwerden können sich als Übertragungsschmerzen an den Gelenken manifestieren. Diese Wechselbeziehungen werden als viszero-parietale Verbindungen bezeichnet.

Die hinter diesen viszeralen Projektionen folgende Logik ist manchmal schwer nachzuvollziehen: So können z.B., wie die Praxis zeigt, Schulterschmerzen bei Frauen durch das Einsetzen einer Spirale verursacht worden sein.

1.6.2 Gefäßsystem

Eine Störung im arteriovenösen Kreislauf beeinflusst alle periartikulären Weichgewebe. Degeneration, Fibrose und Druckstörungen sind die Folge.

1.6.3 Nervensystem

Es ist eines der wichtigsten Elemente des Informationssystems und damit der motorischen Organisation der Gelenke. Jede auch nur geringfügige Störung in der Nervenleitung führt nicht nur lokal zu Dysfunktionen, sondern auch zu Dysfunktionen in vom Gelenk mehr oder weniger weit entfernten Regionen.

Von der Gelenkbewegung ausgelöste Belastungen oder Druck müssen so weit wie möglich von den neuralen Strukturen ferngehalten werden, um das Nervengewebe bestmöglich zu schützen.

Um Gefahren und starke Belastungen vom Nervensystem abzuwenden, verfügt unser Körper über ein Wahrnehmungsschema und ein Haltungssystem. Manche Gelenkbewegungen können auch automatisch begrenzt werden oder nicht ausgeführt werden, um das Nervensystem nicht in Gefahr zu bringen. Dies gilt ganz speziell für die Wirbelsäule. Aber auch die peripheren Gelenke respektieren durch ihre Funktionsweise die Integrität der Nerven.

1.6.4 Psycho-emotionales System

Emotionen können den gesamten Organismus beeinflussen. Bevorzugtes Zielgebiet ist das Kreislaufsystem: Rötungen im Gesicht und die Beschleunigung des Herzrhythmus zählen zu den häufigsten Auswirkungen. Im Bereich der Gelenkmechanik kommen Gefühle hauptsächlich über die Atmung und die Haltung zum Ausdruck.

Kurzfristig können Emotionen, fast unverzüglich, zu Atemreaktionen führen und die Ventilation und die Diaphragmabewegung verändern. Diese Reaktionen wirken sich auf zahlreiche Gelenke des Brustkorbs und des gesamten Rumpfes aus. Längerfristig beeinflussen sie die Haltung und die Aufrichtung des Menschen, also seine Form und sein Äußeres.

Davon ausgehend, dass die Funktion der Gelenke dem psycho-emotionalen Profil des Menschen unterliegt, hängt das Gelenkpiel von der somato-psychischen Harmonie des Menschen ab. Je nach Haltung, reagieren die Gelenke unterschiedlich auf die verschiedenen Beanspruchungen und Traumata. Die Verletzlichkeit der Strukturen ist also relativ. Sie variiert im Verhältnis zur Vorbelastung des Gelenks. Man könnte also sagen, dass unsere Gelenke aufgrund unserer persönlichen Einstellung und Haltung, auf Traumata unterschiedlich reagieren. Die Läsionen hängen damit vom Ausmaß des Schutzes bzw. der Exposition der verschiedenen Strukturen des Gelenks ab.

KAPITEL

2 Funktionelle Anatomie der Bewegungsstrukturen

2.1 Biomechanik als Grundlage der Bewegung

Die 206 Knochen des Skeletts und die sie verbindenden Gelenke bilden das Stützgerüst, das unserem Körper seine *Form* und seine *Mobilität* verleiht. Die Knochen übernehmen dank ihrer Widerstandsfähigkeit eine wichtige statische Rolle als Stützelement und zur räumlichen Orientierung aller Gelenke. Gelenke können als echte *Organe* der Bewegung betrachtet werden, mit deren Hilfe wir uns frei bewegen können.

2.1.1 Gelenke: Definition und embryologische Aspekte

Gelenke bilden die verschiedenen Verbindungsarten zwischen den Knochen. Die anatomische Definition ist sehr weitgefasst, da ein *Gelenk jede Verbindung zwischen zwei oder mehreren Knochenstrukturen* bezeichnet.

- Ein Gelenk wird als *einfach* bezeichnet, wenn es zwei Knochen miteinander verbindet, z. B. das Glenohumeralgelenk.
- Ein Gelenk wird als *komplex* bezeichnet, wenn es mehr als zwei Knochen miteinander verbindet, z. B. das obere Sprunggelenk.

In der Umgangssprache versteht man unter Gelenk eine Konstruktion, durch die zwei Elemente fest miteinander verbunden werden. In der Anatomie beschreibt der Begriff Gelenk jene „Verbindung, die zwischen starren knöchernen oder knorpeligen Elementen des Skeletts besteht".

2.1.2 Organogenese

Alle Gelenke stammen aus dem Mesenchym. Die erste Gelenkanlage für die Extremitäten entsteht in der fünften Entwicklungswoche. Das Mesenchym entwickelt sich entweder zu fibrösem oder zu knorpeligem Gewebe, welches wiederum schrittweise durch Knochengewebe besiedelt wird. Die temporäre mesenchymatöse Zwischenzone verändert sich und lässt eine der drei Strukturtypen des Gelenks entstehen: *fibröses, knorpeliges* oder *synoviales* Gewebe (➤ Abb. 2.1).

Die Form der Gelenkflächen ist bereits beim Fötus angelegt. Fick (1904) konnte in seinen Experimenten nachweisen, dass die Form durch die Bewegung, und zwar durch die Muskelaktivität, endgültig festgelegt wird.

2.1.3 Klassifizierung der Gelenke

Die strukturelle, durch die Organogenese entstehende Klassifizierung, unterscheidet zwischen *fibrösen, knorpeligen* und *synovialen* Gelenken.

Die funktionelle Klassifizierung unterscheidet zwischen:

- *Synarthrosen* (sog. „fixierte" Gelenke)
- *Amphiarthrosen* (Gelenke mit geringer Mobilität)
- *Diarthrosen* (Gelenke mit normaler Mobilität)

Synarthrosen

Aus anatomischer Sicht ist bei diesen festen Verbindungen keine Bewegung möglich. Die Knochen sind durch feine Verzahnungen miteinander verbunden oder werden durch eine dünne Schicht aus fibrösem, knorpeligem oder knöchernem Gewebe zusammengefügt.

Je nach Art des Bindematerials werden Synarthrosen wie folgt untergliedert:

- Synostosen, die durch Knochengewebe verbunden werden.

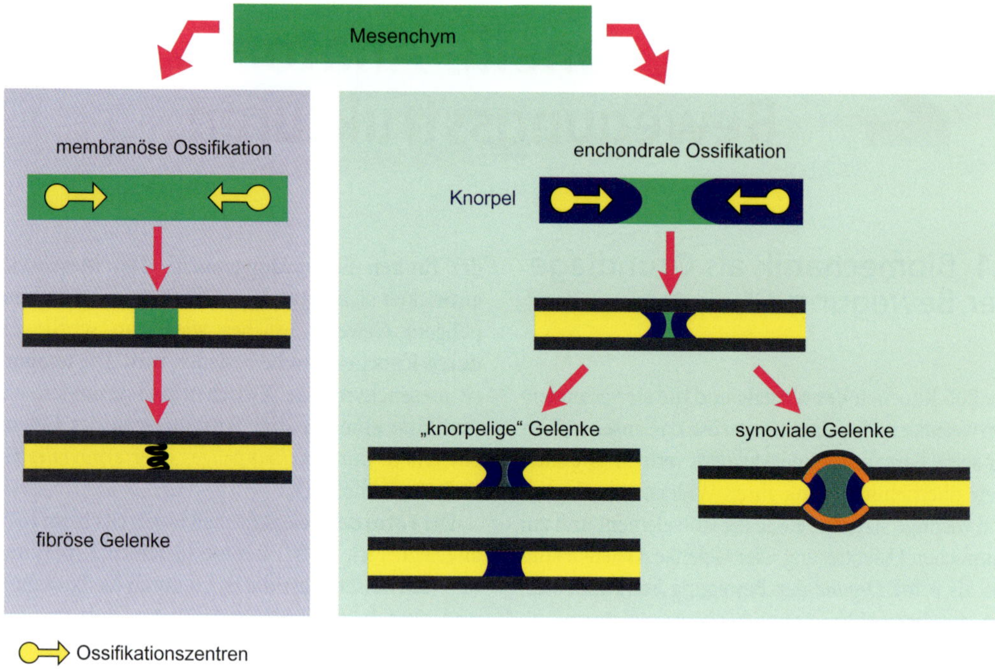

Abb. 2.1 Die Organogenese der Gelenke

- Synchondrosen, die durch Knorpelgewebe verbunden werden
- Syndesmosen oder Synfibrosen, die durch fibröses Bindegewebe verbunden werden

Merke

Synarthrosen ermöglichen meist nur sehr geringe Bewegungen mit sehr kleinen Amplituden, wobei zwischen Gleitbewegungen, Verformungen und Mikrobewegungen zu unterscheiden ist.

Amphiarthrosen oder Symphysen

Aus anatomischer Sicht sind in diesen Gelenken nur sehr begrenzte „Ausgleichsbewegungen“ möglich. Die beiden Gelenkpartner werden durch eine Masse aus faserknorpeligem Gewebe miteinander verbunden. Im Zentrum dieser Masse findet man entweder einen gelatinösen Kern – wie etwa im Nucleus pulposus der Bandscheiben – oder eine kleine Höhle, die mit Flüssigkeit gefüllt sein kann, wie etwa im Bereich der Symphysis pubis.

Diese Gelenke, wie z. B. die Intervertebralgelenke, liegen meist nahe der Mittelachse des Körpers und funktionieren trotz beachtlicher Kompressionskräfte.

Diarthrosen

Diarthrosen, die auch als „echte Gelenke“ bezeichnet werden, stellen die vollkommenste Art des Bewegungsorgans dar. Sie bilden aufgrund ihrer Vielfältigkeit, ihrer Anzahl und ihrer Bedeutung für die Physiologie des Bewegungsapparats sicherlich die wichtigste Gelenkgruppe und ermöglichen große und unterschiedliche Bewegungen.

Die Diarthrose ist eine spezialisierte, aus mehreren bindegewebigen Materialien (Muskeln, Sehnen, Bänder, Kapseln, Synovialmembran, Knorpel und Knochen) zusammengesetzte Struktur, deren Hauptfunktion darin besteht, Bewegungen zu ermöglichen und zu begünstigen. Die Knochen werden durch eine Höhle, den sogenannten *Gelenkspalt*, voneinander getrennt und durch periphere Verbindungselemente miteinander verbunden.

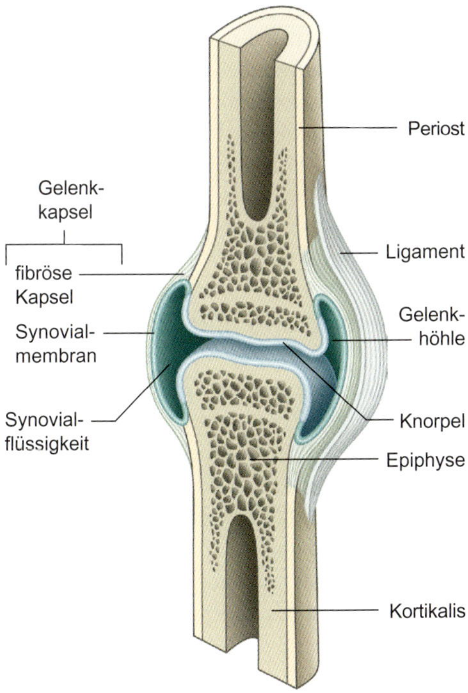

Abb. 2.2 Die typische Diarthrose

Eine typische Diarthrose besteht aus folgenden Komponenten (➤ Abb. 2.2):

- Knochenendstücke
- Gelenkkapsel
- Synovialmembran
- Synovialflüssigkeit
- Halteapparat bestehend aus der Gelenkkapsel, Bändern und bestimmten muskulären Elementen

2.1.4 Syssarkosen

Die vektoriellen Bewegungsstrukturen des menschlichen Körpers lassen sich nicht alleine auf die Gelenke des Skeletts beschränken. Denn jede Gleitstruktur kann als ein echtes Gelenk betrachtet werden, da bei jeder Bewegung der starren Elemente auch die Weichstrukturen mobilisiert werden, die sich an die neue, durch die Bewegung erzeugte Konfiguration anpassen müssen. Als Beispiele können wir zwei Bereiche anführen, in denen Gleitbewegungen unerlässlich sind: das Muskelsystem und das viszerale System.

Muskelsystem

Muskeln sind untrennbar mit ihren Sehnen verbunden, wobei die Sehnen nur dank ihrer Sehnenscheiden Gleitbewegungen ausführen bzw. sich gegenüber ihrer Umgebung bewegen können. Sie bilden echte „Gelenke" innerhalb der Weichgewebe.

Das Muskelsystem muss häufig von dem knöchernen Relief getrennt werden, an dem es während der Bewegung hin- und hergleitet. Dass Schleimbeutel an diesen kritischen Punkten des Bewegungsapparats vorhanden sind, kann als Hinweis darauf gewertet werden, dass der Begriff des Gelenks nicht nur mit dem Begriff des Gelenkknorpels verbunden ist, sondern sehr wohl auch mit dem Begriff der Bursa synovialis.

Viszerales System

Auch dieser Bereich muss bei der Analyse der Gleitbewegungen und ihren Auswirkungen auf die Gelenke berücksichtigt werden. Die meisten Organe der Brust- oder Bauchhöhle werden von serösen Hüllen (Peritoneum, Perikard, Pleura) umgeben. Diese Hüllen enthalten eine, mit der Synovialflüssigkeit vergleichbare Flüssigkeit, und haben mithife dieser Flüssigkeit u. a. die Funktion, die Bewegungen zwischen den Organen zu unterstützen. Dank dieser Gleitbewegungen können sich die Organe bei einer Rumpfbeugung an die geometrischen Veränderungen der Bauch- bzw. Brusthöhle anpassen. Wenn eine dieser Bewegungsmöglichkeiten fehlt, wird die gesamte Bewegung der Wirbelsäule beeinträchtigt. Würde es diese Art der Ergänzung und Vervollständigung zwischen der Biomechanik der festen und weichen Strukturen unseres Körpers nicht geben, würde die gesamte Bewegung der Wirbelsäule beeinträchtigt sein.

Aufgrund einer histologischen Analogie stehen jegliche serösen Häute als Synonym für eine Gleitbewegung und setzen damit Begriffe wie „Bewegung" und „Gelenk" voraus, die hier im weitesten Sinne zu verstehen sind. Der Begriff des viszeralen Gelenks, der diese Homologie unterstreicht, wurde in den *Lehrbüchern der viszeralen Osteopathie* (Barral & Mercier, 1984) entwickelt und ausführlich beschrieben.

2

2.2 Struktur der Diarthrosen

2.2.1 Epiphyse

Das dem Gelenk zugewandte Knochenende entspricht dem Teil des Knochens, der durch den Gelenkknorpel überdeckt wird, der dieses Ende eng umgibt und fest mit ihm verbunden ist. Die Epiphyse besteht aus Spongiosa, ein Gewebe das viel weniger dicht und widerstandsfähig ist als die Kompakta. Allerdings verändert sich die Spongiosa, um unmittelbar unterhalb des Gelenkknorpels eine besonders dichte und solide Schicht zu bilden: die *subchondrale Knochenplatte*. Sie entspricht der Befestigungszone des Knorpels und wird auch als *osteochondrale Verbindung* bezeichnet.

Die Epiphyse bildet die Stützachsen und einen Teil der Hebel des Gelenks. Die Art der möglichen Bewegungen hängt von der Form und den Verbindungsmodalitäten der Gelenkpartner ab. Da diese Verbindung nicht immer perfekt oder ausreichend stabil ist, muss manchmal zwischen den Knochenenden ein Faserknorpel (z.B. Meniskus, Labrum) eingefügt werden. Dieser Faserknorpel verbessert die Verbindung zwischen den Gelenkpartnern und dient als Stoßdämpfer und Druckverteiler.

Die sehr gute Gefäßversorgung der Epiphyse und ihre geringe Dichte ermöglichen eine entsprechende Weiterentwicklung und einen schnellen Umbau. Deshalb kann es im Bereich der Epiphyse auch zur Demineralisierung oder Kondensierung kommen.

Die Epiphyse ist zudem ein Austauschkanal zwischen dem Gelenkknorpel und dem Knochen. Sie spielt deshalb auch bei der Entwicklung von Arthrosen oder bei Gelenkentzündungen eine wichtige Rolle: Anfänglich begrenzt die subchondrale Knochenplatte die Ausbreitung der Sepsis vom Gelenk in den darunterliegenden Knochen (Spongiosa), später kann sie sich verändern.

2.2.2 Gelenkknorpel

Der Gelenkknorpel gehört als zentraler Bestandteil des Gelenks sowohl zum Untersystem der Hebel als auch zum Untersystem Gleitfunktion. Er spielt eine wesentliche Rolle in der Gelenkmechanik, da er die beachtlichen Drücke, denen die Epiphysen ausgesetzt sind, abfedert und ein harmonisches Gleiten der Knochenenden ermöglicht. Die Dicke des Gelenkknorpels ist von Gelenk zu Gelenk unterschiedlich, sie kann auch innerhalb ein und desselben Gelenks variieren, insbesondere in den Auflagezonen. In der Hüfte oder im Knie beträgt die durchschnittliche Dicke des Gelenkknorpels zwischen 2 und 4 mm.

Zusammensetzung und Struktur

Die Eigenschaften des Gelenkknorpels sind Folge einer sehr speziellen Zusammensetzung und Struktur,

- einer extrazellulären Matrix (95 %) vergleichbar mit einem echten Gel, das durch eine elastische Bewehrung aus Kollagenfasern vom Typ II verstärkt wird, und durch,
- Chondrozyten, das sind hoch spezialisierte Zellen, die die Integrität des Knorpels aufrechterhalten.

Extrazelluläre Matrix des Knorpels

Die extrazelluläre Matrix des Gelenkknorpels besteht zu 75–80 % aus Wasser. Dieses liegt dank der äußerst hydrophilen polymerisierten Makromoleküle, den Proteoglykanen, in Form eines sehr stabilen makromolekularen Gels vor (➤ Abb. 2.3).

Jede Veränderung in der Struktur dieser Makromoleküle – ganz gleich, durch welche Prozesse sie verursacht wird – wirkt sich auf den Wassergehalt des Knorpels aus.

Kollagenfasern

Der innere Zusammenhalt (Kohäsion) dieses Gels wird durch ein dreidimensionales Netz aus Kollagenfasern sichergestellt, das es umhüllt und seine Ausbreitung verhindert. Aufgrund der Ausrichtung der Kollagenfasern können im Gelenkknorpel drei verschiedene Schichten oder Zonen unterschieden werden:

- Oberflächliche Zone (tangentiale Zone): mit nahezu parallel zur Oberfläche des Gelenkknorpels verlaufenden Kollagenfasern
- Übergangszone (isotrope Zone): gekennzeichnet durch den vorwiegend ungeordneten Verlauf der Kollagenfasern

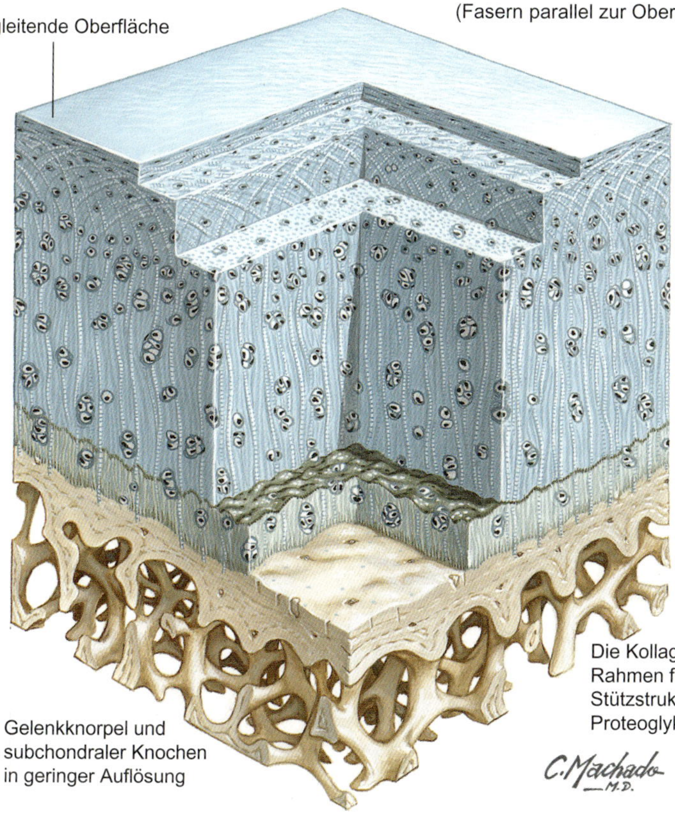

Abb. 2.3 Die Struktur des Gelenkknorpels (nach Netter: Concise Orthopaedic Anatomy, 2nd Edition, Jon C. Thompson. Mit freundlicher Genehmigung des Verlags)

- Tiefe Zone (radiale Zone): mit im rechten Winkel zur Oberfläche der Epiphyse verlaufenden Fasern, die in der Kalzium enthaltenden Knorpelschicht und in der Epiphyse verankert werden

Stark vereinfachend könnte die Architektur des Knorpels mithilfe des sehr alten Arkaden-Modells von Benninghoff (➤ Abb. 2.4) dargestellt werden. Obwohl diese Darstellung nicht exakt der Wirklichkeit entspricht, vermittelt sie doch ein besseres Verständnis der Phänomene, die während der Stoßdämpfung durch den Knorpel auftreten:

- Wird der Knorpel Druckkräften ausgesetzt, werden die „Kollagenarkaden" komprimiert und beginnen sich auszubereiten. Ihre Verformung wird durch die sehr geringe Komprimierbarkeit des Proteoglykangels begrenzt.
- Lässt der Druck nach, nimmt der Knorpel seine ursprüngliche Form wieder an.

Die unterschiedliche Ausrichtung der Fasern wirkt sich auch auf die unterschiedlichen Knorpelschäden aus, wie sie bei Degenerationsphänomenen infolge einer Osteochondrose oder Arthrose auftreten. Auf die zunächst beobachtbare tangentiale Rissbildung an der Oberfläche des Knorpels folgen weiter in die Tiefe reichenden Risse, die sich im rechten Winkel zur Oberfläche ausbreiten.

Chondrozyten

Chondrozyten sind sehr spezialisierte, nur in geringer Anzahl vorhandene Zellen, die in der Matrix des Knorpels verteilt sind. Chondrozyten produzieren nicht nur das Material, aus denen der Knorpel besteht, sie stellen auch auch dessen Wartung und Pflege sicher.

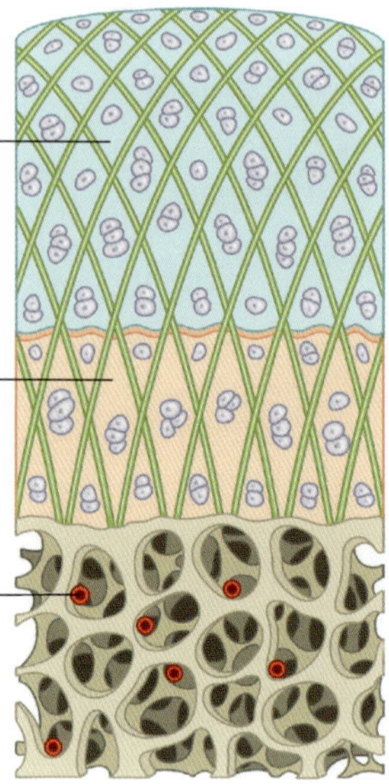

Abb. 2.4 Kollagenstruktur nach Benninghoff

Chondrozyten nehmen nur zwischen 0,4 und 2 % des Gesamtvolumens des Knorpels ein. Ihre Anzahl, die mit dem Alter etwas abnimmt, liegt bei 1.000 Zellen pro mm³ Gewebe.

Die Chondrozyten sichern den Ausgleich zwischen den Aufbauaktivitäten (Synthese, Anabolismus) und den Abbauaktivitäten (Verdauung, Ausscheidung von Abfallprodukten) der extrazellulären Matrix des Gelenkknorpels. Dieses Gleichgewicht steht unter dem Einfluss von Wachstumsfaktoren und *Zytokinen* – den chemischen Botenstoffen zwischen den Zellen.

Die Chondrozyten werden mit der Kollagen- und Proteoglykanstruktur über kleine spezielle Proteine (kleine Proteoglykane, Chondronektin, Ancrin, Decorin, Biglycan, Fibromodulin) verbunden. Sie bilden winzig kleine Fäden, über die sie *jede Veränderung von Druck oder Kraft innerhalb des Knorpels* wahrnehmen können.

Architektur und Funktion

Der Knorpel stellt also aufgrund seiner speziellen Zusammensetzung die vitalen Funktionen zur Aufrechterhaltung der Gesundheit der Gelenke sicher. Sein architektonischer Aufbau kann mit dem Aufbau einer sehr ausgeklügelten Federkernmatratze verglichen werden.

- Die Oberfläche der Matratze ist jener Teil, der mit der Synovialflüssigkeit in Kontakt ist. Sie nimmt die Schocks wie ein Schild auf und leitet die Auflagekräfte weiter.
- Der tiefe Teil der Matratze liegt dem Knochen auf. Er ist reich an Kalzium und deshalb härter als der übrige Knorpel.
- Zwischen den beiden genannten Teilen befinden sich die Federn, die von einem sehr wasserreichen Gel umgeben sind: die Matrix des Knorpels.
- Die Proteoglykane fügen sich zu Aggregaten zusammen und können als kleine biologische Federn bezeichnet werden. Wenn sie mit Wasser verbunden sind, verhält sich der Knorpel während der Druckbelastung und der Bewegung wie eine Art Schwamm.

Somit hat der Gelenkknorpel folgende Eigenschaften und Funktionen:

- Er ist ein einzigartiger biologischer Stoßdämpfer, der alle Stöße abfedert.
- Er nimmt die sehr hohen, bei Belastung und Bewegung entstehenden Drücke auf, verteilt sie und leitet sie an den subchondralen Knochen weiter. So nimmt der Knorpel des Femurkopfs bei jedem

Schritt Druckkräfte auf, die dem Vierfachen des Körpergewichts entsprechen.

- Er hält die auf das Gelenk einwirkenden Belastungen auf einem akzeptablen und geringen Niveau.
- Er stellt bei Bewegung sicher, dass das Gleiten zwischen den Gelenkflächen mit geringer Reibung erfolgt. Diese ist so gering, dass sie bei gesunden, nicht arthrotischen Gelenken, nicht wahrnehmbar ist. Der Gelenkknorpel wird in dieser Funktion von der Synovialmembran und der von dieser gebildeten Synovialflüssigkeit unterstützt.

Merke

Insgesamt sollte ein normaler Gelenkknorpel

- komprimierbar und elastisch wie eine Federkernmatratze sein, die die durch Belastung und Bewegung entstehenden Kräfte und Stöße abfedert,
- den Knochenenden, die er überdeckt, eine Gleitfläche mit einem Mindestmaß an Reibung bieten und
- seine beiden grundlegenden biomechanischen Eigenschaften aufrechterhalten und gleichzeitig die Integrität der Struktur erhalten.

Vaskularisation und Innervation

Der Gelenkknorpel hat selbst keine Gefäße. Er wird ausschließlich über den Austausch der Synovialflüssigkeit ernährt. Nur bei bestimmten Pathologien kommt es zu einem Austausch mit dem subchondralen Knochen.

Der Gelenkknorpel wird auch nicht innerviert. Deshalb sind Veränderungen des Knorpels völlig schmerzfrei, solange der pathologische Prozess ausschließlich den Gelenkknorpel betrifft, sie bleiben unbeachtet, weil das Gewebe nicht sensibel ist.

Radiologischer Aspekt

Der Gelenkknorpel kann bei Röntgenaufnahmen nicht dargestellt werden, seine Dicke lässt sich röntgenologisch nur durch die Größe des Gelenkspalts erkennen, d.h. durch den Raum zwischen den beiden Epiphysen. Eine Verengung des Gelenkspalts deutet auf einen Knorpelschaden hin.

Eine isolierte Läsion des Knorpels kann auf einem normalen Röntgenbild nicht dargestellt werden, in manchen Fällen kann sie durch eine Arthrografie sichtbar gemacht werden.

2.2.3 Faserknorpel

Histologie

Der Faserknorpel unterscheidet sich vom Hyalinknorpel durch seine geringe und fibrösere interzelluläre Grundsubstanz.

Neben den üblichen Komponenten, dem Typ-II-Kollagen und Proteoglykanen, verfügt die extrazellulare Matrix über zahlreiche Typ-I-Kollagenfasern, die oftmals in Bündeln angeordnet sind.

Funktion

Aufgrund seiner Histologie ist der Faserknorpel sehr widerstandsfähig gegen Druck. Dies erklärt auch, warum er häufig in Gelenken vorhanden ist, die großen Druckkräften ausgesetzt sind, wie etwa im Bereich der Intervertebralgelenke oder der Symphysis pubis. Der Faserknorpel hat auch die Funktion an den betreffenden Strukturen (Meniskus, Labrum) die Kongruenz der Gelenkhöhle zu verbessern und die Gelenkflächen besser aneinander anzupassen.

Diese Strukturen sind auch am Gleitsystem beteiligt, da sie die Synovialflüssigkeit fragmentieren, mischen und verteilen.

Faserknorpelstrukturen

Labrum

Die „Gelenklippe" ist ein im Schnitt dreieckiger, meniskusartiger Ring, mit einer freien Seite und zwei anhaftenden Seiten. Eine dieser angewachsenen Seite hat Kontakt mit der Gelenkkapsel und die andere mit der Gelenkfläche.

Meniskus

Er hat die Form eines Rings mit zwei freien Flächen und einer Fläche, die der Gelenkkapsel anhaftet. Der Meniskus kann über feine Ligamentsysteme auch mit einem der Gelenkpartner verbunden sein.

Diskus

Der Diskus als intraartikuläre Trennschicht, die mit ihrem Außenrand der Kapsel anhaftet, unterteilt die Gelenkhöhle in zwei Abschnitte oder Kammern.
Der Diskus besteht aus folgenden drei Teilen:

- Zentraler Anteil, der im Wesentlichen aus Knorpel besteht und drei Viertel der Struktur bildet, er wird wie der Gelenkknorpel über Imbibition ernährt
- Peripherer, größtenteils fibrösen Anteil
- Anhaftender Anteil, der über Kontakt vaskularisiert wird. Dabei handelt es sich um die regenerative Zone.

2.2.4 Synovialmembran

Die Synovialmembran (➤ Abb. 2.5) ist eine feine Membran, die an den Rändern des Gelenks ansetzt und damit eine geschlossene Höhle, die *Gelenkhöhle,* bildet, in der sich die Synovialflüssigkeit (➤ Kap. 2.2.5) befindet.

Aufbau und Funktion

Die Synovialmembran besteht aus vielen spezialisierten Zellen, zahlreichen Blutgefäßen, Lymphgefäßen und Nerven. Ihre Hauptfunktionen sind:

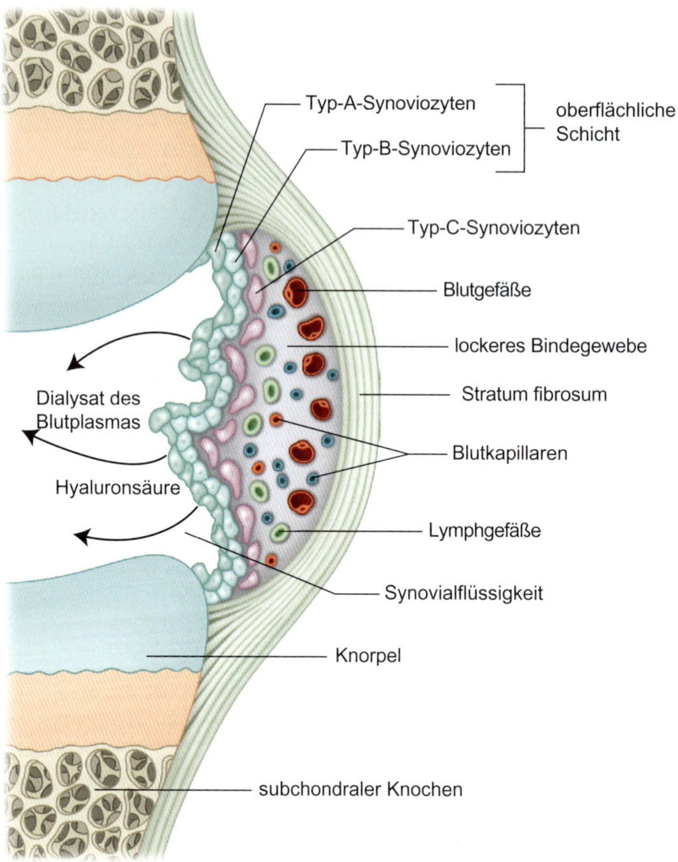

Abb. 2.5 Die Synovialmembran

- Produktion der Synovialflüssigkeit
- Sekretion der für den Knorpel erforderlichen Nährstoffe
- Filtrierung der Synovialflüssigkeit und der Abtransport von Abbauprodukten
- Bildung der Gleitstruktur für die Kapsel gegenüber den Knorpelflächen des Gelenks und manchmal auch Gleithülle für die Sehnen

Die Synovialmembran kleidet als spezielles Bindegewebe die Innenseite der Gelenkhöhle einschließlich eventuell vorhandener intraartikulärer Ligamente völlig aus. Nur der Gelenkknorpel wird nicht von dieser Membran überdeckt.

Im Bereich des Kapselansatzes bildet sie Falten (Plicae synoviales) und haftet an der Verbindung zwischen Knochen und Knorpel der Epiphyse an. Dadurch entsteht ein mehr oder weniger großer Raum, der manchmal durch pathologische Prozesse überdehnt wird.

Histologie

Die Synovialmembran besteht aus einem Netz sehr lockerer Kollagenfasern und elastischen Fasern. Zwischen diesen Fasern liegt eine einfache Zellschicht aus Synovialzellen, sog. *Synoviozyten,* die die Funktion von Makrophagen und Sekretionszellen übernehmen. Da eine kontinuierliche Basalmembran wie bei einem Epithel nicht ausgebildet ist, besteht keine Diffusionsbarriere zwischen der Gelenkhöhle und der Interzellularsubstanz Wasser, Mineralsalze und kleine Moleküle können in die Gelenkhöhle filtrieren. Sie bilden gemeinsam mit den Sekretionsprodukten der Synoviozyten die Synovialflüssigkeit.

Die Synovialmembran ist zudem von einem sehr dichten Netz an arteriellen und venösen Kapillaren durchzogen. Diese Gefäße weisen zur Gelenkkapsel hin offene Poren auf. Dank dieser guten Vaskularisation ist die Synovialmembran ein Ort, an dem ein ständiger Austausch zwischen Blutplasma und Synovialflüssigkeit stattfindet. Dadurch hat sie bei entzündlichen Prozessen auch eine große Reaktionsfähigkeit.

Die Synovialmembran heilt nach einer Arthrotomie z. B. schnell und leicht. Die an der Oberfläche befindlichen mikroskopisch kleinen Zotten hypertrophieren bei pathologischen Prozessen und können zu größeren fleischigen Knospen aussprießen, die die Gelenkhöhle einnehmen und abtrennen können (schwammige Wucherungen).

Man unterscheidet drei Arten von Synoviozyten:

- *Typ-A-Synoviozyten,* die im Wesentlichen phagozytäre Aufgaben erfüllen (Resorption von in der Synovialflüssigkeit suspendierten Elementen: Zelltrümmer, Knorpelteilchen, Proteinkomplexe, kleine Kristalle, Stoffwechselabbauprodukte, die durch die Funktionsprozesse der intraartikulären Elemente entstehen).
- *Typ-B-Synoviozyten,* die hauptsächlich eine Syntheserolle erfüllen.
- *Typ-C-Synoviozyten,* eine intermediäre Form zwischen A- und B-Synoviozyten.

2.2.5 Synovialflüssigkeit

Die Synovialflüssigkeit ist eine flüssige Matrix, die auf metabolischer und mechanischer Ebene von der Gewebematrix des Knorpels nicht zu trennen ist. Sie liegt als dünner Film zwischen den Gelenkflächen. Sie ist nur in geringen Mengen vorhanden. So beträgt ihr Volumen im Kniegelenk ca. 1 ml. Entzündliche Prozesse regen die Produktion von Synovialflüssigkeit durch die Synovialmembran an und führen zu Gelenkerguss, d. h. zu einer Vermehrung der Synovialflüssigkeit (Hydarthros).

Zusammensetzung

Die durch die Synovialmembran gebildete Synovialflüssigkeit (Gelenkschmiere, Synovia) ist eine klare, transparente, visköse, nicht koagulierende Flüssigkeit, die an rohes Eiweiß erinnert. Ihre Dichte ist dem Wasser ähnlich (1,010), ihr pH-Wert basisch.

Die Synovialflüssigkeit besteht zu einem großen Teil aus einem selektiven Dialysat des Blutplasmas, das jedoch keine Proteine mit hohem Molekulargewicht enthält. Das Dialysat entsteht durch Ultrafiltration über die Synovialmembran. Es enthält im Normalzustand weniger als 300 Zellelemente pro mm^3, v. a. mononukleäre, einige polynukleäre und synoviale Zellen.

Die Synovialflüssigkeit enthält zusätzlich eine Substanz, die im Blut nicht vorhanden ist, das *Mucin.* Es besteht aus einer mit einem Protein verbundenen Hyaluronsäure und verleiht der Synovialflüssigkeit ihre wesentlichen Eigenschaften wie *Viskosität* und *hohe Schmierfähigkeit.* Zudem gibt es in der Synovialflüssigkeit zahlreiche enzymatische Systeme, die auf den normalen Knorpel keinen Einfluss haben. Bei bestimmten pathologischen Prozessen verschwindet dieser Schutz, sodass es zu einem enzymatischen Abbau des Knorpels kommen kann, wie wir ihn bei Arthrose beobachten können.

Die Synovialmembran ist für Wasser und kleine Moleküle durchlässig. In der normalen Synovialflüssigkeit selbst findet man Elektrolyte, Glukose, Harnsäure, Bilirubin, Albumin und Immunoglobuline in Mengen, die mit jenen des Plasmas vergleichbar sind.

Unter physiologischen Bedingungen gelangen Moleküle mit großem Molekulargewicht, wie etwa Fibrinogene, nicht in die Synovialflüssigkeit. Das bedeutet, dass physiologische Synovialflüssigkeit nicht gerinnen kann.

Bei entzündlichen Prozessen kann es zu einer Veränderung der selektiven Permeabilität der Synovialmembran kommen, wodurch z. B. Fibrinogene in den Gelenkraum eindringen können. Unter diesen Bedingungen kann man die Bildung von intraartikulären Fibrinflocken beobachten. Nach der Entnahme koaguliert die Synovialflüssigkeit.

Eigenschaften

Die Synovialflüssigkeit ernährt den Knorpel, erhält seinen Wassergehalt aufrecht und entfernt Abbauprodukte (➤ Abb. 2.6). Sie schützt zudem den Knorpel vor Abrieb, vermindert den Reibungskoeffizienten im Gelenk und erfüllt eine wichtige Rolle als Gelenkschmiere. Letztere Eigenschaft hängt mit der durch die Typ-B-Synoviozyten synthetisierten Hyaluronsäure zusammen.

Die Synovialflüssigkeit hat eine sehr hohe Viskosität, die dem Knorpel seine Widerstandskraft verleiht und dem Menschen hilft, sehr hohen Belastungen standzuhalten. Die Viskosität hängt von der

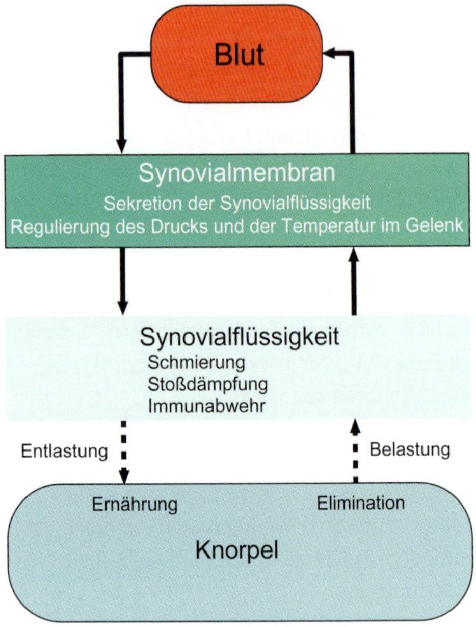

Abb. 2.6 Die Funktionen der Synovialflüssigkeit

Konzentration der Flüssigkeit und vom Alter des Menschen ab und hilft ihm, sehr hohen Belastungen standzuhalten.

Die Viskosität der Synovialflüssigkeit ist zum einen abhängig von der Konzentration der Flüssigkeit und vom Alter des Menschen, zum anderen vom Druck und der Bewegungsgeschwindigkeit (Thixotropie).

- Wenn das Gelenk geringem Druck ausgesetzt wird, ist die Synovialflüssigkeit so dünnflüssig wie Wasser. Wenn die Bewegungsgeschwindigkeit ansteigt, verringert sich die Viskosität.
- Sobald das Gelenk belastet wird, bewirkt die Erhöhung des Drucks eine Gelifizierung, die Flüssigkeit wird visköser.

Merke

Zusammenfassend können für die Synovialflüssigkeit folgende Funktionen beschrieben werden:
- Metabolische Aufgaben: Ernährungs- und Ausscheidungsfunktionen für das Knorpelgewebe
- Mechanische Aufgaben: Viskosität und Elastizität, Schmiermittel, das die kleinsten Unebenheiten der Knorpel ausgleicht.

2.2.6 Haltestrukturen

Folgende Haltestrukturen widersetzen sich der Verschiebung (Dislokation):

- Das Stratum fibrosum der Gelenkkapsel bildet eine straffe kräftige Haltefunktion.
- Die Bänder verbinden als fibröse Laminae die einzelnen Bestandteile des Gelenks.
- Periartikuläre Sehnen stellen eine wichtige Rolle für den Zusammenhalt des Gelenks dar, eine Muskelatrophie hingegen begünstigt die Gelenkinstabilität.

Gelenkkapsel

Die Gelenkkapsel ist eine fibröse, nicht dehnbare, mehr oder weniger dicke Struktur. In den Zonen größter Beanspruchung wird sie durch ligamentäre Verdickungen zusätzlich verstärkt. Gelenknahe Sehnen und Muskeln tragen ebenfalls zur Verstärkung der Kapsel bei. In diesen Fällen übernimmt die Kapsel auch eine mechanische Aufgabe.

Die Gelenkkapsel und die sie auskleidende Synovialmembran reagieren besonders sensibel auf Immobilität und Bewegungsmangel, die zur Fibrosierung dieser Strukturen führen.

Ligamente

Zahlreiche Bänder fungieren als Verstärker der Kapsel. Beide bestehen hauptsächlich aus Kollagenfasern, also aus widerstandsfähigen, aber nur wenig elastischen Elementen. Unterschieden werden:

- Kapsuläre Bänder, die das Stratum fibrosum der Kapsel verstärken.
- Extrakapsuläre Bänder, von der Kapsel unabhängige und autonome Strukturen, die sich außerhalb der Kapsel befinden.
- Intrakapsuläre Bänder, sie werden von einer Synoviahülle umgeben und liegen im Inneren der Gelenkkapsel.

Die Kollagenfasern, aus denen die Kapsel und die Bänder bestehen, bilden eine kontinuierliche Verbindung mit den Kollagenfasern des Knochengewebes, in dem sie verankert sind. Dies erklärt die enge Beziehung zwischen die Kapsel und Bänder betreffenden Pathologien und ihre Auswirkungen auf das Knochengewebe im Bereich der Ansatzzonen.

Große mechanische Beanspruchungen können zu starken Verformungen von Kapsel und Bändern führen. Übersteigen die auf das Gelenk einwirkenden Kräfte die Widerstandskraft der Kapsel, entstehen teilweise oder vollständige Rupturen.

Vaskularisation

Gelenke verfügen über eine reiche Gefäßversorgung, die aus den periartikulären, arteriellen und venösen Kreisläufen stammt. Manche Arterien dringen etwas außerhalb des Kapselansatzes in den Knochen ein. Bei anderen, die zu den Bändern und der Kapsel gehören, ist die Vaskularisation meist gering, wodurch sich die sehr lange Wundheilungszeit nach einer traumatischen Ruptur erklärt. Für die Wundheilung muss mit einem Zeitraum von 4–5 Wochen gerechnet werden.

Innervation

Die Gelenkkapsel und die Bänder sind sehr stark innerviert. Sie zählen gemeinsam mit dem Periost zu den sensibelsten Strukturen unseres Organismus. Dies erklärt auch den besonders heftigen Schmerz, der bei Verstauchungen entsteht.

Die Bänder und das periartikuläre Bindegewebe werden nach dem traditionellen Verständnis als mechanische Strukturen betrachtet, deren Funktion in der Beschränkung und der Führung von Bewegungen liegt. Allerdings verleihen die zahlreichen Gelenkrezeptoren diesen Strukturen zudem eine sensorielle Funktion. Dank dieser propriozeptiven Fasern beliefern sie das Zentralnervensystem mit Informationen über die Position des jeweiligen Gelenks oder Knochensegments.

Die genannten Strukturen werden durch zwei Arten von Nerven versorgt: sensible Fasern, die entlang der Gelenknerven verlaufen, und vasomotorische Fasern, die periarterielle Nervengeflechte bilden. Da die Gelenknerven an der reflektorischen Regulation von Bewegung und Haltung beteiligt sind, können Störungen in der propriozeptiven Funktion der Gelenke zu schweren Beeinträchtigungen von Statik und Bewegung führen.

Die *Hilton-Regel* besagt, dass Nerven, die über ein Gelenk verlaufen, Nervenfasern an die benachbarte Kapsel abgeben. Sie innervieren auch die motorischen Muskeln, die diesen Teil der Kapsel überdecken oder kreuzen, sowie die Haut, die die Ansätze dieser Muskel bedeckt.

2.3 Muskel-Sehnen-System

2.3.1 Muskel

Die Skelettmuskeln bilden ungefähr 43 % unseres Körpergewichts. Unser Körper umfasst ungefähr 600 (konstante) Muskeln, zu denen noch viele inkonstante, akzessorische Muskeln hinzukommen.

Struktur und Form

Der Muskel besteht im Allgemeinen aus
- einem dicken, roten und kontraktilen Korpus, der auch als Muskelbauch bezeichnet wird und
- zwei dünneren, weißen und widerstandsfähigen Enden, die Sehnenanteile.

Je nach Form unterscheidet man folgende Muskeltypen:
- Monogastrische Muskeln mit einem Muskelbauch
- Polygastrische Muskeln mit mehr als zwei Muskelbäuchen
- Lange Muskeln, die v. a. an den Extremitäten zu finden sind und deren Länge eindeutig ihre Dicke und Breite übertrifft
- Flache Muskeln, die v. a. lang und breit sind
- Kurze Muskeln, bei denen alle Dimensionen reduziert sind
- Ringförmige Muskeln, die oft eine Körperöffnung betreffen, wie etwa Schließmuskeln
- Quadratische, pyramidenförmige, deltoidförmige Muskeln, die den geometrischen Formen entsprechen, die sie bezeichnen

Nomenklatur

Der Name eines Muskels unterstreicht sein morphologisches oder funktionelles Merkmal. Diese Terminologie basiert auf folgenden Kriterien
- Form: M. trapezius
- Anzahl der Muskelköpfe: M. biceps
- Anzahl der Muskelbäuche: M. digastricus
- Lokalisation: M. interosseus, M. intercostalis
- Funktion: M. levator scapulae
- Ansätze: M. coracobrachialis

Muskelansätze

Die Muskeln sind mit ihren Enden an unterschiedlichen Oberflächen befestigt, so z. B. an Knochen, Knorpel, Haut (M. platysma), Mukosa (Zunge), Faszien, Sehnenarkaden. Der Ansatz des Muskels erfolgt
- direkt über Muskelfasern,
- über eine schmale Faserplatte: die Sehnen,
- über eine breite Faserplatte: die Aponeurose.

Bei der Befestigung von Muskeln unterscheidet man zwischen Ursprung (Origo) und Ansatz (Insertio):
- Der *Ursprung* entspricht der proximalen oder derjenigen Befestigung, die der Wirbelsäulenachse am nächsten liegt. Der Ursprung stellt meist die weniger mobile Befestigung (Punctum fixum) dar. Er kann als Einzel- oder Mehrfachstruktur ausgebildet sein, in letzterem Fall können mehrere Muskelköpfe vorhanden sein.
- Der *Ansatz* liegt distal oder weiter von der Wirbelsäule entfernt. Er entspricht meist der mobileren Befestigung (Punctum mobile).

Funktion

Der Muskel ist ein aktiver Krafterzeuger, ein kontraktiles Organ, das sich durch folgende Merkmale auszeichnet, durch
- eine Ruhespannung (Tonus) oder die *Seinsweise,*
- die Fähigkeit zur kraftvollen Kontraktion oder *Aktionsweise.*

Die Muskeln, die mit dem Bewegungsapparat, mit unserem aktiven Leben in Zusammenhang stehen, werden als gesteifte oder willkürliche Muskeln bezeichnet. An den Stellen unseres Körpers, an denen die Verschiebung der knöchernen Hebel große Kraft erfordert, werden die Muskeln der Ermüdung unterworfen. Sieht man von ihrer tonischen Aktivität ab, sind diese im Allgemeinen nicht kontunierlich funktionsfähig.

Muskelanhänge: Faszien, Aponeurosen und Septen

Der Begriff der *Muskelfaszie* bezeichnet eine stützende Bindegewebsstruktur, die die Muskeln umhüllt. Diese Faszien liegen entweder unter der Haut – Fascia superficialis – oder haben Kontakt zu den Muskeln – Fascia profunda.

Hinweis

Die alten Anatomen unterscheiden, wie folgt, zwischen *Aponeurosen* und *Faszien*.

- Die *Faszie* umhüllt einen Muskel oder ein Organ, ohne als Ansatz zu dienen, aber um seine funktionelle Einheit zu bewahren. Sie erlaubt es den sie umgebenden Strukturen, Gleitbewegungen gegenüber ihrem Umfeld auszuführen. Die Muskeln des Epicondylus medialis und ihre Umhüllungsfaszien sind hierfür ein gutes Beispiel.
- Die *Aponeurose* dient als Befestigungsstruktur für Muskelfasern oder für ein Organ, es handelt sich um solidere Befestigungsstrukturen. Die Mm. supra- und infraspinatus illustrieren diesen Umstand.

Das *Septum intermusculare* ist eine Bindegewebsscheide, die Muskelgruppen voneinander trennt. Die *Membrana interossea*, eine Variante des Septums, verbindet zwei Knochen.

Bursa synovialis

Die Bursa synovialis ist ein membranöser, mit Synovia gefüllter Sack. Er begünstigt das Gleiten eines Muskels gegenüber einem Knochen oder einem anderen Muskel.

2.3.2 Sehnen

Der Begriff Sehne – ein weiteres wichtiges Element für die Muskel-Sehnen-Einheit – bezeichnet eine passive Struktur zwischen zwei sehr unterschiedlichen Elementen, von denen das eine eher fest, die Knochenfläche, und das andere elastisch und kontraktil, die Muskelfaser, ist. Sehnen stammen aus dem Mesenchym und haben unterschiedliche Formen und Anhänge.

Form

Die Sehne bildet den Ursprungs- und Ansatzpunkt eines Muskels, außer bei denjenigen Muskeln, bei denen der Muskel direkt mit seinen Fasern am Knochen befestigt ist.

Manche Sehnen sind sehr kurz (1–2 cm), andere sehr lang, wie z. B. die Sehne des M. plantaris (30 cm). Einige sind sehr grazil, andere wiederum sehr kräftig. Ihre Form kann abgeflacht, rundlich, oval oder bandartig sein (➤ Abb. 2.7). Jüngste Studien unterstreichen die Bedeutung des peritendinösen Fettgewebes. Viele Sehnen liegen tatsächlich einem stark vaskularisierten und innervierten Fettpolster auf, der ihren Ansatzwinkel ausfüllt.

Struktur

Die Sehne besteht aus drei Elementen:

- *Tenoblasten* oder *Tenozyten*, das sind spezialisierte Bindegewebszellen von der Art der Fibroblasten. Ihre zytoplasmatischen Verlängerungen umschließen die Kollagen- und Elastinfasern.
- *Typ-I-Kollagenfasern* werden zur Längsachse der Sehne parallel verlaufenden Faserbündeln zusammengefasst. Diese Anordnung entsteht durch die auf die Sehne einwirkenden Zugkräfte. Diese Fasern machen 70–75 % der Sehne aus. Ihr wellenförmiges Erscheinungsbild gilt als eine Erklärung für ihre viskoelastischen Eigenschaften.
- Die *Elastinfasern* umwickeln die Kollagenfasern. Sie sind selten und machen nur 2–4 % der Sehne aus.

Die Grundsubstanz umgibt die vorgenannten Elemente. Ihre Zusammensetzung variiert mit dem Alter und könnte eine Rolle bei Sehnenpathologien spielen.

Funktion

Die Sehne stellt die Verbindung zwischen Knochen und Muskel dar. Sie dient der Kraftübertragung. Ih-

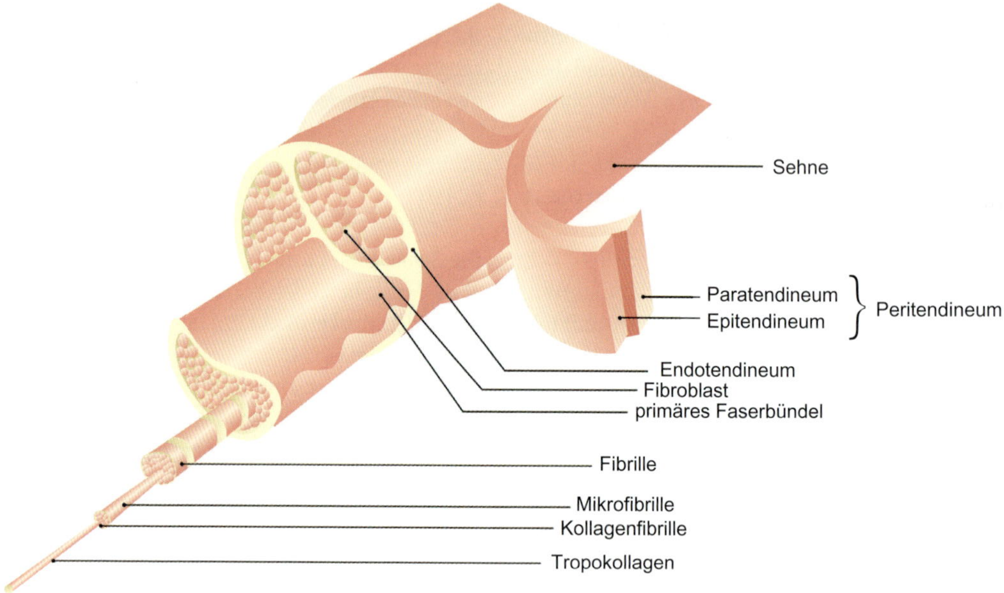

Abb. 2.7 Der strukturelle, hierarchische Aufbau der Sehne – vom Molekül zur Sehneneinheit (nach: Delee & Drez's Orthopaedic Sports Medicine, 3rd Edition, Elsevier Saunders 2010. Mit freundlicher Genehmigung des Verlags)

re Ansätze bestimmen den Hebelarm der Muskelkraft gegenüber dem Gelenkmittelpunkt.

Die Sehne unterliegt fast ausschließlich Zugbelastungen. Ihre Widerstandsfähigkeit gegenüber Zugkräften hängt v. a. von der Ausrichtung, dem Durchmesser und der Zusammensetzung der Kollagenfasern ab. Zwischen der durch den Muskel erzeugten Kraft und dem Widerstand der dazugehörenden Sehne besteht ein konstanter Bezug: So liegen die Belastungen, denen die Sehne ausgesetzt wird, normalerweise bei einem Viertel jener Kraft, die erforderlich wäre, um einen Sehnenriss zu erzeugen.

Die Mobilisation der Sehne kann die Anordnung der Kollagenfasern verändern und damit die mechanischen Eigenschaften der Sehne beeinflussen. Die Sehne ist ein viskoelastisches Element, das Energie speichern und anschließend wieder abgeben und sich somit an körperliche Tätigkeiten anpassen kann.

Sehnenmodelle können sich nicht ausschließlich auf die Sehne beschränken, sondern müssen ein Muskel-Sehnen-Konzept umfassen. Tendinopathien müssen über die Biologie verstanden werden, aber auch über die Mechanik, da die intratendinösen Belastungen großen Einfluss auf das spezialisierte Bindegewebe haben.

Sehnenanhänge

Eine Sehne verfügt über mehrere Sehnenanhänge, die meist unter dem Begriff *Gleitapparat* zusammengefasst werden und eine wichtige mechanische Aufgabe erfüllen.

Sehnenscheide

Die Sehnenscheiden umfassen eine Bindegewebsschicht (Stratum fibrosum) und eine Synovialschicht (Stratum synoviale).

Stratum fibrosum

Dabei handelt es sich um eine fibröse, bogenförmige Lamina, die die Sehne umgibt. Sie bildet mit dem Knochen einen osteofibrösen Kanal, in dem die Sehne, umgeben von ihrer Synovialschicht gleiten kann.

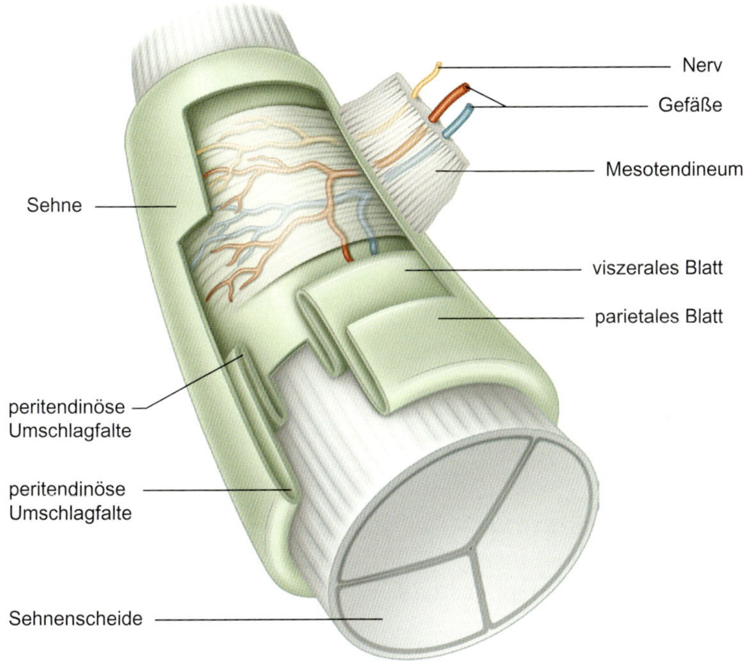

Abb. 2.8 Die Sehnenscheide

Stratum synoviale

Diese Bindegewebsschicht umgibt bestimmte Sehnen. Sie besteht aus (➤ Abb. 2.8)

- zwei Blättern, einem äußeren (parietalen) und einen inneren (tendinösen) Blatt,
- einem virtuellen, mit Synovialflüssigkeit gefüllten Spaltraum,
- zwei geschlossenen Endstücken an den Umschlagpunkten der beiden Blätter.

Die Sehnenscheiden enthalten in der Nähe der vibrationssensiblen Paccini-Körperchen auch Fettgewebe.

Peritendinöse Fettgewebe

Das die Sehne umgebende Fett ist kein Zeichen von Degeneration, sondern erhöht die Ansatzfläche, erleichtert die Mobilität und nimmt osteomuskuläre Spannungen auf. Es dürfte gemeinsam mit der Sehne eine mechanisch-sensible Rolle erfüllen.

Läsionen des Fettgewebes sind als besonders schmerzhaft bekannt. Ein Teil der Schmerzen, die bei Sehnenscheidenentzündungen auftreten, haben ihre Ursache zweifelsohne in der Läsion des peritendinösen Fettgewebes.

Vinculum und Mesotendium

Diese Bindegewebsformationen sind entweder unabhängig voneinander oder bilden eine Kontinuität (➤ Abb. 2.9).

- Das *Vinculum* ist jene Formation, die die Sehne mit dem darunterliegenden Knochen verbindet. Man unterscheidet lange und kurze Vincula.
- Das *Mesotendium* verbindet die Sehne mit der Sehnenscheide. Es enthält Gefäße und Nerven für die Sehne.

Trochlea muscularis

Dabei handelt es sich um eine Bindegewebs- oder Faserknorpelschlinge, die der Sehne als Umlenkrolle dient.

Retinaculum

Unter diesem Begriff versteht man breite Haltebänder der Sehnen. Diese gleiten umgeben von ihren Sehnenscheiden unter dem zwischen zwei Knochen ausgespannten Retinaculum durch.

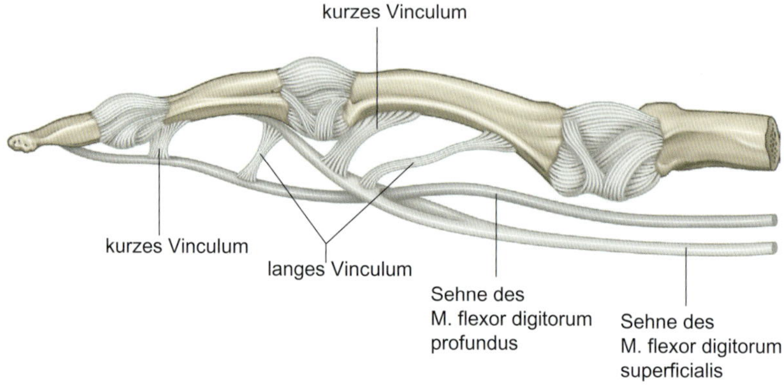

Abb. 2.9 Kurze und lange Vincula für die Sehne

Vaskularisation und Ernährung

Die Sehnen verfügen über eine geringe und unabhängige Gefäßversorgung.

Innervation

Die Sehnen sind nicht bloß einfache „Keilriemen". Aufgrund ihrer reichen sensiblen Innervation übernehmen sie eine unerlässliche Aufgabe bei der Regulierung der Muskelkontraktion, insbesondere über die Golgi-Rezeptoren vom Typ III. Diese an der Verbindung zwischen Muskel und Sehne liegenden Rezeptoren werden im Folgenden noch genauer behandelt.

2.4 Untersysteme der Gelenkeinheit

2.4.1 Abfederung der Gelenkbelastung

Die Fähigkeit, Belastungen zwischen Epiphyse und Knorpel abzufedern und weiterzuleiten, beruht auf den besonderen Eigenschaften des Knorpelgewebes.

Zusammensetzung des Federungssystems

Wie bereits erwähnt, kann der Knorpel mit einer Federkernmatratze (➤ Kap. 2.2.2) verglichen werden. Die Federn sind so angeordnet, dass sie dem Knorpel sowohl Widerstandsfähigkeit als auch Elastizität und Komprimierbarkeit verleihen. Wenn der Knorpel komprimiert wird, verformt er sich und wird dünner, ohne jedoch zu brechen. Er kann seine Höhe um bis zu 50 % reduzieren. Anschließend, wenn der Druck nachlässt, kehrt er wieder zu seiner ursprünglichen Form zurück.

Diese Elastizität und Komprimierbarkeit ist Folge einer zentralen und elastischen Bewehrung in Form eines großmaschigen Drahtgeflechts, das mit Löchern von 300 mm Größe durchsetzt ist und aus Kollagenfasern besteht. In den Maschen dieser flexiblen Stützstruktur des Knorpels befinden sich Millionen von mikroskopisch kleinen Federn: die *Proteoglykane.* Sie haben eine negative elektrische Ladung, die einerseits dazu beiträgt, dass sie ihre Form bewahren können, andererseits aber auch Wassermoleküle binden. Die Proteoglykane schwellen wie ein wassergefüllter Schwamm an. Die Stabilität der Struktur wird durch spezielle Proteine, *Biglycan* und *Decorin,* sowie durch das *Kollagen IX,* das die Rolle von Stützbalken übernimmt, sichergestellt.

Dynamik

Im Ruhezustand herrscht innerhalb des Knorpels ein Gleichgewicht zwischen dem osmotischen

Druck des aus Proteoglykanen und Wasser bestehenden Gels und der Dehnung des Kollagenfasernetzes (➤ Abb. 2.10). Bei Belastung ist zu beobachten, wie das Wasser aus dem Kollagen austritt, wobei der osmotische Druck im Knorpel zunimmt (➤ Abb. 2.11).

Sobald die Belastung auf den Knorpel nachlässt, kehrt der Knorpel zum Ursprungszustand zurück und Wasser dringt in das Knorpelgewebe ein. Während der Gelenkbeanspruchung kommt es also zu sehr häufigen Flüssigkeitsbewegungen, die eine wichtige Rolle bei der Stoßdämpfung spielen. Sie sind zudem für die Physiologie des Knorpelgewebes wesentlich, da sie den Austausch von Synovialflüssigkeit ermöglichen, ein für das Überleben des Knorpels unerlässliches Phänomen (➤ Abb. 2.12).

Unter normalen Bedingungen widersetzt sich der Knorpel, ohne Schaden zu nehmen auch maximalem Druck, der jedoch je nach Alter variiert. Wird jedoch die Gelenkkongruenz durch jeweilige Störungen verändert, kann der Druck auch in bestimmten Zonen des Knorpels ansteigen und der Knorpel wird Drücken ausgesetzt, die die Grenzen seiner Widerstandsfähigkeit überschreiten. Damit beginnt der Abbau des Knorpels. Dieses Phänomen lässt sich z. B. bei einer Hüftdysplasie beobachten.

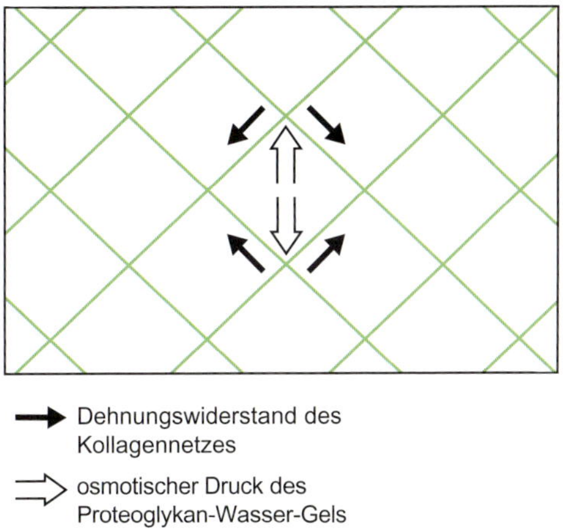

Abb. 2.10 Der Knorpel in Ruheposition

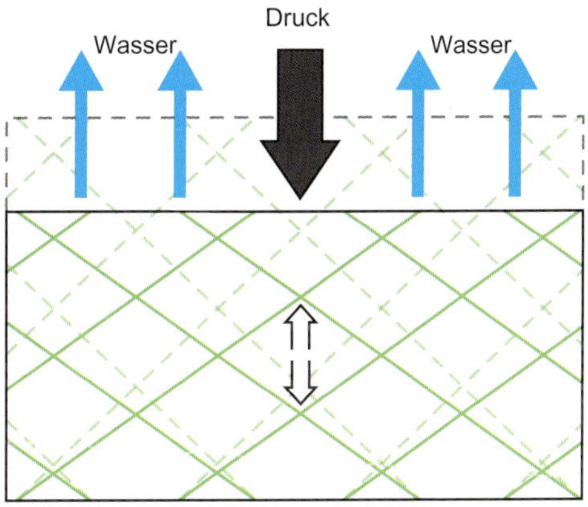

Abb. 2.11 Der Knorpel unter Belastung

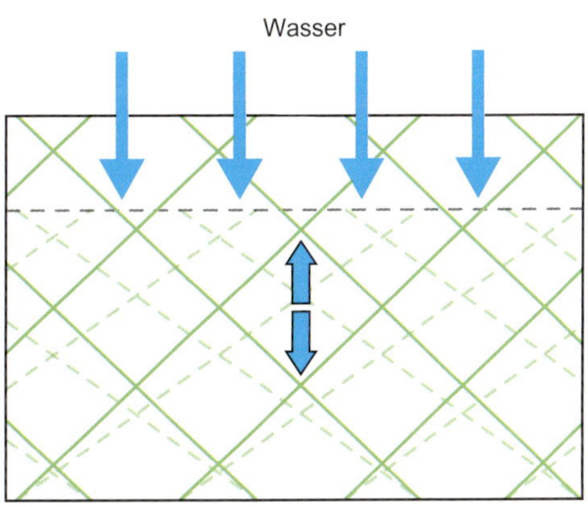

Abb. 2.12 Der Knorpel bei Entlastung

2.4.2 Gelenkgleiten

Um ein Gleiten zwischen den Geweben, Sehnen und Sehnenscheiden zu ermöglichen, bedarf es einer entsprechenden Schmierung. Im Normalzustand funktionieren die Gelenke widerstandsfrei. Die Muskeln überwinden lediglich die Hebelarme, die das „Gewicht" der einzelnen Segmente der Extremitäten darstellen. Die Verschiebungen zwischen den Gelenkpartnern erfolgen fast ohne Reibung.

Die Synovialmembran und der Gelenkknorpel stellen zwei Elemente in einem Gleitprozess dar, der durch die Synovialflüssigkeit verbunden wird. Unter diesen drei Anteilen des Gelenks übernimmt der Gelenkknorpel die wichtigste Rolle, da er die ständigen Belastungen vermeiden muss, die durch die Bewegungen des täglichen Lebens, die Arbeit sowie durch Sport- und Freizeitaktivitäten entstehen.

Schmiereigenschaften der Synovialflüssigkeit

Die Synovialflüssigkeit ist ein außergewöhnliches Schmiermittel, das sich aus drei Substanzen zusammensetzt:

- Hyaluronsäure
- Lubricin
- Phospholipide (Fette)

Experimente an künstlichen Gelenken haben gezeigt, dass die menschliche Synovialflüssigkeit ein sehr schlechtes Schmiermittel ist. Innerhalb des lebenden Gelenks wird sie allerdings zur besten, uns bisher bekannten Schmierflüssigkeit. Diese Eigenschaft steht in engem Zusammenhang mit der *Fähigkeit, ihre Viskosität zu verändern.* Denn, wie bereits beschrieben kann die Synovialflüssigkeit (➤ Kap. 2.2.5) ihren Zustand, je nach Bewegungsgeschwindigkeit und Belastung des Gelenks, von einer Flüssigkeit zu einem echten Gel verändern. Zudem verändert sich die Viskosität der Synovialflüssigkeit mit der Außentemperatur. Bei zunehmender Kälte wird die Synovia visköser.

Reibungskoeffizient

Der Reibungskoeffizient zwischen zwei einander gegenüberliegenden Gelenkknorpeln ist äußerst gering. Dieses Phänomen wird jedoch nur teilweise erklärt durch die perfekt glatte Oberfläche des Knorpels, die bei makroskopischen Untersuchungen erkennbar ist. Die mikroskopischen Untersuchung zeigt eine unregelmäßige Knorpeloberfläche, die zahlreiche Vertiefungen aufweist. Diese Vertiefungen nehmen bei Druckbelastung den Flüssigkeitsfilm der Synovia auf und halten sie so für die Schmierung während der Bewegung bereit (➤ Abb. 1.5).

Außerdem ist die Knorpeloberfläche von einer Proteoglykanschicht überzogen, die eine Art stoßdämpfende Matratze bildet, auf der sich die Gelenkflächen wie auf einem Kugellager bewegen können. In diesem Zusammenhang spricht man von der sog. „boundary lubrification“ (➤ Abb. 1.6).

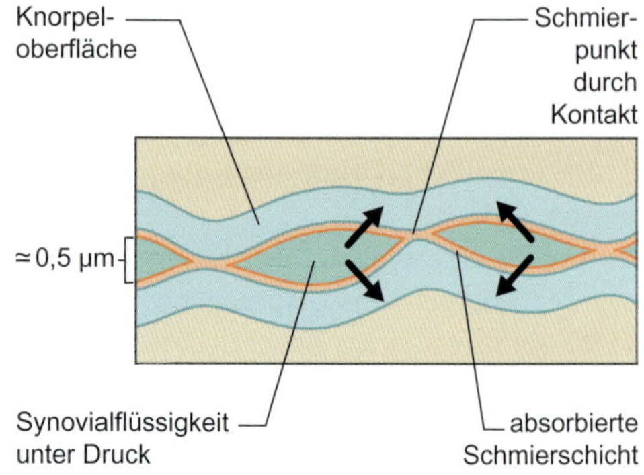

Abb. 2.13 Modellhafte Darstellung des Schmierverhaltens bei Belastung des Gelenks

Verschiedene Arten der Schmierung

Der Körper verfügt über verschiedene Arten der Schmierung, die davon abhängen, ob das Gelenk be- oder entlastet wird.

Unter Belastung

Wenn ein Gelenk belastet wird, legt sich die Flüssigkeit als dünne Gelschicht zwischen die beiden komprimierten Knorpelzonen, um den direkten Kontakt zu vermeiden. An den Rändern der Belastungszone erleichtern zusätzlich ein spezielles Protein, das Lubricin, sowie phosphorreiche Fette (Phospholipide) die Schmierung und somit das Gleiten. Im Bereich der Belastungszone verfügt die Synovialschicht über eine hohe Konzentration an Hyaluronsäure, die auf dem Knorpel klebt. Diese Schicht übernimmt die Rolle eines kleinen Kissens, das die beiden Knorpel der Gelenkpartner trennt. Im Zentrum dieser Region verbessern das Lubricin und die Phospholipide zudem die Schmiereigenschaften (➤ Abb. 2.13).

Ohne Belastung

Wenn das Gelenk nicht belastet wird, scheint die Schmierung eher vom Typ „boundary lubrification“ zu sein. In diesem Fall spielt das Lubricin der Synovialflüssigkeit eine wichtige Rolle, da es sich zwischen die Kontaktflächen schiebt (➤ Abb. 2.14).

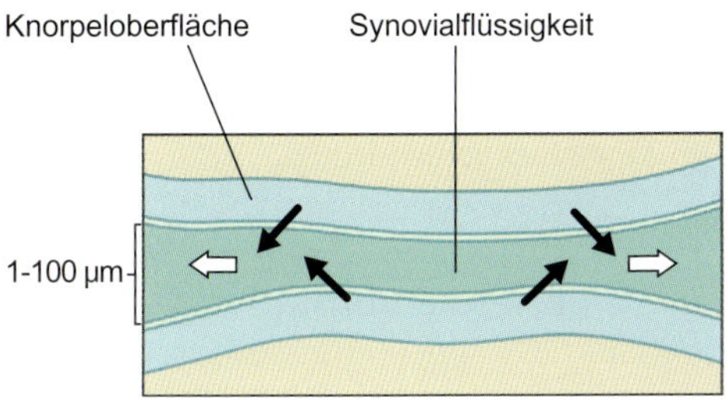

Abb. 2.14 Modellhafte Darstellung des Schmierverhaltens bei Entlastung des Gelenks

Durchmischung der Synovialflüssigkeit

Die faserknorpeligen Strukturen beteiligen sich ebenfalls am Gleitsystem. Sie sorgen sowohl für die Durchmischung, die Verteilung als auch die Fragmentierung der Synovialflüssigkeit innerhalb des Gelenks.

Physiopathologische Überlegungen

Das normale biologische Phänomen der Gelenkschmierung entspricht einem einzigartigen tribologischen mechanischen Modell.

Bei manchen pathologischen Prozessen beobachtet man entweder eine Störung der Hyaluronsäure-Synthese oder deren Abbau durch ein Enzym (Hyaluronidase), dessen Ursprung bakteriell oder makrophagisch sein kann. Dadurch kommt es zu einer Verflüssigung der Synovialflüssigkeit, die die Erhöhung des Reibungskoeffizienten bestimmt. Dieses Phänomen wirkt sich sehr negativ auf den Knorpel aus. Die veränderte Mechanik führt zum Beginn oder zur Ausweitung knorpeliger Läsionen.

Merke

Die physiologischen Eigenschaften des Knorpels hängen von zahlreichen Faktoren ab. Es genügt, dass aufgrund eines beliebigen Mechanismus z. B. der Grad der Hydratation, die Polymerisierung der Proteoglykane, die Integrität der Kollagenfasern, die mechanischen Eigenschaften der Synovialflüssigkeit gestört werden, um die mechanischen Eigenschaften des Knorpels zu verändern. Die Auswirkungen dieser Störung sind schnell spürbar:

- Die Epiphyse wird Belastungen ausgesetzt, die normalerweise vom Gelenkknorpel abgefangen werden.
- Der Gelenkknorpel verliert an Widerstandsfähigkeit und wird durch mechanische Kräfte geschädigt.

Damit beginnt einer der zahlreichen Teufelskreise der Gelenkpathologie.

2.4.3 Kohäsion und gegenseitige Abhängigkeit der Gelenke

„Muskelkette"

Das Konzept der „Muskelkette" geht auf die französische Physiotherapeutin Françoise Mézières zurück, deren erste Arbeiten zu diesem Thema bis in die 1940er-Jahre zurückreichen. In der Folge haben zahlreiche Autoren von therapeutischen Methoden dieses Grundkonzept weiterentwickelt. Alle Autoren verweisen darauf, wie wichtig es ist, Statik und Bewegung aus globaler Sicht zu betrachten. Nach diesem Ansatz muss das idealistische Bild eines einzelnen Muskels, der zwei Knochenstrukturen verbindet, endgültig verworfen werden. Denn es gibt keine natürliche Bewegung, die isoliert nur einen Muskel beansprucht. Vielmehr stehen die Muskeln in gegenseitiger Abhängigkeit, vergleichbar mit den Gliedern einer Kette. Eine Aktion, die in einem Teil der Kette durchgeführt wird, wirkt sich unmittelbar auf die gesamte Kette aus. Wenn ein Glied der Kette verändert wird, verändert sich die Funktion und die Effizienz der gesamten Kette.

- Kamina versteht unter einer Muskelkette die „*Gesamtheit aller für eine gemeinsame Bewegung miteinander verbundenen Muskeln*" und führt als Beispiel die Streckmuskeln der unteren Extremitäten beim Sprung an. Die Definition lässt erkennen, dass nur die Finalität der Bewegung betrachtet wird. Piret und Beziers (1971) sehen diese Globalität aus dem Blickwinkel der motorischen Koordination. Sie führen dazu den Begriff der „*Koordinationseinheiten*" ein. Andere Autoren, wie etwa Myers, betrachten alle Muskeln einer Muskelkette als einen einzigen Muskel.
- Manche Schulen konzentrieren sich mehr auf die faszialen und membranösen Elemente, die die einzelnen Segmente des Skeletts untereinander verbinden. So wie es polyartikuläre Muskeln gibt, gibt es auch Faszien oder Aponeurosen, die mehrere Gelenke „überbrücken". Manche Formen der Faszienkontinuität gehen weit über das hinaus,

was in klassischen anatomischen Beschreibungen dargestellt wird. Diese Besonderheiten erzeugen Wechselbeziehungen zwischen Gelenken, die artikuläre Kohäsionsfaktoren innerhalb eines gelenkig verbundenen Ganzen bilden.

Die Faszienketten entsprechen nicht genau den Muskelketten und viele Auseinandersetzungen zwischen den einzelnen Schulen lassen sich dadurch erklären.

Muskel-Faszien-Gelenkkette

Der Begriff der „Muskelkette" wird normalerweise als ein Gefüge von Elementen betrachtet, das ein über Gelenke verbundenes Ganzes zu einem System zusammenfügt und seine Elemente zu einer Einheit werden lässt. Dies vollzieht sich

- entweder über eine funktionelle Verbindung integrierter und vereinheitlichter Muskelaktivitäten,
- oder über eine anatomische Verbindung und die Kontinuität der Faszien- und Membranansätze.

In der Biomechanik bezeichnet eine *Gelenkkette* ein mechanisches System, das aus mehreren aufeinanderfolgenden Gelenken und Körpersegmenten besteht, die durch diese Kette verbunden werden. Die Gelenkketten werden bei jeder spontanen Körperbewegung von den Muskelketten mobilisiert und in einen Ausgleich gebracht. Die Muskelketten verbessern auch die Kohäsion der Gelenkkette und die Wechselwirkung zwischen benachbarten Gelenken. Somit entsteht der Begriff der *Muskel-Faszien-Gelenkkette.*

Die regelrechte Funktionsfähigkeit der Gelenkketten des menschlichen Körpers ist abhängig vom dynamischen Ausgleich der myofaszialen Ketten. Eine schlecht ausgeglichene myofasziale Kette (hyperton, eingezogen ... je nach verwendeter Terminologie) kann an anderer Stelle Gelenkdysfunktionen erzeugen, das Haltungssystem beeinflussen und zu Gelenkschmerzen führen. Viele therapeutische Ansätze versuchen diese Ketten zu verlängern und in ihrer Ganzheitlichkeit zu dehnen.

Der osteopathische Kollege L. Busquet versteht unter *physiologischen Ketten* jene anatomischen Kreisläufe, die die Statik, die Dynamik und die Gelenkkompensationen steuern. Diese physiologischen Ketten lassen sich in zwei unterschiedliche Gruppen einteilen, in

- eine dynamische Gruppe, die die Muskelaktion betrachtet, und
- eine statische Gruppe, die die Kontinuität des Bindegewebes berücksichtigt.

Viszero-parietale Verbindung

Organe gehören zu den „edlen" Strukturen des menschlichen Körpers. Sobald ein Organ leidet, aktiviert es seine nozizeptiven Systeme, die sich meist durch Schmerz bemerkbar machen. Das Gehirn sucht unter verschiedenen möglichen Strategien nach Lösungen, um den Schmerz zu deaktivieren oder zu verringern.

Ist eine Schmerzreduzierung nicht möglich, versucht der Körper den Schmerz nicht weiter zu verstärken. So entstehen Schonhaltungen und Abwehrreflexe. Wird ein Organ chronisch gereizt, werden bestimmte Muskelketten aktiviert, während andere inhibiert werden, um das Organ oder die schmerzhafte Zone bestmöglich zu „schützen". Ein viszeraler Reizzustand kann spezielle Körperhaltungen hervorrufen. So wird z. B. eine Frau, die unter einer Blasenentzündung leidet, ihre Hüfte in Innenrotation bewegen, um die ligamentären Spannungen und damit die auf die Blase einwirkenden Belastungen zu reduzieren. Dadurch werden die Muskelketten aus dem Gleichgewicht gebracht, die unteren Extremitäten nehmen eine Innenrotationstellung ein und die Fußspitzen zeigen nach innen. Bei Gallenkoliken neigt sich der Patient zur rechten Seite, um die Weichgewebe im Umfeld der Leber zu verkürzen.

Psycho-emotionale Verbindung

Emotionale und psychische Spannungen werden auch über das Muskelsystem zum Ausdruck gebracht. Sie beeinflussen unsere Haltung, unsere Gestik, ja sogar unsere Atmung. Abhängig von unserer Persönlichkeit und unserem momentanen Gemütszustand nehmen wir, je nachdem welchen Schwierigkeiten wir uns gegenübersehen, unterschiedliche Körperhaltungen ein.

Lebende Wesen zeichnen sich insbesondere durch ihre Reaktionsfähigkeit aus. Eine der grundlegenden Eigenschaften des Protoplasmas ist seine Fähigkeit, sich aufgrund von Reizen zusammenzuziehen. Bereiten wir uns auf eine Aktion oder Reaktion vor, verkürzen sich bestimmte Muskeln und erzeugen einen Spannungszustand in unserem Körper. Unsere Muskeln ermöglichen uns nicht nur, uns zu bewegen und zu handeln, sie unterstützen auch unsere Körperhaltung und unsere persönlichen und sozialen Einstellungen. Sie spiegeln damit Informationen über unsere Absichten, unsere Identität und über die Grenzen unseres „Ichs" wider.

Unsere psycho-emotionale Aktivität beeinflusst maßgeblich die Form unseres Körpers. Unsere konstitutionsbedingte psychologische Tendenz steht sogar in engem Bezug zu unserer Grundhaltung, zu unserem *Habitus*. Nach Keleman *„bestimmt das Leben die Formen"*. In seinem Buch über die emotionale Anatomie beschreibt er die individuelle Form als das Ergebnis der dynamischen Interaktion zwischen der persönlichen emotionalen Geschichte und der vorprogrammierten genetischen Form. Die Form ist somit das Ergebnis eines kontinuierlichen Prozesses, in dessen Verlauf die Emotionen, Gedanken und Erfahrungen personalisiert werden.

Man könnte also sagen, dass die Muskel-Faszien- und Gelenkketten eine Art „Körpergedächtnis" darstellen. Sie *verkörpern* im etymologischen Sinn das Erlebte, unsere Emotionen und Gefühle.

2.4.4 Gelenkinformationen

Das Nervensystem steuert das Muskelsystem. Es nimmt Informationen aus allen Teilen des Gelenks – Kapsel, Sehnen, Ligamente, Synovialmembran – auf. Nur aus dem Gelenkknorpel, der selbst weder Nervenendigungen noch Rezeptoren enthält, empfängt es keine direkten Informationen und das ist gut so, da jede Bewegung, durch die die Kapsel be- bzw. entlastet wird, andernfalls wahrscheinlich ein Schmerzsignal auslösen würde.

Die verschiedenen, ein Gelenk umgebenden Muskelgruppen, agieren meist antagonistisch, d.h. sie lösen einander entgegengesetzte Bewegungen aus.

Das harmonische Zusammenspiel und das dynamische Gleichgewicht zwischen den verschiedenen Muskelgruppen werden durch das Nervensystem v.a. durch die zahlreichen Rezeptoren gesteuert. Diese leiten die entsprechenden Informationen an das Zentralnervensystem weiter und stellen damit das dynamische Gleichgewicht sicher.

Propriozeption

Die Propriozeption ist eine Art unbewusst ablaufender sechster Sinn. Die Tiefensensibilität gewährleistet die *Empfindung von Gleichgewicht, Lage und Bewegung des Körpers im Raum*. Dieses Sinnessystem wird über spezielle Rezeptoren organisiert und steht in Zusammenhang mit dem Gleichgewichtsorgan des Innenohrs. Man bezeichnet es auch als die „Augen des Körpers".

Dank der Propriozeption können wir verschiedenste Bewegungen ausführen und gleichzeitig unsere Haltung aufrecht erhalten, ohne dass wir darüber nachdenken müssen. Die Propriozeption erlaubt es uns, die räumliche Lage unseres Körpers und die Lage unserer Gliedmaßen im Verhältnis zum Körper wahrzunehmen. Sie versetzt uns auch in die Lage den Widerstand zu erkennen, gegen den wir eine Bewegung ausführen müssen.

Die Propriozeption zeichnet sich durch drei Qualitäten aus: durch die Sensibilität gegenüber der Lage, durch die Sensibilität gegenüber Bewegung und durch die Sensibilität gegenüber Kraft. Die Gesamtheit dieser Empfindungen wird zusammengefasst unter dem Begriff der *Somatosensorik* (haptische Wahrnehmung).

- Der *Lagesinn* registriert die von unseren Gelenken gebildeten Winkel sowie die Position der Gliedmaßen zueinander bzw. gegenüber dem Körper. Er ist nicht sehr präzise und verfügt nur über eine geringe Adaptationsfähigkeit. Er ist für die Reflexkontrolle der Haltung von entscheidender Bedeutung.
- Der *Bewegungssinn* entspricht dem Gefühl von Geschwindigkeit, Richtung und Amplitude von Gesten und Bewegungen. Die Reizschwellen für diese drei Parameter sind in den proximalen Gelenken (Schulter) geringer als in den distalen Gelenken (Hand). Dieser Sinn schützt die Gelenke vor Verletzungen und hilft Extrembewegungen zu vermeiden oder zu korrigieren.
- Der *Kraftsinn* überlagert die Drucksensibilität (Hautdehnung und Druck eines Gegenstands den wir tragen). Von den Propriozeptoren registrierte

Informationen lassen sich daher kaum von den Informationen der Mechanorezeptoren der Haut unterscheiden. Der Kraftsinn unterstützt uns bei der Regulierung und der Antizipation von Bewegungen. Er berücksichtigt die durch Bewegung entstehende Belastung, indem er die Muskelkontraktion entsprechend anpasst, gleichzeitig aber auch die räumliche Lage der Gliedmaßen und die auszuführende Bewegung einbezieht.

Mechanorezeptoren

Die folgenden vier Körperstrukturen gelten als wichtige Informationsquellen für die Somatosensorik:

- Haut
- Faszien
- Muskel-Sehnen-Verbindung
- Gelenke

Die Rezeptoren dieser Strukturen werden als „Mechanorezeptoren" bezeichnet. Diese informieren das Gehirn in Echtzeit, indem sie z. B. Informationen über Druck, Belastung, Gelenkausrichtung, Bewegungsrhythmus, Amplitude, Geschwindigkeit weiterleiten.

Kommt es bei den Mechanorezeptoren zur korrekten Entladung und werden Informationen exakt und präzise weitergeleitet, arbeiten die verschiedenen Muskel-Faszien- und Gelenkketten im Körper in Synergie.

Gelenkrezeptoren

Diese in oder um die Gelenke sich befindenden Mechanorezeptoren haben eine große Ähnlichkeit mit den Mechanorezeptoren der Haut, obwohl diese eine größere Vielfalt aufweisen (➤ Tab. 2.1).

Die meisten Gelenkrezeptoren liegen in der subsynovialen Schicht der Kapsel und nahe an den Bandansätzen.

Unterschieden werden vier unterschiedliche Rezeptor-Typen: die *globulären Rezeptoren* oder Ruffini-Rezeptoren, die *zylindrischen Körperchen* oder Paccini-Körperchen, die *spindelförmigen Körperchen* oder Golgi-Mazzoni-Körperchen und die *freien Nervenendigungen.*

- Die *Ruffini-Rezeptoren* liegen im fibrösen Anteil der Kapsel, in den Bändern der Gelenke und in manchen Sehnen. Es handelt sich um Dehnungsrezeptoren.
- Die *Paccini-Körperchen* befinden sich in den Geweben, die das Gelenk umgeben und passen sich rasch an den Beginn der Bewegung an. Die Paccini-Körperchen werden durch Kompression aktiviert.

Tab. 2.1 Klassifizierung der artikulären Mechanorezeptoren (modifiziert nach Freeman und Wyke bzw. nach Hogervorst und Brand)

Rezeptortyp	Morphologie	Lokalisation	Funktion	Name
I	Globuläre Körperchen (dicke Kapsel)	Fibröse Schicht der Kapsel	Mechanorezeptor	Ruffini
		Periartikuläre Ligamente	Langsam adaptierend	Golgi
		Sehnen	Niedrige Schwelle	Mazzoni
		Oberflächliche Faszienschichten	Dehnung	Meißner
II	Zylindrische Körperchen (dicke Kapsel)	Tiefer Anteil der Kapsel	Mechanorezeptor	Paccini
		Ligamente und Fettgewebe	Schnell adaptierend	Vater-Paccini
		Übergang Faser-Fett	Niedrige Schwelle	Krause
		Gefäßstamm	Kompression	–
III	Spindelförmige Körperchen (dünne Kapsel)	Ligamente	Mechanorezeptor	Golgi
		Sehnen	Schnell adaptierend	Sehnenorgan
		Dichtes Bindegewebe	Relativ hohe Schwelle Dehnung	Golgi-Mazzoni-Körperchen
IV	Freie Nervenendigungen nicht verkapselte Plexus	Alle periartikulären Gewebe mit Ausnahme des Knorpels: Kapsel, Periost, Ligamente, Sehnen, Blutgefäße	Nozizeption, nicht adaptierend	–

- Die *Golgi-Mazzoni-Körperchen,* nicht zu verwechseln mit dem Golgi-Sehnenapparat, liegen in den die Gelenke umgebenden Bändern. Sie sind weniger zahlreich als die Paccini-Körperchen, funktionieren aber ähnlich.
- Die *freien Nervenendigungen* sind am zahlreichsten und besonders sensibel gegenüber Druck und Berührung. Sie werden am Beginn der Bewegung besonders stark stimuliert, passen sich anschließend an und leiten bis zum Ende der Bewegung ein homogenes Signal weiter. Die freien Nervenendigungen funktionieren wie Nozizeptoren.

Hinweis

Während die Mechanorezeptoren durch normale Bewegungen aktiviert werden, werden die Nozizeptoren nur durch Gewebeverletzungen und chemische Entzündungsmediatoren aktiviert.

Andere Autoren (siehe Lephart et al., 1998) teilen die Propriozeptoren in zwei Klassen ein, in schnell adaptierende und langsam adaptierende Propriozeptoren. Wird ein Gelenk kontinuierlich durch Druck oder Bewegung stimuliert, reduzieren die schnell adaptierenden Mechanorezeptoren das Signal, das sie an das Zentralnervensystem schicken, während die langsam adaptierenden Rezeptoren das ZNS in „Alarmbereitschaft" halten.

Die Gelenkbewegung scheint anfänglich von den schnell adaptierenden Rezeptoren unterstützt zu werden, demgegenüber scheinen die langsam adaptierenden Rezeptoren das Zentralnervensystems über die Position und die Wahrnehmungen des Gelenks zu informieren.

Wirkung der Mechanorezeptoren

Alle Mechanorezeptoren sind an der räumlichen Orientierung des Körpers und an der Identifizierung der Bewegung in den verschiedenen Segmenten beteiligt. Die Propriozeptoren führen dabei eine kinästhetische Erkennung durch, d. h. sie nehmen Bewegung durch die Position und die Bewegungsamplitude eines Gelenks wahr. Diese Fähigkeit ist einer der Schlüssel für die Entwicklung motorischer Fähigkeiten.

Das durch diese Informationen erzeugte Körperschema beinhaltet die Wahrnehmung von Bewegungen und die Wahrnehmung der Umgebung. Zudem wird das Wissen um unsere Bewegungsmöglichkeiten mit der Qualität der sensorische Informationen über unsere eigene Erfahrung mit Bewegung verbunden.

Die Stimulierung der artikulären Mechanorezeptoren hat nur eine geringe direkte Reflexwirkung auf die Alpha-Motoneuronen der gestreiften Muskulatur.

Die Gelenkrezeptoren beeinflussen den Muskeltonus über Reflexe, die die Gamma-Neuronen und die Muskelspindeln mit einbeziehen.

Golgi-Sehnenorgane

Die Golgi-Sehnenorgane sind spezielle Sensoren des propriozeptiven Systems an der Verbindungstelle zwischen Muskel und Sehne, dort wo die sehnigen Kollagenfasern an den Muskelfasern ansetzen (➤ Abb. 2.15).

Afferente Nervenfasern (1b-Fasern) dringen in die Kapsel des Sehnenorgans ein und verzweigen sich zwischen den Kollagenfasern zu zahlreichen freien Nervenendigungen.

Die Golgi-Sehnenorgane sind mit den extrafusalen Muskelfasern parallel und nicht in Serie geschaltet. Es handelt sich um Sensoren für die Sehnenspannung, die durch die Dehnung der Sehne aktiviert werden. Die Golgi-Sehnenorgane sind gegenüber passiver Muskeldehnung nicht sensibel.

Die Aktivierung des Golgi-Sehnenorgans führt zur Inhibition des Alpha-Motoneurons. Dadurch muss sich der angespannte Muskel entspannen.

2.4.5 Wartung und Reparatur von Gelenken

Artikuläre Gefäße

Das Gelenk muss sich ernähren und chemische Abbauprodukte, die durch die normalen Aktivitäten des täglichen Lebens entstehen, ausscheiden. Die Gelenke verfügen über eine gute Gefäßversorgung. Sie wird über die periartikulären anastomosierten

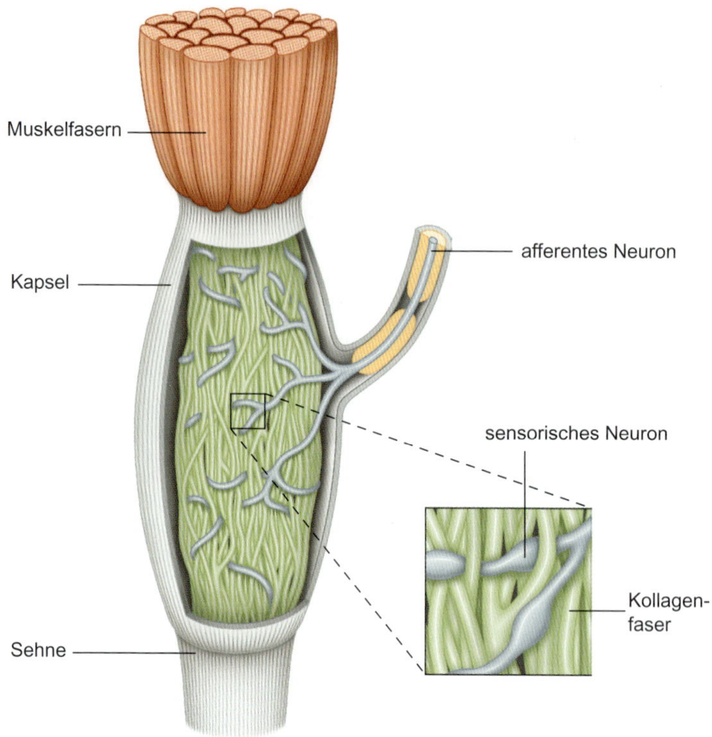

Abb. 2.15 Das Golgi-Sehnenorgan

Gefäße sichergestellt, die meist aus den großen Gefäßen der Bein- oder Armachse stammen.

Mit Ausnahme des Knorpels, werden alle Gelenkstrukturen mit Blut versorgt. Man sagt, der Knorpel sei avaskulär. Es gilt heute als erwiesen, dass eine Substanz im Inneren des Knorpels die Bildung von Blutgefäßen verhindert.

Knorpelstoffwechsel

Der Knorpel besitzt zwar selbst keine Gefäße, aber die Chondrozyten verfügen über eine Stoffwechselaktivität, da sie für die Synthese und die Erneuerung der Proteoglykane und der Kollagenfasern zuständig sind. Die Chondrozyten sichern die Homöostase des Knorpelgewebes. Chondrozyten müssen folglich Nährstoffe und Substanzen enthalten, die für ihr Funktionsfähigkeit notwendig sind.

Der Austausch zwischen den Chondrozyten und dem äußeren Milieu erfolgt osmotisch über die Synovialflüssigkeit. Er wird durch den permanenten Flüssigkeitsaustausch zwischen der Synovia und dem makromolekularen Gel der Proteoglykane ermöglicht. Die Funktionsfähigkeit dieses Austausches ist sehr eng geknüpft an den Hydratationsgrad des Knorpels. Dieser kann sich bei bestimmten Pathologien und insbesondere durch die Degradation der Proteoglykane verändern.

Da der Knorpel über keine eigenen Gefäße verfügt, ist er sehr stark von der Synovialflüssigkeit abhängig. Veränderungen in der Zusammensetzung der Synovialflüssigkeit können somit die Integrität des Knorpels beeinträchtigen und letztlich zum Zelltod und zum Abbau des Knorpels führen.

Über die Synovialflüssigkeit werden den Chondrozyten auch für die Immunabwehr des Knorpelgewebes wichtige Immunkomplexe zugeführt.

Ernährung des Knorpels

Der Knorpel wird bei Bewegung abwechselnd be- und entlastet. Er funktioniert ähnlich einem

Schwamm, der durch die Wasseraufnahme an Volumen zunimmt und durch die anschließende Abgabe von Wasser an Volumen verliert. Wie erwähnt (➤ Kap. 2.2.2), basiert seine Stoßdämpferfunktion auf einem echten, durch die Bewegung organisierten „Pumpsystem".

Drei Mechanismen ermöglichen die Ernährung des Knorpels. Der erste Ernährungsmechanismus basiert auf dem erwähnten *Pumpsystem,* durch das der Knorpel mit der ihn umgebenden Synovialflüssigkeit „kommuniziert":

- *Durch die Zunahme des Drucks (Kompression)* verringert sich die Höhe des Knorpels. Dadurch werden einerseits Abbauprodukte entfernt, andererseits Botenstoffe, in der Form sehr kleiner chemischer Substanzen, übermittelt.
- *Durch die Abnahme des Drucks (Dekompression)* wird der Knorpel entlastet, er kehrt zu seiner ursprünglichen Form zurück und wirkt dabei wie eine Saugpumpe. Dank dieses Ansaugphänomens kann der Knorpel bestimmte Nährstoffe aufnehmen.

Zwei weitere Mechanismen sichern zudem das *Eindringen von Nährstoffen und Botschaften* in die Matrix des Knorpels und bis zu den Chondrozyten:

- *Passive Diffusion,* ein Osmosephänomen für Nährstoffe und Botenstoffe, deren Größe die Größe von Hämoglobin nicht übersteigt.
- *Aktiver Transport* durch die Chondrozyten für Substanzen, die bereits in den Knorpel eingedrungen sind und die von den Chondrozyten unter Energieaufwand „eingefangen" werden.

Die *Synovialflüssigkeit* (➤ Kap. 2.2.5) ist somit das Herz des Austauschprozesses, dank dessen die Chondrozyten mit Nährstoffen und chemischen Botenstoffen versorgt werden, die ihr Überleben sicherstellen, die Wartung des Knorpels ermöglichen und Stoffwechselabbauprodukte entfernen. Aus diesem Grund wird die Synovialflüssigkeit gerne auch als „der Teller und der Mülleimer des Knorpels" bezeichnet.

Die *Synovialmembran* (➤ Kap. 2.2.4) erledigt in ihrer Funktion als Filter den Rest. Sie entfernt Stoffwechselabbauprodukte, Toxine und Bruchstücke von mikroskopisch kleinen Filamenten (Proteoglykane, Hyaluronsäure usw.) oder manchmal auch kleine Knorpelfragmente, die etwa bei Arthrose vom Knorpel gelöst werden. Über diesen Weg können Substanzen, die im Knorpel entstehen, über das Blut und den Urin ausgeschieden werden.

Vaskularisation der subchondralen Knochenplatte

Der Austausch mit der Synovialflüssigkeit bildet den wichtigsten Kommunikationsweg für das normale Knorpelgewebe. Allerdings gibt es zudem ein subchondrales Kapillarnetz, das im rechten Winkel zur subchondralen Knochenplatte in die tieferen Schichten des Knorpels eindringt. Dieser Umstand lässt vermuten, dass die tiefen Schichten des Knorpels auf diesem Weg versorgt werden. Tatsächlich handelt es sich dabei um einen Rest der die Metaphyse versorgenden Gefäße in der Verknöcherungszone der Epiphysenfuge.

Der verknöcherte Knorpel, also die tiefe Schicht des Knorpels, die dem subchondralen Knochen aufliegt, bildet eine effiziente Barriere an der *Knochen-Knorpel-Verbindung,* die bei Erwachsenen und im Normalzustand praktisch undurchlässig ist. Bei bestimmten Pathologien, etwa bei Arthrose, kann es jedoch zu einem Austausch zwischen Knochen und Knorpel kommen.

Wundheilung und Reparatur von Knorpelläsionen

Da der Gelenkknorpel keine Nerven besitzt, sind isolierte Verletzungen des Knorpels an sich schmerzfrei. Allerdings können Knorpelläsionen im Vergleich zu anderen Geweben des Körpers viel weniger leicht repariert werden. Obwohl lange Zeit die Auffassung vertreten wurde, dass diese Gewebe, im Falle eines Einrisses oder Risses, überhaupt nicht repariert oder geheilt werden können, weiß man heute, dass eine Reparatur möglich ist. Das dadurch entstehende Gewebe gleicht dem Knorpel, ist aber von geringerer Qualität.

Verschiedene Phänomene helfen, die Schwierigkeiten der Wundheilung des Knorpels zu erklären:

- das Fehlen von Blutgefäßen im Knorpel,
- die geringe Chondrozytendichte im Gewebe (1–10 % des gesamten Gewebevolumens),

- der fast vollständige Verlust des Vermehrungspotenzials der Chondrozyten,
- die geringe Fähigkeit der Chondrozyten Kollagen und Proteoglykane zu synthetisieren.

Die Aktivität der Chondrozyten reicht nicht aus, um den teilweise nur sehr geringen Verlust an Knorpelsubstanz auszugleichen. Deshalb sind die meisten, beim Erwachsenen auftretenden Knorpelveränderungen endgültig. Allerdings konnte auch nachgewiesen werden, dass sich eine isolierte Knorpelläsion nicht zu einem schwerwiegenderen Degenerationsphänomen weiterentwickelt, vorausgesetzt sie wird nicht wiederholten Aggressionen (Trauma) ausgesetzt.

Die einzige Möglichkeit einen Verlust an Knorpelsubstanz auszugleichen, besteht in der Knospung aus dem benachbarten Bindegewebe. Auf diesen Prozess folgt ein sekundärer Transformationsprozess des Bindegewebes, das durch Reibungs- und Druckkräfte zu Faserknorpel umgewandelt wird.

Findet die Schädigung an den Rändern des Gelenks statt, erfolgt die Knospung über das Periost oder die Synovialmembran. Wenn die Läsion die gesamte Dicke des Knorpels betrifft und sich eine Lücke in der subchondralen Knochenplatte schafft, kommt das Bindegewebe aus der darunterliegenden Spongiosa.

Alterndes Knorpelgewebe

Im Laufe des Alterungsprozesses finden am Knorpelgewebe folgende Änderungen statt:

- Verringerung der Synthese nichtkollagener Proteine und Proteoglykane, die im Übrigen von geringerer Qualität sind
- Reduzierung des Flüssigkeitsgehalts
- Abnahme der Chondrozyten und ihrer Funktion

Diese Veränderungen erzeugen makroskopische Rissbildungen im Knorpel, die sich von den bei Gelenkarthrose üblichen Veränderungen unterscheiden.

KAPITEL

3 Häufige Gelenkpathologien

3.1 Arthrose

3.1.1 Definition

Die meisten Wörterbücher stellen in ihren Definitionen der Arthrose systematisch eine Verbindung zwischen Arthrose und dem Alterungsprozess her. Diese, im Übrigen von zahlreichen Autoren infrage gestellte Sichtweise, muss heute revidiert werden.

Das französische Wörterbuch *Le Petit Robert* z. B. definiert die Arthrose als *„chronische Veränderung verschiedener Gelenke, eine oft vorzeitige Alterung des Gelenkknorpels"*.

Wir ziehen die von Laoussadi (1997) präsentierte Definition vor, für den die *„Arthrose eine chronische Erkrankung des Gelenkknorpels unbekannter Ursache ist, deren Auswirkungen nach einer langen Latenzzeit, zu tiefen Veränderungen des betroffenen Gelenks führt, welche schrittweise zu seiner Zerstörung führen können"*.

Die Arthrose ist demnach eine Erkrankung des Gelenkknorpels. Die Veränderung des Knorpels führt zu biologischen Prozessen, die die gesamte Gelenkstruktur verändern: den Knochen, die Synovialmembran und die Kapsel. Nach und nach entwickeln sich arthrosebedingte Läsionen und das Erscheinungsbild des Gelenks verändert sich. Es wird schmerzhaft. Der Knorpel wird dünner und verliert seine stoßdämpfenden Eigenschaften. Der Knochen wird steifer und kann den Knorpel weniger gut unterstützen. Die Gelenkfunktion wird nach und nach beeinträchtigt. Die Auswirkungen auf das Leben des Patienten hängen von der Art und der Anzahl der betroffenen Gelenke ab.

3.1.2 Arthrosebedingte Schmerzen

Wie bereits erwähnt, besitzt der Knorpel keine Nerven und ist, sofern es sich um eine isolierte Schädigung handelt, schmerzfrei.

Nach Perrot (2009) ist der Arthroseschmerz hauptsächlich ein Schmerz knöchernen Ursprungs, der durch die Kombination folgender Faktoren entsteht, durch

- den verstärkten Druck auf den Knochen und das Periost im Bereich des von Arthrose befallenen subchondralen Knochens und durch
- ein Knochenmarksödem (Taljanovic, 2008).

Diese Hypothese scheint durch die Tatsache bestätigt zu werden, dass eine Osteotomie, die zu einer Veränderung des Knochendrucks führt, die mechanischen Schmerzen der Arthrose im Knie und in der Hüfte zum Verschwinden bringen kann, obwohl die Gelenkveränderungen weiter vorhanden sind.

Wie wir gesehen haben, verfügen die Gelenke und v. a. die Sehnen über besonders druckempfindliche Nozizeptoren, die bei den Arthroseschmerzen ebenfalls eine Rolle spielen dürften.

3.1.3 Ätiologie und begünstigende Faktoren

- Makro- und Mikrotraumata: Auslöser von Arthrosen, die sich oft erst viele Jahre später manifestieren.
- Alterungsprozess: In 70 % der Fälle tritt die Arthrose bei Personen über 60 Jahren auf.
- Erbliche Faktoren: Manche Familien sind besonders häufig von Arthrose betroffen (Hüfte, Finger, Knie).
- Übergewicht: Erhöhte Belastung der Gelenke führt zu Kompressionskräften, Stoffwechselstörungen wirken sich v. a. auf die unteren Extremitäten aus.
- Stoffwechselstörungen: Nierendysfunktionen und bestimmte systemische Erkrankungen, aber auch Gicht und Chondrokarzinosen begünstigen ebenfalls die Entwicklung.
- Menopause: Bisher konnte noch nicht geklärt werden, ob die Menopause aufgrund der Erhö-

hung oder der Verringerung der Östrogene oder der Progesterone Einfluss auf die Arthrose nimmt. In jedem Fall dürfte das hormonale Ungleichgewicht eine Rolle bei der Arthrose spielen.
- Geschlecht: Bis zum 50. Lebensjahr sind Männer häufiger von Arthrose betroffen, nach dem 50. Lebensjahr sind es mehr die Frauen.
- Entzündliche Erkrankungen: Dabei handelt es sich v. a. um die Folgen der septischen entzündlichen oder mikrokristallinen Arthritis oder auch um bestimmte Erbkrankheiten.

3.1.4 Arthrose in den oberen Extremitäten

Arthrose im Schultergelenk

Da die Schulter nicht unter Kompression arbeitet, sind primäre Omarthrosen weniger häufig als Koxarthrosen oder Gonarthrosen. Bei einer Arhrose im Schultergelenk spielt der genetische Faktor eine wichtige Rolle, ebenso wie die Osteoporose. Meist wird die Schulterarthrose durch folgende Traumata verursacht:
- Ruptur der die Rotatorenmanschette bildenden Muskeln
- Fraktur des Humeruskopfs oder des Schulterblatts
- Luxation unter Beteiligung von Kapsel und Synovia
- Einfacher Sturz und seine langfristigen Folgen

Arthrose im Ellenbogengelenk

Sie kommt selten vor und tritt meist nach einem Trauma, einer Fraktur oder Luxation, oder nach Mikrotraumata bei Schwerarbeitern oder Sportlern auf.

Arthrose im Handgelenk

Auch sie ist oft die Folge von Frakturen oder einer entzündlichen bzw. infektiösen Arthritis.

Arthrose im Daumengelenk

Die klassische und relativ häufig vorkommende Rhizarthrose kann hervorgerufen werden durch:
- Menopause
- genetische Faktoren
- Osteoporose
- Folgen von Mikro- oder Makrotraumata

Der an der Basis des Daumens auftretende Schmerz macht das Zudrücken mit dem Daumen unmöglich. Schrittweise kommt es zudem zur:
- Ausweitung auf das Os trapezoideum und das Os metacarpale
- Verringerung der Abduktion und der Daumenopposition
- Atrophie der Thenarmuskulatur
- Deformierung des Daumengrundgelenks

Arthrose in den Fingern

Von den angeborenen deformierenden Arthrosen sind meist Frauen betroffen.

Die sekundären Arthrosen nach Mikrotraumata (z. B. Schneiderinnen, Gitarristen, Tischler) führen zu den charakteristischen Knötchenbildungen, wie den Heberden-Knötchen an den Fingerendgelenken oder den Bouchard-Knötchen an den Fingermittelgelenken.

3.2 Entzündungen

3.2.1 Entzündliche Reaktionen

Definition

Die Entzündungsreaktion ist die Antwort des Körpers auf eine Gewebeaggression. Sie dient der Heilung des verletzten Gewebes und verhindert die Ausbreitung der Entzündung.

Der entzündliche Prozess besteht aus einer Vielzahl von (vaskulären, zellulären bzw. hormonalen) Phänomenen und Reaktionen, die durch einen Krankheitskeim im lebenden Organismus ausgelöst werden. Entzündungen können nur in mit Gefäßen versorgten Geweben entstehen.

Ätiologie

Mögliche Ursachen von Entzündungen sind:

- Exogene Reize
  - Physikalische
  - Chemische
  - Biochemische
  - Infektiöse
  - Traumatische
- Endogene Reize
  - Trophische
  - Degenerative
  - Sekundäre Reize nach einer Gewebenekrose (Myokardinfarkt)
  - Metabolische
  - Immunologische
  - Tumorbedingte

Klinische Entzündungszeichen

Die Entzündungsreaktion ist lokal an folgenden Zeichen erkennbar:

- Schmerz
- Rötung
- Überwärmung
- Schwellung

Sie kann von allgemeinen unspezifischen Krankheitszeichen begleitet werden: Fieber, allgemeines Krankheitsgefühl, Gewichtsabnahme.

Das Entzündungssyndrom ist ein Hinweis auf eine organische Pathologie, die nicht spezifisch einer bestimmten Ursache zugeordnet werden kann. Es handelt sich um einen evolutiven Marker zahlreicher Krankheiten.

Pathophysiologie

Der Entzündungsprozess besteht aus der Abfolge verschiedener Ereignisse:

- Erste Phase: Elimination bzw. das Abfangen des Krankheitskeims führt zu Zellschädigungen (Nekrose, Apoptose)
- Zweite Phase: eigentliche Entzündungsreaktion

Die Entzündungsreaktion erfolgt im Bindegewebe. Sie wird von zellulären (Endothelialzellen, polynukleäre und mononukleäre Zellen) und humoralen Phänomenen begleitet. Sie erfolgt in zwei aufeinanderfolgenden, eng miteinander verbundenen Phasen:

- Vaskulo-exsudative Phase:
  - Stauung
  - Schwellung
  - Diapedese
  - Phagozytose (Mikrophagozytose, polynukleäre Phase)
- Zelluläre Phase (Lymphozyten, Plasmozyten, Makrophagen):
  - Differenzierung (Adaptation der Zellen)
  - Chimiotaktismus (Mobilisation)
  - Proliferation

Der Ausgang der Entzündung hängt von vielen Faktoren ab und reicht von der völligen Genesung und der Rückkehr zum ursprünglichen Normalzustand (Restitutio ad integrum) bis zur Selbsterhaltung des Prozesses, der somit chronisch wird. Zwischen diesen beiden Extremen kann die Entzündung die vollständige Zerstörung des Gewebes oder die Entwicklung von sog. „Granulationsgewebe" verursachen.

Formen

Je nach Vorherrschen bestimmter Faktoren, unterscheidet man verschiedene Entzündungstypen:

- Prädominanz der Lymphozyten und Makrophagen, die Zytokine spielen eine große Rolle: Immunantwort vom zellulären Typus
- Prädominanz der Lymphozyten und der Plasmozyten: Immunantwort vom humoralen Typus. Die Leber synthetisiert Entzündungsproteine, die in der Praxis als biologische Marker der Entzündungsreaktion verwendet werden.

Man unterscheidet auch zwischen:

- akuter Entzündung, bei der vaskuläre Phänomene überwiegen und
- chronischer Entzündung, bei der zelluläre Reaktion dominieren.

3.2.2 Gelenkentzündungen

Arthritis

Der Begriff der Arthritis beschreibt Reizzustände oder Entzündungen eines oder mehrerer Gelenke.

Die häufigste Gelenkentzündung ist die rheumatoide Arthritis (chronische Polyarthritis). Eine Gelenkentzündung kann plötzlich auftreten (akuter Zustand) oder sich langsam entwickeln (chronischer Zustand) und über einen längeren Zeitraum andauern. Die Entzündung eines Gelenks ist an den im Gelenk auftretenden Schmerzen, der Schwellung, der Überwärmung und der Bewegungseinschränkung erkennbar. Oft kommt es zudem zu einem Erguss, ein Hinweis darauf, dass sich Flüssigkeit im Gelenk ansammelt.

Typischerweise tritt der Schmerz bei Gelenkentzündungen in der Ruhephase auf und wird durch Bewegung gelindert. Bei sehr schweren Entzündungen können sich nächtliche Schmerzen entwickeln, durch die der Patient gelegentlich auch geweckt wird.

Eine Gelenkentzündung kann nur selten geheilt werden, z. B. wenn es sich um eine Arthritis infektiösen Ursprungs handelt. Im Fall der rheumatoiden Arthritis kann die Behandlung lediglich die Schmerzen lindern.

Rheumatoide Arthritis

Die häufigste Gelenkentzündung ist die rheumatoide Arthritis (chronische Polyarthritis). Sie betrifft mehrere Gelenke, die sich mit der Zeit verformen können und letztlich versteifen.

Ein klassisches Merkmal der rheumatoiden Arthritis ist das symmetrische Auftreten der Gelenkentzündung, also der gleichzeitige bilaterale Befall der Metakarpophalangealgelenke der Finger oder der Interphalangealgelenke der Zehen.

Die rheumatoide Arthritis beschränkt sich nicht auf die Gelenke, sie ist eine allgemeine immunologische Erkrankung. Sie kann alle Körperzonen und auch bestimmte Organe oder die Bindehaut des Auges erreichen.

KAPITEL

4 Allgemeine Prinzipien der Techniken

4.1 Technik – Ziel oder Aktion?

Die Entwicklung der Osteopathie führte in den letzten 30 Jahren zu einer schrittweisen Vereinheitlichung der Praxis auf drei Hauptanwendungsgebiete: Bewegungsapparat, viszeraler und kraniosakraler Bereich. Unausgesprochen kam es dabei auch zu einer Dreiteilung der Techniken gemäß den erwähnten Bereichen. Demzufolge „behandelt" der Osteopath viszeral, kranial oder strukturell. Unserer Ansicht nach, führen diese Unterteilungen zu einer Verzerrung der Realität, die unbedingt korrigiert werden sollte, da sie das angestrebte *Ziel* mit der durchgeführten *Aktion* verwechselt. Diese Unterteilungen haben zudem den Nachteil, dass sie die drei genannten Bereiche, die sich eigentlich ergänzen und in gegenseitiger Wechselwirkung stehen sollten, gegeneinander abgrenzen. Dies führt manchmal sogar dazu, dass diese Bereiche mehr oder weniger unabhängig voneinander eingesetzt werden, ja sogar in Opposition zueinander gebracht werden. Unter vollständiger Missachtung des osteopathischen Konzepts zögern manche Osteopathen auch nicht, von sich zu behaupten, dass sie sich auf diesen oder jenen Bereich „spezialisiert" haben.

Wir glauben, dass das *Wesen* einer osteopathischen Technik nicht in ihrem Anwendungsbereich liegt, sondern v.a. auf ihrer Aktion, also der Wirkung auf den Körper beruht. Tatsächlich besteht das Wesen einer osteopathischen Technik in einer *spezifischen, von unseren Händen ausgeführten Aktion,* die im Körper des Patienten *verschiedene Reaktionen auslösen kann.* Die Mittel, die uns hierfür zur Verfügung stehen, können als unterschiedliche Verfahren betrachtet werden, die unter Zuhilfenahme verschiedener Vektoren dazu führen, dass eine Information im Organismus zirkulieren kann. Es gibt vier Informationsvektoren, die wir mit unseren Händen selektiv auswählen können. Im Prinzip sind die Techniken, die wir verwenden, um im Organismus des Patienten Reaktionen zu erzeugen, entweder *mechanischer, neuraler, vaskulärer oder emotionaler* Natur.

Für die Behandlung des Bewegungsapparats eignen sich im Allgemeinen die mechanischen Techniken am besten, wobei unter einer Vielzahl von manuellen Methoden ausgewählt werden kann. Unser Ansatz zu den Gelenken des Körpers verwendet diese Techniken, aber er bedient sich in gleicher Weise auch der neuralen und vaskulären Techniken und bezieht das psychologische Profil und die Haltung des von uns behandelten Patienten ebenfalls mit ein. Wir glauben, dass es die gezielte Verwendung dieser verschiedenen Mittel und Techniken ist, die ein effizientes Wirken ermöglicht und ihre geschickte Kombination dazu beiträgt, dass wir die Schmerzen unserer Patienten nachhaltig lindern können.

4.2 Ecoute und Induktion: zur Terminologie

4.2.1 Ecoute

Dieser Begriff bezeichnet eine manuelle Diagnose der Gewebe, bei der die Hände des Therapeuten durch eine anormale Gewebespannung in eine bestimmte Richtung bewegt werden.

Der Ecoute ist passiv, er ist keine Behandlung. Während des Ecoute denkt der Therapeut nicht, er fühlt und spürt. Unsere Medizin basiert auf einem manuellen Ansatz, erst nachdem wir die Bewegung gespürt haben, versuchen wir unsere Wahrnehmung zu qualifizieren: *„Zuerst spüren, dann denken!"*

4.2.2 Induktion

Die Induktion ist eine aktive Bewegung, bei der die während des Ecoute gespürte Bewegung verstärkt wird. Im Gegensatz zum Ecoute ist die Induktion eine Behandlung. Je nach Sachlage, spricht man von Kompression-Induktion, Traktion-Induktion, Anheben-Induktion, Trennen-Induktion.

Die Induktion kann bei allen Geweben eingesetzt werden, z. B. bei Sehnen, Muskeln, Kapseln, Knorpeln, Knochen, Arterien, Nerven. Sie scheint eine bessere Verbindung zu den Nervenzentren herzustellen, als die direkten Techniken.

Die Induktion ist bei sehr schmerzhaften Zuständen ein unverzichtbares Mittel. Bei sehr ausgeprägten Fixierungen und Blockaden, kommen gelegentlich auch direkte Techniken zum Einsatz. Meist schließen wir aber auch in diesen Fällen die Behandlung mit einer Induktion ab.

4.3 Gelenktests

Diese Tests werden mit den gleichen Bewegungen ausgeführt, die wir auch zur Lösung verschiedener Spannungen in den artikulären oder periartikulären Weichgeweben verwenden. Dabei verfolgen wir ein klares Ziel: Der Patient muss sich in einer für ihn angenehmen Position befinden und er muss die Mobilisation kontrollieren und nötigenfalls auch unterbrechen können.

Wird eine Behandlung mit einer Technik oder in einer Position begonnen, die dem Patienten Schmerzen verursacht, kommt es zu einem „Kurzschluss“ in den von den Mechanorezeptoren ausgehenden neuralen Informationen. Wir behindern damit den zentralen Rückkopplungseffekt, der eine der Grundlagen unserer Behandlungen darstellt.

4.3.1 Komfort-Position

Unsere Behandlungen werden an Patienten ausgeführt, die unter Schmerzen leiden, deshalb wäre es besonders kontraproduktiv diese Schmerzen noch weiter zu verstärken. Für die Behandlung der Schulter positionieren wir z. B. unseren Patienten in Seitenlage auf die schmerzfreie Seite, die Hand der betroffenen Seite liegt auf dem anderen Unterarm, der wiederum auf der Behandlungsliege positioniert wird. In dieser Position sind die periartikulären Weichgewebe entspannt, der intraartikuläre Druck wird verringert und die Knorpelbelastungen reduziert.

4.3.2 Kontrollierte Bewegungen

Um die Schulter im Rahmen seiner Möglichkeiten zu mobilisieren, soll der Patient kleine Anteversionsbewegungen ausführen, wobei die Hand weiter auf dem Unterarm abgestützt wird. Damit vermeiden wir ein schmerzerzeugendes Bewegungsausmaß, gleichzeitig können wir präzisen Druck und präzise Dehnungen auf die schmerzhaften Strukturen ausüben.

4.3.3 Tests

Auch die Tests werden in der Komfort-Position ausgeführt: Man bittet den Patienten, einige kleine aber präzise Bewegungen auszuführen, um den Kapsel-Band-Apparat und die periartikulären Muskeln in Spannung zu bringen. Diese Spannungen werden leicht und präzise erhöht, wodurch die verschiedenen zu manipulierenden Strukturen identifiziert werden.

Merke

Die Behandlung verwendet oft die gleichen Bewegungen wie die Tests, wobei diese schrittweise, aber ohne Schmerzen auszulösen, verstärkt werden.

Bei vielen Strukturen werden für die Tests und die Behandlungen die gleichen Mobilisationen verwendet. Aus diesem Grund und um den Text dieses Buches nicht unnötig zu verlängern, werden wir nur jene Bewegungen beschreiben, die für die Behandlung erforderlich sind.

Einfach ausgedrückt, die Behandlung ist ein Test, der entlang einer präzise festgelegten Achse und mit etwas mehr Nachdruck ausgeführt wird.

4.4 Manuelle Behandlung

Die manuelle Behandlung umfasst alle periartikulären Strukturen, wobei von der Oberfläche in die Tiefe gearbeitet wird. Sie bezieht sich zudem auch auf die mit dem Gelenk verbundenen viszeralen und psycho-emotionalen Aspekte. Von der Oberfläche in die Tiefe begegnen wir folgenden Strukturen:

- Haut
- Fettgewebe
- Faszien und Aponeurosen
- Muskeln oder aktive Bänder
- passive Bänder
- Kapsel und Synovialmembran
- Labrum
- Knorpel
- Knochen
- Nervensystem
- Gefäßsystem

4.4.1 Haut

Hilton-Regel

Nach der Hilton-Regel verbinden sich in der Tiefe die sensiblen Hautnerven mit den Nerven der Organe, die sich in der gleichen Zone befinden. Die Erfahrung zeigt, dass dies auch für das Gelenksystem gilt. Die Hautnerven kommunizieren mit den tiefer liegenden Nerven des Gelenks, das sich direkt unter ihnen befindet. Dabei erfolgt die Kommunikation in beide Richtungen: Ein Gelenkproblem führt zu einer Hyperästhesie der über dem Gelenk liegenden Haut. Im Gegenzug, führt eine bei der Palpation schmerzhafte Hautzone (der Schmerz wird vom Patienten nur wahrgenommen, wenn wir ihn auslösen) zur Aktivierung der artikulären Nozizeptoren.

Dr. Jarricot, dessen herausragende Kompetenz wir hier besonders hervorheben wollen, machte sich v. a. durch die viszeralen Dermalgiereflexe einen Namen. Uns gelang es, durch die Behandlung von Tausenden Patienten verschiedene Hautzonen zu identifizieren, deren Behandlung zu besonders guten Ergebnissen führt, was nicht bei allen über den Gelenken liegenden Hautzonen der Fall ist.

> **Merke**
>
> Um effizient zu sein, muss sich unser Handeln an eine präzise Hautzone richten.

Verbindung zwischen Lederhaut und Unterhaut

Die Haut besteht aus drei Schichten: Epidermis, Dermis und Subkutis (Oberhaut, Lederhaut und Unterhaut). Es ist die Verbindungszone zwischen Lederhaut und Unterhaut, über die man positiv auf das Gelenk einwirken kann. Während die gefäßlose Oberhaut nur wenig auf die manuelle Behandlung reagiert, ist dank der zahlreichen Nervenfasern, Blut- und Lymphgefäße und der Fettschicht in der Subkutis die Manipulation an der Schnittstelle zwischen Lederhaut und Unterhaut besonders effizient (➤ Abb. 4.1).

Das in der Haut vorhandene Fettgewebe spielt eine wichtige Rolle bei der Hormonaktivität. Es wird vermutet, dass Nervenfasern dieses Gewebe mit der Hypophyse und dem Hypothalamus verbinden.

Es ist bekannt, dass bei Frauen, die an Anorexie leiden oder bei Hochleistungssportlerinnen die Menstruation ausbleibt. Eine der Erklärungen dafür ist der Mangel an subkutanem Fett.

Hauttechniken

Bilden Sie mit Zeigefinger und Daumen beider Hände eine Hautfalte. Rollen Sie diese zwischen den Fingern hin und her und lernen Sie die verschiedenen Schichten zu unterscheiden.

- Die Epidermis ist sehr dünn, es ist fast unmöglich sie zwischen den Fingern zu halten.
- Die Verbindung zwischen Epidermis und Dermis ist auch nicht viel dicker.
- Die Verbindung zwischen Dermis und Subkutis ist am dicksten und am einfachsten zu erkennen.

Anfänglich sollte man diese Übung am Abdomen durchführen. Dort ist die Haut leicht abhebbar, dehnbar und die Verbindung zwischen Lederhaut und Unterhaut stärker ausgebildet. Sobald man diese Verbindung klar erkannt hat, hebt man sie an und „spielt“ mit ihr, indem man eine Induktion macht.

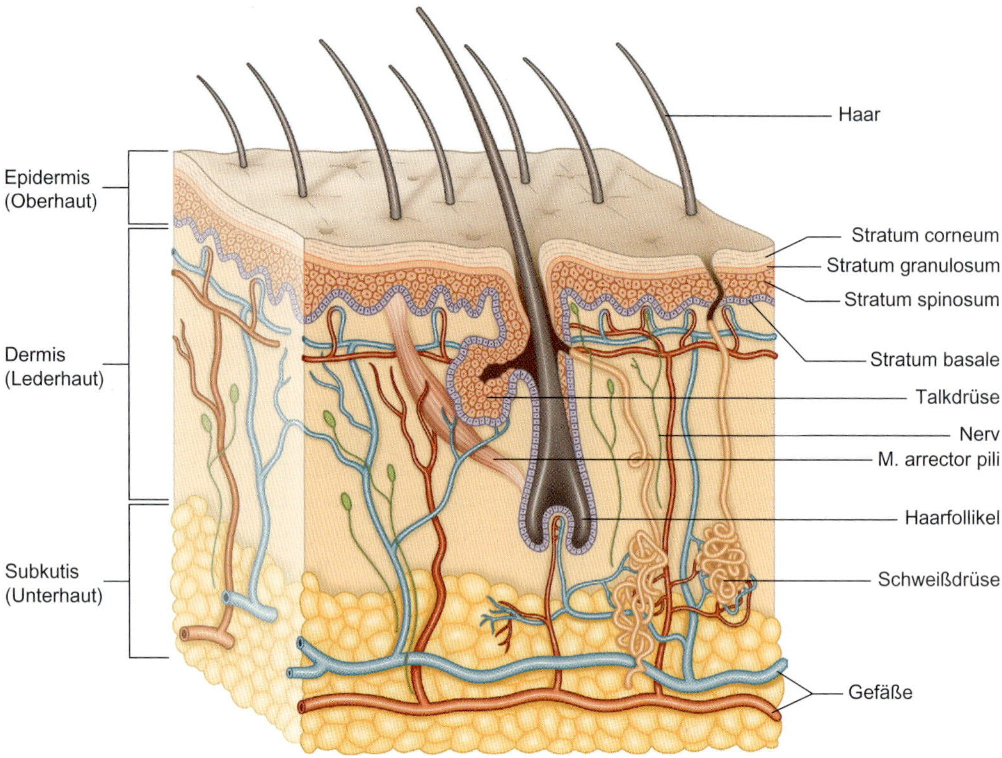

Abb. 4.1 Schnitt durch Lederhaut und Unterhaut

Wir bedienen uns nicht der Kibler-Hautfalte, die von unseren Physiotherapie-Kollegen gerne verwendet wird, sondern verwenden vielmehr eine Anhebe-Induktionstechnik.

> **Hinweis**
>
> Am Anfang ist die Hautfalte oft fest, verdickt und sensibel. Dies ist im Übrigen die Voraussetzung dafür, dass die Hauttechnik tatsächlich Wirkung auf das Gelenk zeigt. Je länger man die Anhebe- und Induktionstechnik ausführt, umso mehr verringert sich die Sensibilität der Haut und diese wird erstaunlicherweise immer dünner.
> Die Haut wird sehr schnell dünner. Wir glauben, dass dies mit dem Lymphsystem in Zusammenhang steht.

Spezielle Techniken

Bei manchen Patienten kann die Hautfalte fast gar nicht angehoben werden, z. B. an der Schulterwölbung. In diesem Fall sollte man die Haut mit beiden Daumen komprimieren und ohne sie anzuheben mit ihr spielen. Es dauert etwas länger bis die Wirkung eintritt, aber es funktioniert genauso gut.

Wichtigste Lokalisationen

Die Hauttechniken werden v. a. an ganz präzisen Zonen verwendet.

- Schulter:
  - Außen- und Rückseite der Schulterwölbung, kranialer Anteil
  - Bereich oberhalb der Spina scapulae
- Ellenbogen:
  - Epicondylus lateralis
  - Epicondylus medialis
- Hand: Region von Thenar und Hypothenar, v. a. die sie verbindende Falte

Es genügt nicht, direkt über einem Gelenk zu sein, um die Technik erfolgreich ausüben zu können. So sind die Hautzonen an der Innenseite des Ellenbogens völlig neutral.

4.4.2 Gelenkfett

Das Fettgewebe der Gelenke unterscheidet sich von der Fettschicht der Haut. Es harmonisiert und verlangsamt die Bewegungen in manchen Risikozonen. An der oberen Extremität kommt es an der Rückseite des Ellenbogens vor. Wichtig ist es v. a. in der Fossa olecrani, wo es das Olekranon bei den Extensionsbewegungen schützt.

Nach einem Trauma, durch besonders schwierige Aktivitäten, und manchmal auch im Alter verliert dieses Fettgewebe an Elastizität oder wird möglicherweise fibrös. Damit verliert es seine stoßdämpfenden Eigenschaften und der Ellenbogen kann bereits bei harmlosen Bewegungen geschädigt werden.

4.4.3 Faszien und Aponeurosen

Wir verwenden diese beiden Begriffe ohne klare Unterscheidung, obwohl die Anatomen, wie bereits erwähnt, diese Begriffe klar trennen.

Erinnern wir kurz daran, dass die Faszien auf muskulärer Ebene den Muskel umhüllen und seine funktionelle Einheit sicherstellen (➤ Kap. 2.4.3). Mehrere Muskeln können von einer Faszie umgeben sein und die globale funktionelle Einheit einer Muskelgruppe sichern. Die Aponeurose ist nicht nur eine muskuläre Gleitfläche, sondern auch Ansatzgebiet für Muskeln.

In diesem Buch beschränken wir uns auf einige Aponeurosen und Faszien, deren Behandlung zur besseren Entspannung des Gelenks beiträgt. Bei der oberen Extremität sind das v. a. die Aponeurosen der Mm. supraspinatus, infraspinatus und subclavius. Bei den Faszien befassen wir uns v. a. mit der Fascia clavipectoralis und ihrem Bezug zum M. pectoralis minor, die eine gute Gelenkentspannung ermöglichen.

4.4.4 Aktive Stabilisatoren

Unter diesem Begriff werden all jene Muskeln zusammengefasst, die um das Gelenk angeordnet sind oder die indirekt eine Rolle für das Gelenk spielen. Diese Muskeln verfügen über Mechanorezeptoren und Propriozeptoren, deren Informationsfunktion für ein gutes Gelenkspiel unerlässlich ist.

Ziel der Behandlung ist es, die periartikulären Belastungen zu lösen, um die Nervenstrukturen wieder mit der zentralen Ebene zu verbinden und ein Feedback zu ermöglichen.

Einige dieser Muskeln sind sehr eng mit der Gelenkkapsel verbunden und dienen der Kapselspannung.

4.4.5 Passive Stabilisatoren

Wenn ein Gelenk ein Trauma erfahren hat, reagieren zunächst die aktiven Bänder. Sobald die Muskelbarriere überschritten ist, sind auch die passiven Bänder betroffen.

Die globalen Dehnungstechniken sind angenehm und erlauben einen gewissen Komfort. Allerdings kommt man bei Patienten, die unter Schmerzen leiden, damit meist nicht sehr weit. Nur sehr spezifische Bandtechniken führen zu einer schnellen und dauerhaften Verbesserung.

Praxistipp

Auch in diesem Fall erlaubt es die Kenntnis der Anatomie, diese Bänder präzise entlang ihrer Achsen zu behandeln. Die Ligamente verstärken oft die Kapsel, man könnte also sagen, dass sie sich „im Zentrum" des Gelenks befinden.

4.4.6 Kapsel und Synovialmembran

Diese beiden Elemente können nicht differenziert werden, da die Synovialmembran nicht nur der innere Teil der Kapsel ist. Bei der Durchführung der Kapsel-Synovia-Techniken verfolgt man im Wesentlichen vier Ziele:

- Beeinflussung der *Informationsfunktion.* Die Nervenstrukturen der Kapsel vermitteln Informationen über den intraartikulären Druck, die extrakapsulären Belastungen, das Gleitvermögen und die Viskosität der Synovialflüssigkeit.
- Stimulierung der *sekretorischen Aktivität.* Produktion von in Bezug auf Fließverhalten und Viskosität qualitativ hochwertiger Synovialflüssigkeit. In manchen Fällen kann man von artikulärer Trockenheit sprechen. Mit unseren Techni-

ken wollen wir die Produktion der Synovialflüssigkeit neu „programmieren".
- Verbesserung der *Resorption* der Synovialflüssigkeit und der intraartikulären Trümmer. Manchmal ist sehr viel Flüssigkeit vorhanden. Gerade im Knie kommt es häufig zu Synovitis. Die Kapsel-Synovia-Techniken verbessern die Resorption der Flüssigkeit und erleichtern ihre Aufnahme durch das Venen- und Lymphsystem. Zudem können über die Synovialflüssigkeit intraartikuläre Trümmer wie etwa Mikrokalzifikationen phagozytiert werden.
- Verbesserung der *Ernährungsfunktion* des Knorpels. Die Ernährung und die Erneuerung des Knorpels erfolgt v. a. über die Synovialflüssigkeit und das venöse System.

4.4.7 Knorpel und Techniken zur Glättung des Gelenks

Wenn ein Gelenk leidet, verliert der Knorpel seine Gleiteigenschaften. Die Rauheit des Knorpels führt zu Reizungen, Entzündungen und zu Schäden an den Gelenkflächen.

Wir haben Techniken zur Glättung des Gelenks entwickelt: Bei der Technik zur Glättung des Gelenks werden die beiden Knorpelteile leicht komprimiert, und anschließend mit kleinen Gleitbewegungen gegeneinander bewegt.

Ein Beispiel: Normalerweise fühlt sich die Reibung zwischen zwei Knorpeln so an, als würde ein Stück Seife über nassen Marmor gleiten. Die Reibung ist vernachlässigbar.

Wenn Sie also eine raue Knorpelzone finden, machen Sie eine leichte Kompression und bewegen Sie die beiden Teile passiv gegeneinander oder bitten Sie den Patienten, das Gelenk zu bewegen, während Sie die Gelenkflächen komprimieren.

Nach ca. zehn Bewegungen wird die raue Zone etwas glatter. Wir glauben, dass mit dieser Technik kleine Fremdkörper reduziert werden, die somit über die Synovialflüssigkeit besser abtransportiert werden können.

Auf manchen Röntgenbildern ist nach der Behandlung manchmal zu sehen, dass die Mikrokalzifikationen in der Schulter verschwunden sind. Dies scheint mit unseren Techniken in Zusammenhang zu stehen, die sich auf den negativen intraartikulären Druck auswirken.

Das Gelenkglätten sollte am Ende der Behandlung gemacht werden, nachdem alle periartikulären Weichgewebe entsprechend entspannt wurden.

4.4.8 Knochen

Der Knochen ist der mechanische Empfänger von Kollisionskräften. An den oberen Extremitäten sind es der Humerus, die Ulna und der Radius, die die Kollisionskräfte speichern. Sind diese Kräfte zu stark, kommt es zu Knochenfrakturen.

Bei einem Trauma ist der Knochen die letzte Widerstandsbarriere nach den Muskeln, Bändern, nach der Kapsel und demKnorpel. Wenn der Knochen nicht bricht, verbiegt er sich. Seine Elastizität vermittelt ihm auch eine propriozeptive Rolle.

Es sind fast immer die langen Röhrenknochen, die diese Traumata aufnehmen. Kurze Knochen erholen sich von einem Trauma durch die Rückbewegung.

Die intraossären Läsion werden mit Kompressions-Induktionstechniken oder mit Lateroflexions-Induktionstechniken behandelt. Nach einem Knochenbruch ist es wichtig, die Elastizität des Knochens zu überprüfen, um festzustellen, ob er seine Elastizität wiedererlangt hat.

4.4.9 Nervensystem

Die Behandlung eines Gelenks besteht, wie wir gesehen haben, v. a. aus der Reprogrammierung seines über die Muskeln, Bänder, Kapseln, Knorpel und Knochen funktionierenden Informationssystems.

Dieses Informationssystem kommt von den peripheren Nerven. Indem wir diese Nerven in die Behandlung einbeziehen, können wir die zentrale Ebene direkt beeinflussen. Die Nerven leiten Informationen mit einer Geschwindigkeit von 350 km/h an das Großhirn weiter. Dort werden die Informationen analysiert, integriert, sortiert und über einen Rückkopplungseffekt die Reaktion des Gelenks verbessert.

4.4.10 Gefäßsystem

Arterien

Alle Weichgewebe und der Knochen (mit Ausnahme des Knorpels) brauchen für ihre Ernährung und ihre Rekonstruktion eine gute arterielle Zirkulation, dessen Rekonstruktionsprozess über vaskuläre Techniken beschleunigt werden kann.

Die Gelenke werden durch kleine Arterien versorgt, die nur schwer zu individualisieren sind. Die Erfahrung zeigt uns, dass die Dehnung der wichtigsten Arterienstämme die arterielle Zirkulation beeinflussen kann.

Die großen Arterienstämme und die etwas weniger wichtigen Arterien weisen in ihren Wänden zahlreiche Mechanorezeptoren auf. Die Dehnungstechniken für die Arterien haben somit auch das Ziel, die vaskulären Rezeptoren auf zentraler Ebene zu informieren.

Wenn eine Arterie nicht gut mit Blut versorgt wird, werden die Gefäßwände nicht entsprechend gedehnt und die Mechanorezeptoren nicht ausreichend stimuliert. Mithilfe unserer Techniken können wir die Mechanorezeptoren reaktivieren.

Venen

Bei der Gefäßmanipulation müssen sowohl die Arterien als auch die Venen behandelt werden. Vergessen wir nicht, dass der Knorpel zwar selbst keine Gefäße hat, aber über die Synovialflüssigkeit, die ihrerseits vom venösen System des Knochens abhängig ist, regeneriert wird.

Auch wenn es uns bisher nicht gelang, entsprechende Beweise zu finden, glauben wir dennoch, dass Gefäßmanipulationen über die Venen eine positive Wirkung auf die Qualität des Knorpels haben können.

4.4.11 Organe

Organe beeinflussen über verschiedene Wege auch das Gelenksystem, so z. B. über Reflexbahnen und Stoffwechselbahnen.

Reflexbahnen

Ein Organ verfügt über zahlreiche sensible Nervenfasern, die direkt oder indirekt zur Haut, zur Kapsel und zu den meisten periartikulären Weichgeweben führen. Nehmen wir die linke Schulter als Beispiel, ihre Kapsel wird durch die aus dem Plexus cervicalis und dem Plexus cervicobrachialis stammenden Äste, der zumeist von C5 und C6 kommenden Nervenfasern innerviert. Andere, ebenfalls aus den Nervenwurzeln von C5 und C6 stammende Äste ziehen zum Ösophagus, zum Herz und zum Magen. Wir haben immer wieder festgestellt, dass Dysfunktionen oder strukturelle Schäden an diesen Organen sich über das Nervensystem auch auf die Schulter auswirken.

Praxistipp

Wenn ein Patient über Gelenkschmerzen klagt, für die es keine logische Erklärung gibt, sollte man immer an allgemeinere Ursachen, etwa ein viszerales Problem denken.

Stoffwechselbahnen

Wenn bestimmte Organe, etwa die Nieren, weniger gut funktionieren, werden Proteinabbauprodukte ungenügend ausgeschieden. Kann der Organismus z. B. die Harnsäure nicht richtig ausscheiden, kommt es zu einer Konzentration von Harnsäure in den Muskeln und Kapseln und die Gelenke beginnen sich „festzufahren". Dieses Beispiel gilt v. a. für die Ellenbogen, die Knie und die Achillessehne, denn in diesen Zonen sind die Auswirkungen besonders deutlich erkennbar.

Der Patient hat das Gefühl, steif zu sein und er klagt über an unterschiedlichen Orten auftretende, unzusammenhängende Schmerzen. Natürlich kann auch die beste osteopathische Behandlung eine schlechte Ernährung nicht ausgleichen. Allerdings können wir auf die viszeralen Manipulationen zurückgreifen, um die Organe zu mobilisieren und zu stimulieren. Denn zahlreiche Organe (vielleicht sogar alle) sind vom guten Funktionieren unserer Hormonregulatoren wie der Hypophyse und dem Hypothalamus abhängig.

Die Leber ist das Organ, das besonders sensibel auf hormonale Schwankungen reagiert. So zeigt sich etwa, dass Frauen während der Menopause häufig an Periarthritis humeroscapularis und am Karpaltunnelsyndrom leiden.

Die Leber ist für die Ausscheidung der vom Organismus produzierten Hormone verantwortlich. Vereinfacht gesagt, geschieht dies durch die Umwandlung der Hormone in Cholesterin. Werden diese Hormone nicht entsprechend ausgeschieden, entsteht ein Stoffwechselproblem, das sich auf die Gelenke auswirken kann. Die Leber wird überlastet, sodass bereits geringste Veränderungen in der Ernährung den Stoffwechsel negativ beeinflussen.

II Schulter

KAPITEL

5 Funktionelle Anatomie der Schulter

5.1 Schulterkomplex

5.1.1 Aufbau und Organisation

Der Schulterkomplex, das proximale Gelenk der oberen Extremität, ist Teil des Schultergürtels, es bildet die Verbindung zwischen dem Achsenskelett und dem Anhangskelett. Organisation und Aufbau der Schulter umfassen eine *knöcherne,* eine *artikuläre* und eine *muskuläre* Komponente (➤ Abb. 5.1).

Knöcherne Komponente

Sie besteht aus drei Knochenstrukturen: Klavikula, Skapula und Humerus.

- Die Klavikula ist die einzige knöcherne Verbindung zwischen der oberen Extremität und dem Rumpf, mit denen sie über zwei Gelenke in Kontakt steht: Art. sternoclavicularis und Art. acromioclavicularis.
- Die Skapula, Verbindungselement zwischen Humerus und Klavikula, ist eine instabile Struktur, mit großer Bewegungsamplitude.

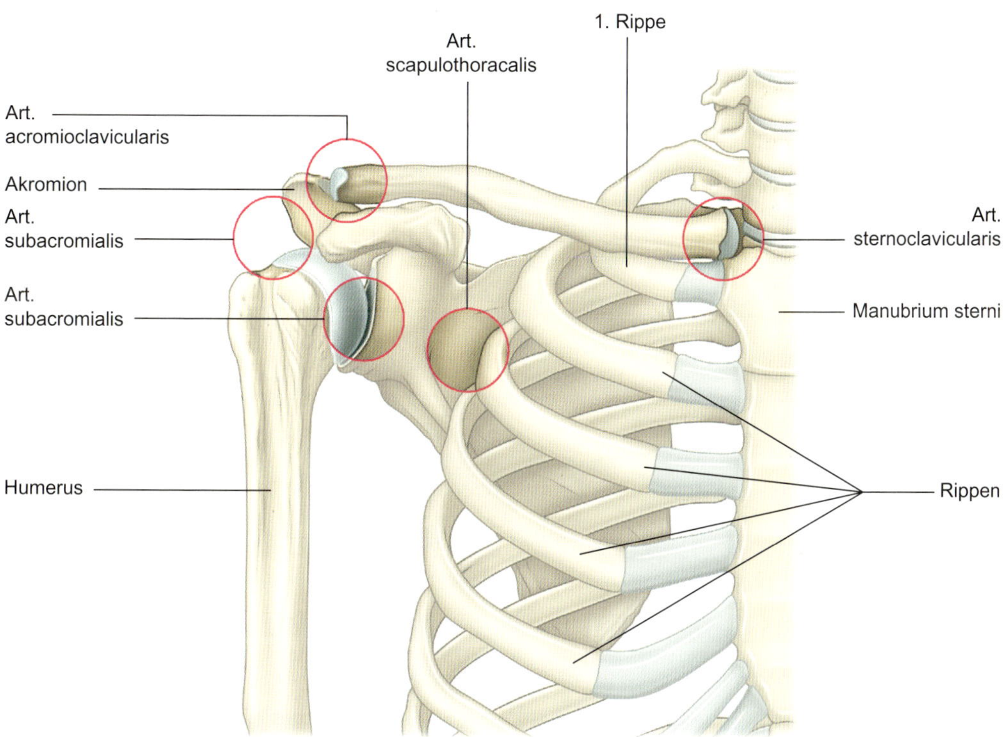

Abb. 5.1 Der Schulterkomplex

Im Gegensatz zu anderen Regionen des Bewegungsapparats, haben die knöchernen Strukturen der Schulter keine Stabilitätsfunktion.

Artikuläre Komponente

Hinsichtlich der Gelenke sind folgende Elemente zu nennen,
- drei echte Gelenke: Art. sternoclavicularis, Art. acromioclavicularis und Art. glenohumeralis,
- zwei Gleiträume: der skapulothorakale und der subakromiale Gleitraum sowie kleinere Gleitsysteme,
- ein „verborgenes" sechstes Gelenk: das Korakoklavikulargelenk (➤ Abb. 5.2).

Funktionell soll hier nur die Gesamtbewegung betrachtet werden: Während einer globalen Bewegung beginnen sich alle Gelenke schrittweise und gleichzeitig zu bewegen.

Muskuläre Komponente

Die obere Extremität umfasst 54 Muskeln, von denen allein 18 der Funktion des Gelenkkomplexes der Schulter dienen. Nach Bonnel erzeugen diese 18 Muskeln 25 Drehmomente, die die Bewegung und die Stabilität in den drei Ebenen des Raums sicherstellen.

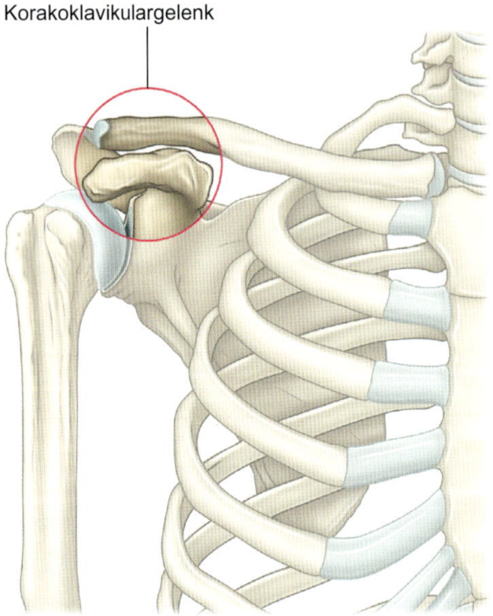

Abb. 5.2 Das sechste Gelenk

5.1.2 Knöcherne Elemente

Klavikula

- S-förmiger Röhrenknochen, von oben nach unten abgeflacht
- Bildet die einzige knöcherne Verbindung zwischen dem Achsenskelett und dem Anhangskelett

Muskelansätze

- M. sternocleidomastoideus
- M. deltoideus
- M. trapezius
- M. subclavius
- M. pectoralis major

Ligamentäre Ansätze

- Lig. conoideum
- Lig. trapezoideum

Skapula (➤ Abb. 5.3)

- Flacher dreieckiger Knochen
- Reicht vom ersten Interkostalraum bis zur achten Rippe
- Schräge Ausrichtung
- Gelenkpfanne nach oben, außen und vorn gerichtet

Muskelansätze

- Vorderfläche:
  - M. subscapularis
  - M. serratus anterius (Margo medialis)
- Rückenfläche:
  - M. supraspinatus
  - M. infraspinatus

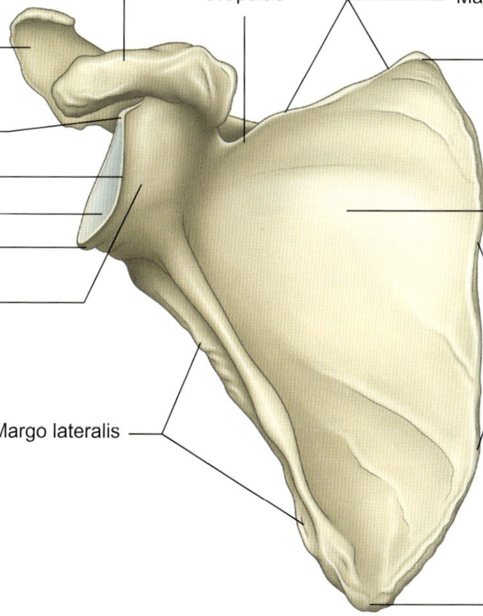

a

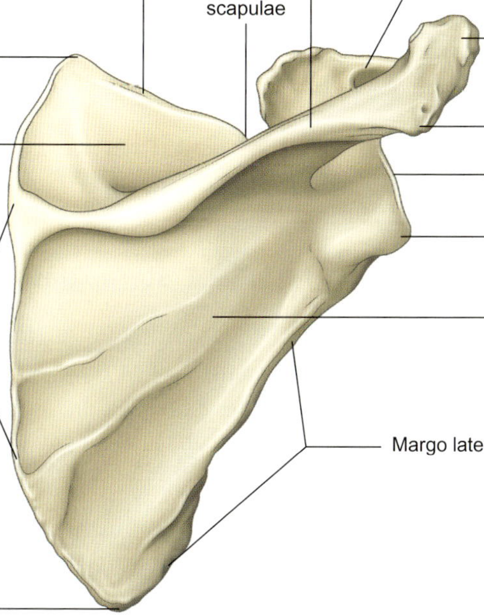

b

Abb. 5.3 Die Skapula

  - M. teres minor
  - M. teres major
- Spina scapulae:
  - M. trapezius
  - M. deltoideus
- Lateraler Rand:
  - M. triceps brachii
- Medialer Rand:
  - M. levator scapulae
  - M. rhomboideus major
  - M. rhomboideus minor
- Angulus inferior:
  - M. latissimus dorsi (inkonstant)
  - M. teres major
- Angulus anterolateralis:
  - M. biceps brachii, Caput longus
- Proc. coracoideus:
  - M. biceps brachii, Caput breve
  - M. coracobrachialis
  - M. pectoralis minor

Ligamentäre Ansätze

Proc. coracoideus:
- Lig. trapezoideum
- Lig. conoideum
- Lig. coracoacromiale
- Lig. coracohumerale

Proximaler Anteil des Humerus

Das obere Ende des Humerus lässt sich in folgende vier Abschnitte (➤ Abb. 5.4) unterteilen.

Caput humeri

- Kugelförmig nach oben, hinten und medial ausgerichtet
- Vertikaler Durchmesser größer als A/P Durchmesser

Collum anatomicum

- Kapselansätze
- Ansätze der Gelenkkapsel

Tuberculum majus und minus

Die beiden Tubercula begrenzen eine Rinne, den Sulcus intertubercularis, in dem die Sehne des langen Bizepskopfs verläuft. Sie bilden auch Ansatzflächen für die Sehnen der Rotatorenmanschette:
- Tuberculum minus:
  - M. subscapularis
  - Lig. coracohumerale, medialer Anteil
- Tuberculum majus:
  - Sehnen der Rotatorenmanschette, von anterior nach posterior: M. supraspinatus, M. infraspinatus, M. teres minor

Da das Tuberculum majus gegenüber dem Akromion etwas weiter vorsteht, muss der M. deltoideus bis zu einer Abduktion von 60 Grad umgelenkt werden. Dieser Umstand erklärt die Präsenz des Schleimbeutels.

Collum chirurgicum

Als Collum chirurgicum bezeichnet man eine distal der Tuberculum majus und minus gelegene Stelle des Schafts, die häufig bei Knochenbrüchen betroffen ist. Das Collum chirurgicum zeigt
- eine Kontinuität mit dem Humerusschaft,
- ist 4–6 cm lang und ist
- eine häufige Frakturzone bei älteren Menschen.

5.2 Gelenke und Gleitebenen der Schulter

5.2.1 Sternoklavikulargelenk

Die Art. sternoclavicularis bildet den einzigen osteoartikulären Verankerungspunkt zwischen der oberer Extremität und dem Thorax. *Das Gelenk wirkt robust, stabil und autonom* (Castaing). Die umliegenden Muskelstrukturen scheinen seine Stabilität nur zu unterstützen.

Gelenkflächen

Die Gelenkflächen bilden ein Sattelgelenk oder ein funktionelles Kugelgelenk.

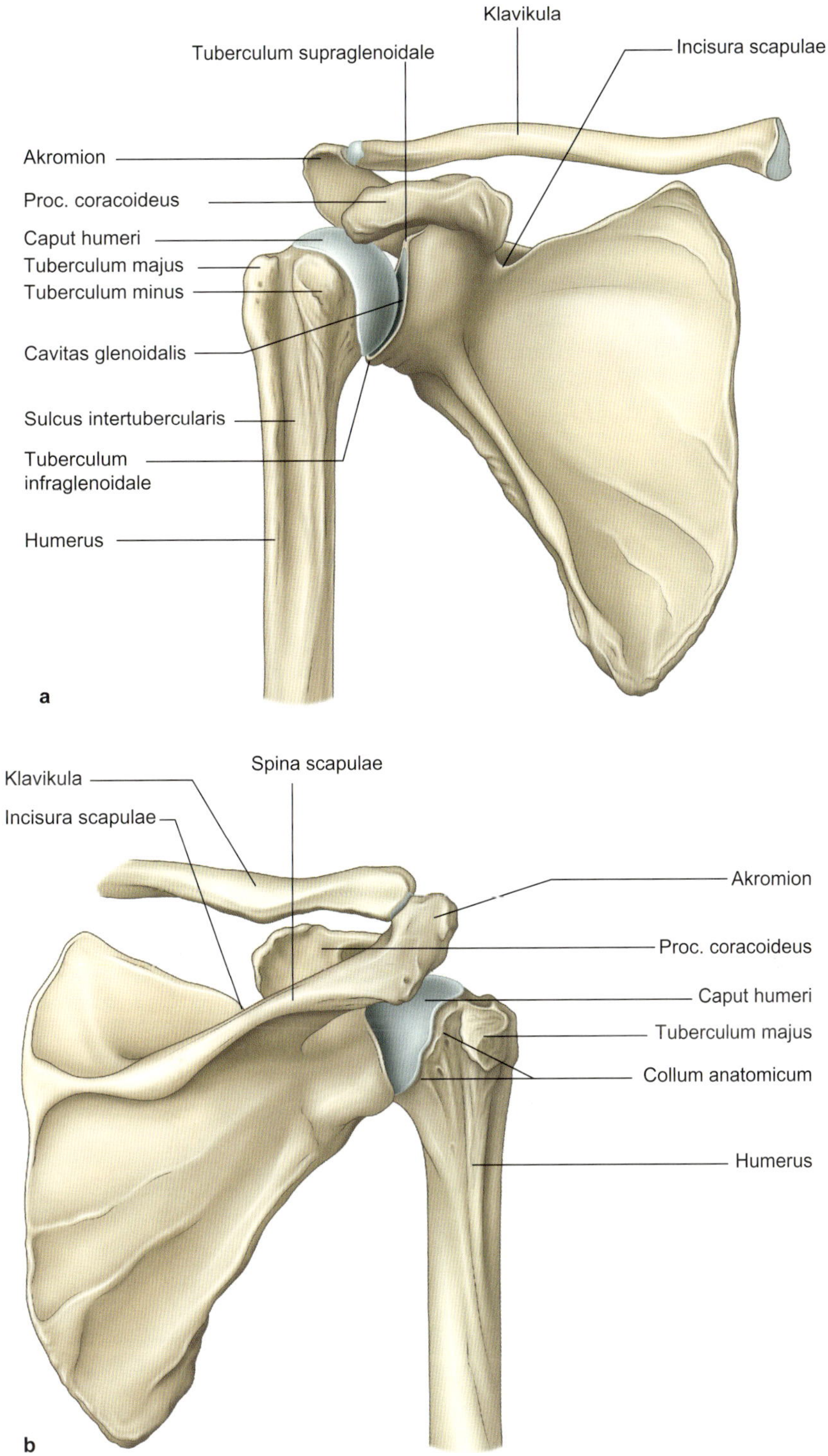

Abb. 5.4 Der proximale Anteil des Humerus

- Die kostosternale Gelenkfläche ist nach oben und lateral gerichtet. Sie bildet eine Abstützrampe für die Klavikula. Die Ausrichtung der Gelenkfläche bewirkt eine Verriegelung des Gelenks, das damit zu einer Art Schutzschild der Gefäße und Nerven wird.
- Die Gelenkfläche am medialen Ende der Klavikula ist nach unten und vorne konkav. Sie besteht aus zwei Facetten, einer relativen großen, anteroposterioren und vertikalen Facette und einer kleineren inferior und horizontal ausgerichteten Facette, die der kostalen Gelenkfläche entspricht.

Das mediale Ende der Klavikula ist massiv: Es reicht in allen Richtungen über das Manubrium hinaus und trägt zur Instabilität bei.

Faserknorpel

Der Faserknorpel (Discus articularis) ist an den Rändern dicker als im Zentrum, sowie im oberen Anteil dicker als im unteren. Seine Form ist mehr oder weniger komplett: Der Faserknorpel verjüngt sich vom Zentrum zu den Rändern, er zeigt eine mehr oder weniger geschlossene Halbmondform, und er ist in allen Richtungen gut ausgebildet. Seine anatomische Form kann bei manchen Personen links und rechts unterschiedlich sein.

Der intraartikuläre Faserknorpel

- erhöht die Kongruenz der Gelenkflächen und begünstigt die Stabilität zulasten der Mobilität,
- verteilt die von der oberen Extremität auf das Sternum übertragenen Kräfte. Für viele Autoren übernimmt der Discus articularis die Rolle eines Stoßdämpfers.

Veränderungen des Faserknorpels durch den Alterungsprozess beginnen mit dem 30. Lebensjahr und verstärken sich in den folgenden Jahrzehnten zunehmend. Die degenerative Diskusperforation tritt vor dem 50. Lebensjahr auf und ist nach dem 70. Lebensjahr sehr häufig. Der Diskus hat eine wichtige Schutzfunktion. Es stellt sich auch die Frage, ob die beschriebenen anatomischen Variationen nicht auf altersbedingte Veränderungen in ein und demselben Diskus zurückzuführen sind (➤ Abb. 5.5).

Verbindungsstrukturen

Das Sternoklavikulargelenk nimmt über das mediale Ende der Klavikula die Belastungen und das Gewicht der oberen Extremität auf. Die Stabilität des Gelenks wird durch verschiedene Bänder unterstützt. Die Kapsel ist in ihrem oberen und vorderen Anteil relativ dünn.

Im Gegensatz zum Akromioklavikulargelenk verfügt das Sternoklavikulargelenk über sehr kräftige

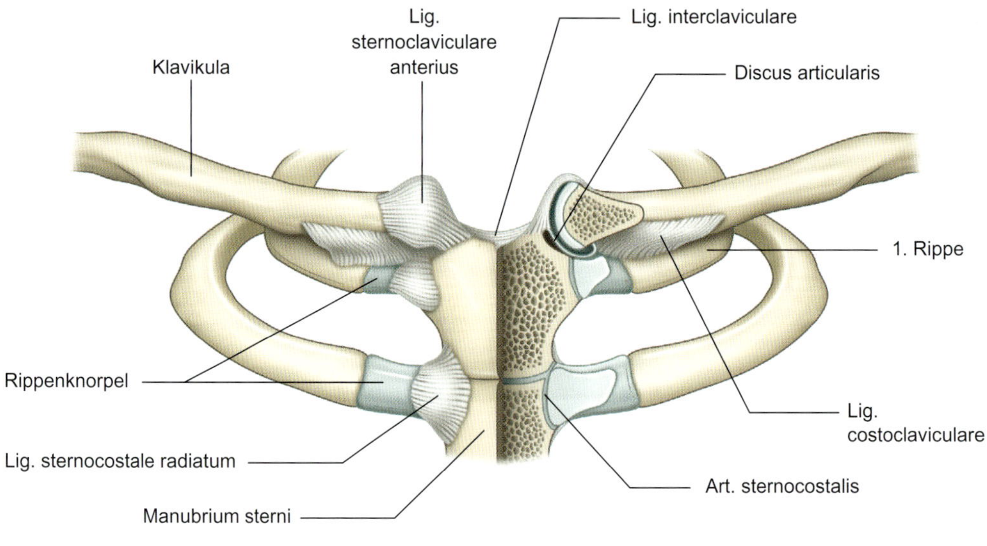

Abb. 5.5 Das Sternoklavikulargelenk

Bandfixierungen. Es handelt sich im Wesentlichen um Verstärkungen und Verdickungen der anterioren und posterioren Kapsel, die anterior durch die Ansätze des M. sternocleidomastoideus und posterior durch den M. sternohyoideus unterstützt werden.

- Das *Lig. sternoclaviculare anterius* ist ziemlich dünn, es begrenzt die anterioren Bewegungen der Klavikula, seine relative Zartheit erklärt die sehr häufigen anterioren Luxationen.
- Das *Lig. sternoclaviculare posterius* ist widerstandsfähiger als das anteriore Band, es begrenzt die posteriore Beweglichkeit der Klavikula.
- Das *Lig. interclaviculare* begrenzt die Bewegung der Klavikula nach kranial, es dient der Aufhängung der Klavikula, seine Entwicklung ist variabel.
- Das kräftige *Lig. costoclaviculare* stützt sich am anterioren Anteil der ersten Rippe ab und bildet eine sehr effiziente Haltestruktur. Es übernimmt gegenüber der Klavikula die Rolle einer Achse (Waagebalken).

Das *Lig. costoclaviculare* hat die Form eines mit der Spitze nach unten gerichteten Kegels. Man unterscheidet anteriore Fasern, die nach kranial und lateral gerichtet sind, und posteriore Fasern, die nach kranial und medial gerichtet sind. Dadurch entsteht der Eindruck, das Band habe eine *gedrehte Struktur.* Manche Fasern setzen zudem am Diskus an und befinden sich, im Verhältnis zum Sternum, in einer etwas weiter posterior liegenden Ebene. Das Band begrenzt die Elevation und extreme antero-posteriore Bewegungen, hat jedoch keinen Einfluss auf die axiale Rotation, die durch das Lig. coracoclaviculare begrenzt wird.

Bewegungen

Das Sternoklavikulargelenk kombiniert axiale Drehbewegungen mit Verschiebungen in der Horizontal- und Frontalebene. Es wird bereits bei kleinsten Verschiebungen der oberen Extremität aktiviert. Das Sternoklavikulargelenk verfügt über drei Bewegungsgrade:

- vertikale Verschiebung: Heben/Senken von 40 bis 60 Grad
- horizontale Verschiebung: Vor- und Rückführen der Schulter (Anteversion/Retroversion) von 20 bis 35 Grad
- Drehung des Schulterblatts um die Achse der Klavikula von 30 Grad durch die Kombination der beiden vorgenannten Bewegungen

Das Lig. costoclaviculare verriegelt die 3 Freiheitgrade des Gelenks.

Beim Heben des Arms entsteht eine mechanische Synergie zwischen dem Glenohumeralgelenk und dem Sternoklavikulargelenk, durch die das mediale Ende der Klavikula abgesenkt wird. Der Diskus federt Belastungen und Verschiebungen ab und begrenzt damit den Verschleiß im Gelenk.

Während des Hebens der oberen Extremität wird durch den Ansatz am Proc. coracoideus die Kraftübertragung entlang der Längsachse der Klavikula verstärkt und die Koaptation sowie die Stabilität des Gelenks verbessert.

Studien mittels Bewegungsröntgen zeigen beim anterioren Heben des Arms folgende Bewegungsverteilung auf: 50 % der Bewegung erfolgt im Glenohumeralgelenk, 40 % im Akromioklavikulargelenk und 10 % im Sternoklavikulargelenk.

Während der Abduktion ergibt sich folgende Verteilung: 65 % im Glenohumeralgelenk, 13 % im Akromioklavikulargelenk und 22 % im Sternoklavikulargelenk.

Bei Einschränkungen in der Gelenkbewegung erhöht sich die Bewegungsamplitude am lateralen Klavikulaende. Die Form der Klavikula erzeugt einen *Kurbelwelleneffekt:* So wird durch die posteriore Rotation des Sternoklavikulargelenks das Akromion angehoben.

5.2.2 Akromioklavikulargelenk

Die Art. acromioclavicularis liegt am lateralen Ende der Klavikula und dient als Aufhängungsstruktur der oberen Extremität am Rumpf. Das Gelenk wird über ein eigenes Kapsel- und Bandsystem und von außen über die Ligg. coracoclaviculares stabilisiert.

Gelenkflächen

Das Gelenk besteht aus zwei ellipsenförmige Facetten: einer klavikulären und einer akromialen Gelenkfläche. Die Facette des Akromions ist meist abgeflacht.

- Die klavikuläre Gelenkfacette bildet an der Unterseite der Extremitas lateralis der Klavikula eine

Abschrägung, sie hat die Form einer Ellipse, deren horizontale Achse von posterior nach anterior und von lateral nach medial verläuft.
- Die akromiale Gelenkfacette befindet sich im medialen Anteil des Oberrands des Akromions. Sie hat die gleiche Form und die gleiche Ausrichtung wie die klavikuläre Facette.

Die Gelenkfläche der Klavikula stützt sich auf die Fläche des Akromions. Die beiden Gelenkflächen werden von einem dünnen Faserknorpel überdeckt, der auf der Seite des Akromions etwas dicker und oft auch unregelmäßig oder gar rau ist (➤ Abb. 5.6).

Faserknorpel

5

Der intraartikuläre Faserknorpel (Discus interarticularis) trägt zur besseren Kongruenz zwischen den beiden Gelenkflächen bei. Es handelt sich um ein dreieckiges Prisma, dessen oberer Anteil mehr oder weniger gut ausgebildet ist.

Intrinsische Verbindungselemente

Der Kontakt zwischen den Gelenkflächen des Akromioklavikulargelenks wird durch eine Gelenkkapsel und das Lig. acromioclaviculare sichergestellt.
- Die Gelenkkapsel bildet eine fibröse Hülle, deren Oberseite dicker ist.
- Das Lig. acromioclaviculare verläuft über die Oberseite des Gelenks. Das dicke und widerstandsfähige Band besteht aus parallel verlaufenden Faserbündeln, die von der Oberseite des Akromions zur Außenseite der Klavikula ziehen. Das Band verstärkt den oberen Anteil der Kapsel. Es wird selbst durch die Ansatzfasern der Mm. trapezius und deltoideus verstärkt, deren Fasern am Periost der Klavikula praktisch an derselben Stelle ansetzen, während sie am Akromion etwas voneinander getrennt sind.

Synovialmembran

Die Synovialmembran kleidet die Innenseite der Kapsel aus und bildet an den Rändern der Gelenkflächen sog. Synovialfalten (Plicae synoviales). Die Membran ist an der Unterseite oft stärker ausgebildet als an der Oberseite. In Ausnahmefällen wird das Gelenk durch einen vollständigen Faserknorpel in zwei Abschnitte unterteilt, dadurch kommt es zur Bildung einer doppelten Synovialmembran.

Extrinsischer Bandapparat

Die *Ligg. coracoclaviculares* bilden die wichtigsten Bandverbindungen zwischen Klavikula und Skapula. Man unterscheidet zwischen
- dem medial liegenden Lig. coracoclaviculare posterius, auch Lig. conoideum genannt,
- dem lateral liegenden Lig. coracoclaviculare anterius, auch Lig. trapezoideum genannt, und
- den Ligg. coracoclaviculares mediale und laterale.

Ligamentum conoideum

Das *Lig. conoideum* inseriert medial an der Basis des Proc. coracoideus. Einige Fasern des Bands können auch mit Fasern des Lig. coracoideum verschmelzen. Das Band verläuft fast vertikal, hat eine dreieckige Form, dessen Spitze nach unten zeigt, und endet auf einer rauen Erhebung an der Unterseite des lateralen Endes der Klavikula (Tuberculum conoideum). Der laterale Rand des Bands ist frei und vertikal, seine anteriore Fläche ist leicht konkav und seine posteriore Fläche leicht konvex ausgebildet.

Ligamentum trapezoideum

Das *Lig. trapezoideum* setzt vor dem Lig. conoideum in der Mitte und dem posterioren Drittel des Proc. coracoideus an. Es endet unmittelbar neben dem Tuberculum conoideum, auf der Linea trapezoidea, wobei einige seiner Fasern auch zum Tuberculum conoideum ziehen. Das Band bildet eine viereckige fibröse Lamina, die schräg von kranial nach kaudal bzw. von lateral nach medial verläuft. Insgesamt ist es schräger, länger, breiter und widerstandsfähiger als das Lig. conoideum. Es ist zwischen 4 und 5 mm dick.

Dritte ligamentäre Ebene

Die *Ligg. coracoclaviculares mediale und laterale* verbinden den horizontalen Anteil des Proc. coracoideus mit der Unterseite des mittleren Drittels der Kla-

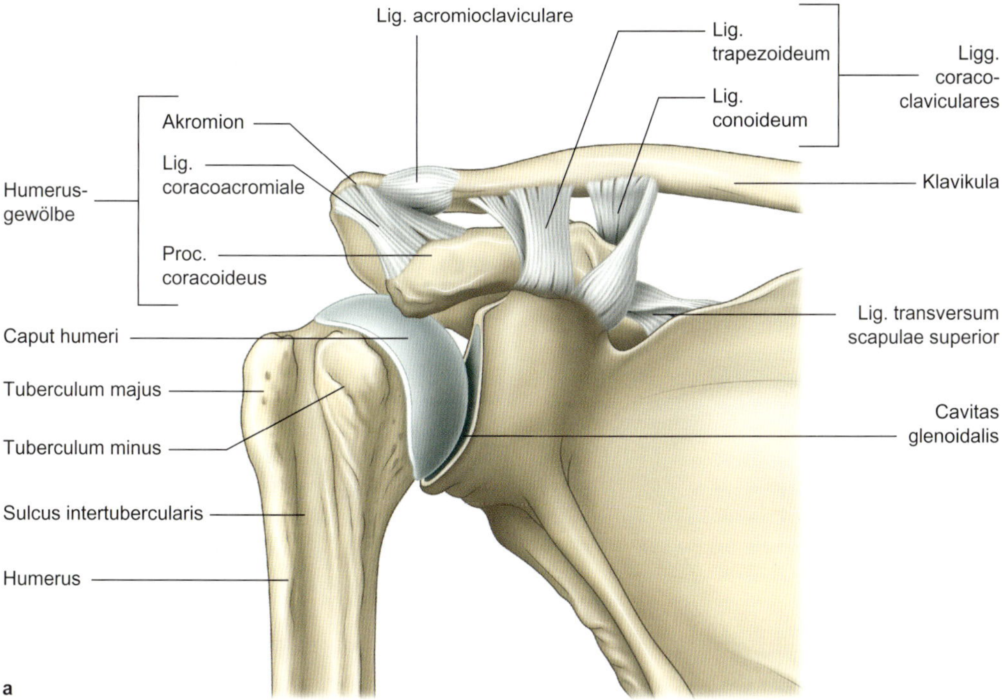

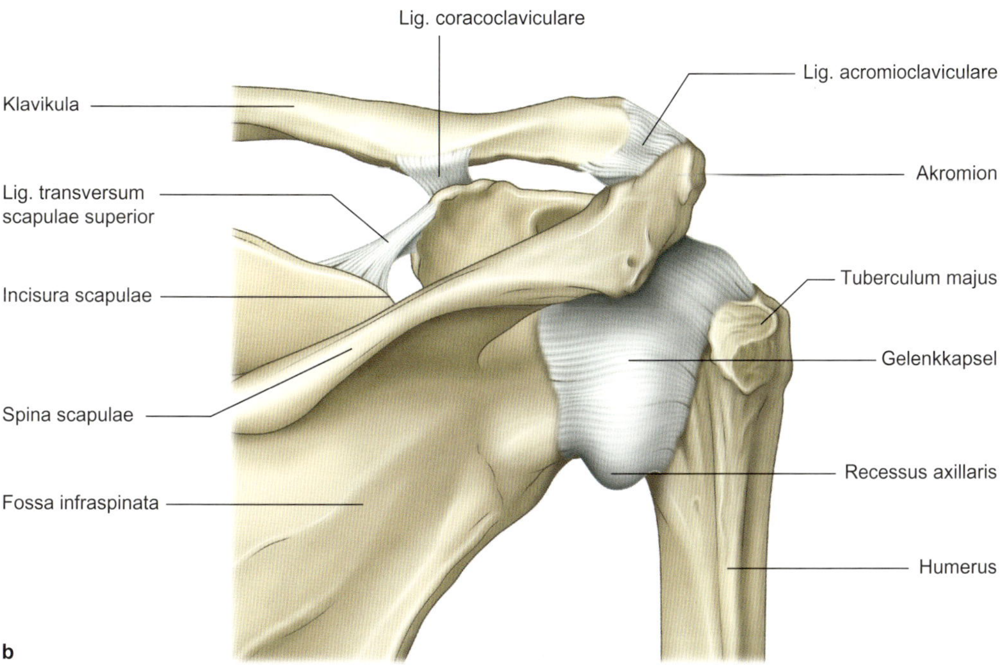

Abb. 5.6 Das Akromioklavikulargelenk

vikula. Im Wesentlichen handelt es sich um eine Verdickung der Fascia clavipectoralis, die nur wenig zur Stabilisierung der Verbindung zwischen Proc. coracoideus und Klavikula beiträgt.

Beziehungen

Das Akromioklavikulargelenk hat primär Verbindungen zu folgenden Strukturen:

- M. trapezius und M. deltoideus, die seine Oberseite bedecken
- Suprakromiale Äste des Plexus cervicalis
- Bursa supraacromialis (nicht immer vorhanden)
- M. supraspinatus

Vaskularisation

Das Akromioklavikulargelenk wird in seinem kranialen und anterioren Anteil über die A. transversa cervicis, einem Ast der A. subclavia versorgt. Die Vaskularisation des kaudalen und posterioren Anteils stammt aus dem R. acromialis der A. thoracoacromialis, einem Ast der Arterie axillaris. Der R. acromialis anastomiert posterior mit dem R. acromialis der A. suprascapularis.

Anzumerken ist, dass das laterale Ende der Klavikula auch über eine schwach ausgebildete direkte Vaskularisation knöchernen Ursprungs versorgt wird. Wichtig ist auch die Versorgung über das Periost und die Ansätze der Kapsel, Bänder und Muskeln.

Innervation

Die Innervation des Akromioklavikulargelenks erfolgt über den Plexus cervicalis (Fasern aus den Nervenwurzeln von C3 und C4), die Nn. suprascapulares sowie über Fasern des N. pectoralis lateralis.

5.2.3 Glenohumeralgelenk (➤ Abb. 5.7)

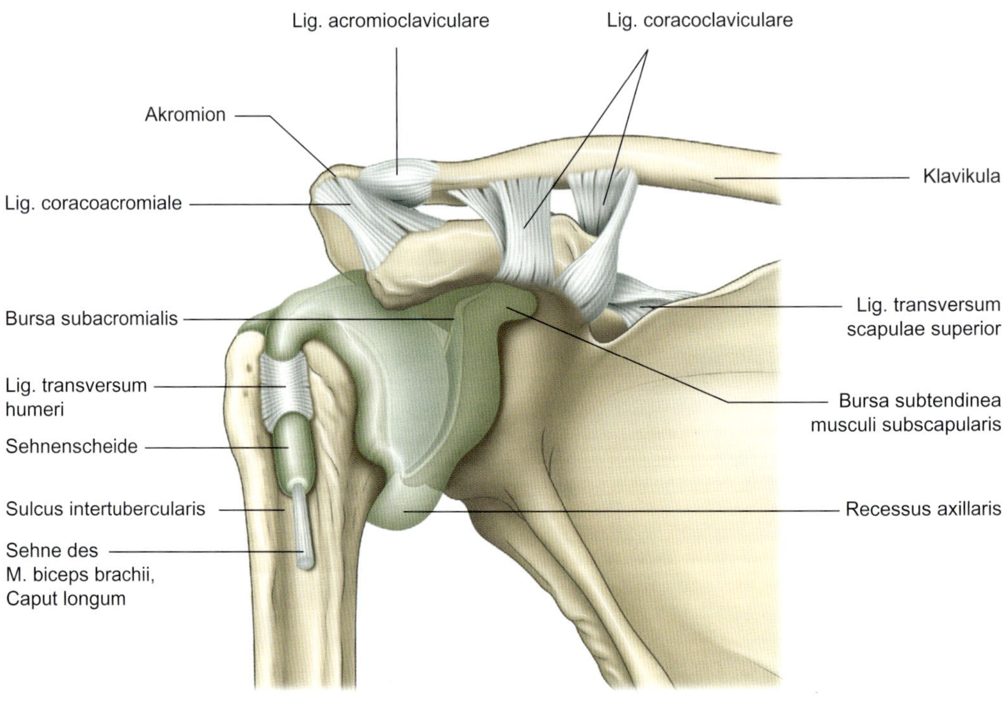

Abb. 5.7 Das Glenohumeralgelenk

Gelenkflächen

Gelenkfläche des Humerus

- Voluminös, 5–6 cm im Durchmesser.
- Ihre Oberfläche ist größer als die Oberfläche der Gelenkpfanne.
- Humeruskopf ist nicht bedeckt, vorne breiter, deshalb mehr anteriore Luxationen.
- Häufigste Luxation.

Labrum

- Das Labrum fungiert als Stoßdämpfer.
- Es bildet eine halbstarre Verbindung zwischen dem mobilen Humeruskopf und der festen Struktur der Gelenkpfanne.
- Haftet der Kapsel und den Bändern an.
- Nimmt Ausläufer des M. biceps brachii, Caput longum und des M. triceps brachii, Caput longum auf.
- Der lange Bizepskopf und der lange Trizepskopf drücken das Labrum gegen den Humeruskopf.

Korakoakromialer Bogen

- Er verdreifacht die Gelenkfläche.
- Es ist 18 cm^3 statt 6 cm^3.

Verbindungsstrukturen

Kapsel

- Die Kapsel ist locker, sie wird durch das Lig. glenohumerale und das Lig. coracohumerale verstärkt.
- Sie bildet bei hängendem Arm den Recessus axillaris.
- Haftet der lateralen Seite des Labrums und dem Collum humeri an.
- Verschmilzt im kaudalen Anteil mit dem M. triceps brachii.
- Kranial reicht sie über das Labrum hinaus und setzt an der Basis des Proc. coracoideus an.
- Sie setzt am Collum anatomicum und am Collum chirurgicum des Humerus an.
- Bei herabhängendem Arm hat der Humeruskopf zur Hälfte Kontakt mit der Gelenkpfanne und zur Hälfte mit der Kapsel.
- Lateral bestehen enge Beziehungen mit folgenden Muskeln:
  - M. subscapularis
  - M. supraspinatus
  - M. infraspinatus
  - M. teres minor.
- Folgende Muskeln strahlen in die Kapsel ein:
  - M. supraspinatus
  - M. triceps
  - M. infraspinatus
  - M. teres minor
  - M. subscapularis.

Die Kapsel verschmilzt an den Kontaktpunkten mit diesen Muskeln, die zur Stärkung der Kapsel beitragen.

Bänder

- *Lig. coracohumerale:*
  - Es hängt den Humeruskopf auf.
  - Der anteriorer Anteil bremst die Extension.
  - Der posteriorer Anteil: bremst die Flexion.
  - Verbindet den M. supraspinatus (posterior) mit dem M. subscapularis (anterior).
- *Lig. coracoacromiale:*
  - Rudiment eines beim Schimpansen bestehenden Knochens.
  - Bildet das korakoakromiale Gewölbe.
  - Brückenartig angelegt, vor der langen Bizepssehne.
  - Bildet gemeinsam mit dem Schleimbeutel ein weiches Gleitlager für die Bizepssehne.

Synovialmembran

Die Synovialmembran des Glenohumeralgelenks isoliert über eine Vagina synovialis die Sehne des M. biceps brachii, Caput longum.

Innervation

Das Glenohumeralgelenk wird innerviert durch den N. suprascapularis und den N. axillaris.

5

5.2.4 Skapulothorakalgelenk

Das Gelenk besteht aus den folgenden zwei Gleiträumen, die sich zu einem skapulothorakalen Gleitraum zusammenfügen:

- *Gleitraum zwischen Skapula und M. serratus* zwischen der Faszie des M. subscapularis und der Oberfläche des M. serratus anterior
- *Gleitraum zwischen M. serratus und Thorax* zwischen dem M. serratus anterior und der Oberfläche des Brustkorbs

Dank dieses Gleitraums kann die Gelenkpfanne ihre Position gegenüber dem Humerus und den Bewegungen des Glenohumeralgelenks anpassen.

Die anteroposteriore Bewegung der Skapula wird von folgenden Muskeln kontrolliert: M. levator scapulae, M. trapezius, Mm. rhomboidei, M. latissimus dorsi, M. serratus anterior.

Die Lähmung des M. serratus anterior aufgrund einer Verletzung des N. thoracicus longus (Charles-Bell-Nerv) tritt bei manchen Sportler, wie etwa Tennisspielern auf. Durch die Abhebung des medialen Skapularands verliert der Muskel seinen posterioren Fixpunkt, beim Anheben des Arms fehlt es daher an Muskelkraft.

5.2.5 Subakromialraum

Der Subakromialraum (➤ Abb. 5.8) wird wie folgt begrenzt:

- Lateral, durch den M. deltoideus
- Medial durch das Akromioklavikulargelenk

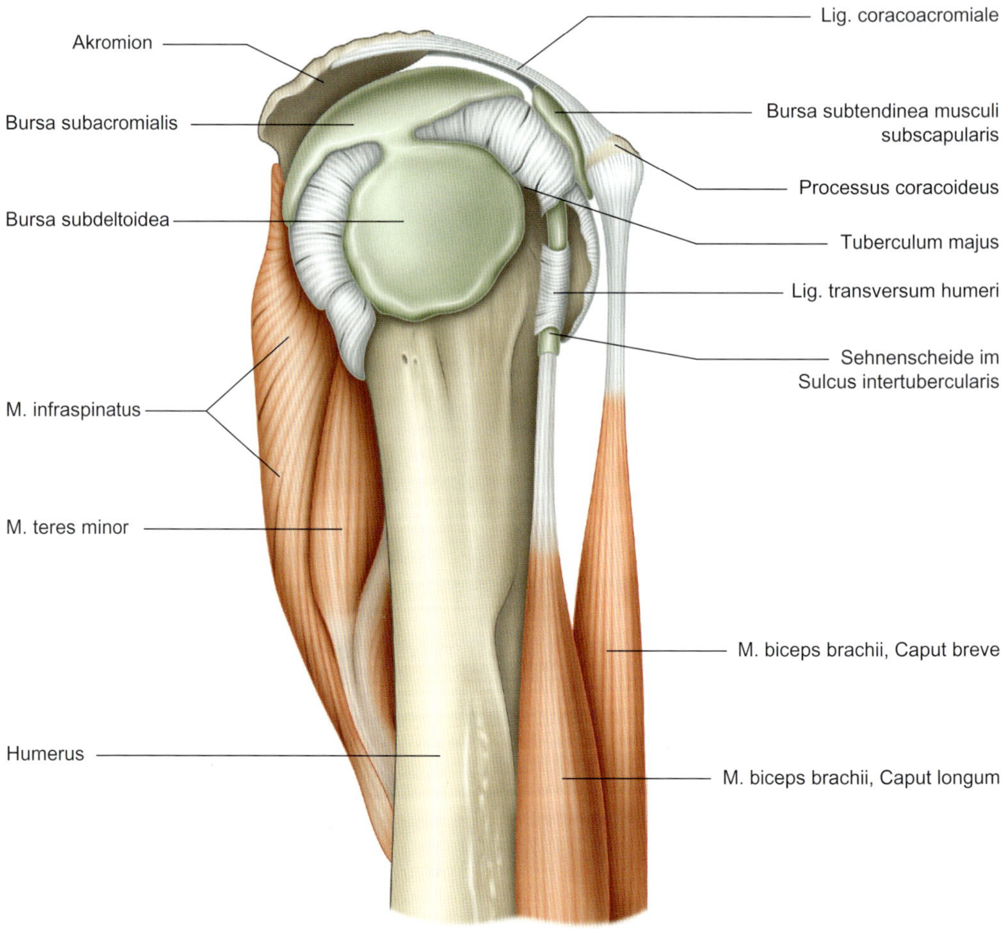

Abb. 5.8 Der Subakromialraum

- Kranial und anterior durch die Unterseite des Akromions und des Lig. coracoacromiale
- Kaudal durch die Oberseite der Sehne des M. supraspinatus

Der Subakromialraum wird in seiner Gesamtheit durch ein Synovialgewebe ausgekleidet, das wie ein Gleitbeutel die knöcherne Unterseite des Akromions von der Sehne des M. supraspinatus trennt.

Funktion

Der Subakromialraum ist aufgrund der Präsenz der Bursa subacromialis eine wichtige Gleitzone zwischen dem Akromion und der Rotatorenmanschette. Der Schleimbeutel kann seine Form verändern, er ermöglicht, einem Kissen gleich, ein harmonisches Gleiten und gewährleistet beim Anheben des Arms die Verschiebung des Tuberculum majus unter dem Akromion.

Der Subakromialraum wird durch Veränderungen des intraartikulären Drucks im Glenohumeralgelenk beeinflusst (➤ Abb. 5.9).

Pathologie

Die Perforation oder Ruptur der Rotatorenmanschette kann auch zur Schädigung des Subakromialraums führen. Durch Austritt von Synovialflüssigkeit entstehen verschiedene klinische Symptome.

Ein längeres Ruhigstellen der Schulter durch die Fixierung des Ellenbogens am Körper, etwa nach einem Trauma oder einem chirurgischen Eingriff, hat negative Auswirkungen auf den Subakromialraum. Der subakromiale Schleimbeutel verliert seine Funktion als bewegliches Gleitkissen. Dadurch entstehende Verdickungen und Adhäsionen können der Beginn einer fortschreitenden Versteifung des Subakromialraums sein.

Im anterioren Bereich des Subakromialraums kann es zudem zu einem mechanischen Konflikt zwischen der Sehne des M. supraspinatus und dem akromiokorakoidalen Gewölbe kommen, wenn der Arm zwischen 90 Grad und 120 Grad anterior angehoben wird.

Bei der Verkalkung der Sehnen der Rotatorenmanschette können sich Kalkherde in die Bursa subacromialis ausdehnen und eine sehr schmerzhafte akute Bursitis verursachen.

Weitere Schleimbeutel

Neben der Bursa subacromialis und der Bursa subdeltoidea werden noch folgende Schleimbeutel beschrieben:

- Bursa subscapularis (gilt auch als sehr wichtig)
- Bursa subcoracoidea
- Schleimbeutel unter den Mm. pectoralis major, latissimus dorsi und teres major

5.2.6 Das sechste Gelenk

Man nennt es auch das versteckte Gelenk oder den korakoklavikulären Mechanismus. Es wurde bereits 1837 durch den französischen Arzt Jean Cruveilhier beschrieben. Gebildet wird es durch das Aneinandergrenzen von zwei Gelenkflächen, die manchmal sogar Kontakt zueinander haben und eine Gleitfläche bilden.

Nach Cruveilhier wird die Gelenkfläche auf der Seite des Proc. coracoideus fast immer von einem Knorpel und einer Synovialmembran überzogen.

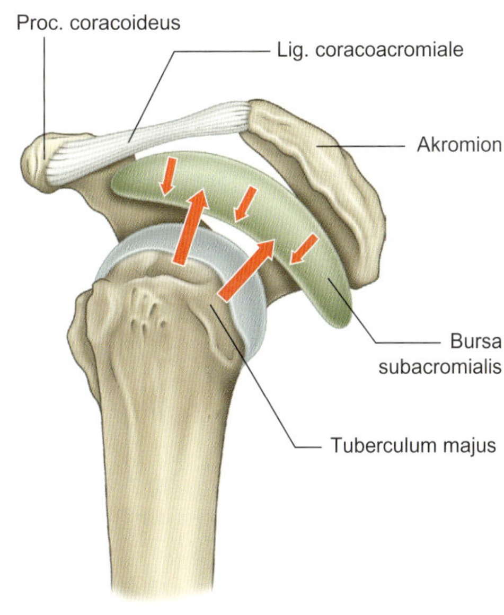

Abb. 5.9 Die Bursa subacromialis (Hydraulik)

Die Bänder (Lig. conoideum und Lig. trapezoideum) des korakoklavikulären Gleitraums bilden die zweite Gelenkfläche.

Manche Autoren beschreiben die Synovialstruktur dieser Region auch als Schleimbeutel. Dieses Gelenk funktioniert gemeinsam mit dem Akromioklavikulargelenk.

5.3 Funktionen des Schulterkomplexes

5.3.1 Funktionsprogramm

Die obere Extremität hat ein Gewicht von ca. 4 kg. Damit muss das Funktionsprogramm der Schulter mechanisch gesehen ein Kompromiss bilden zwischen

- der für die Greifbewegungen und die Orientierung des Arms erforderlichen *Mobilität* und
- der zum Tragen und Aufnehmen von Gegenständen notwendigen *Stabilität*. Aufgrund der starken Beanspruchung des distalen Endes brauchen die oberen Extremitäten gut entwickelte proximale Stabilisationsstrukturen.

Die funktionelle Orientierung der Schulter wird über das Greifen und Klettern und ihren besonderen Anforderungen an Mobilität und funktionelle Stabilität bestimmt.

5.3.2 Instabiles System

Aufgrund der Evolution zum Zweifüßer haben unsere oberen Extremitäten einen Teil ihrer Bewegungsfunktion eingebüßt. Der Schulterkomplex wird am Thorax aufgehängt. Der gelegentlich verwendete Begriff des Thorax-Skapula-Arm-Komplexes veranschaulicht die mechanische Verbindung zwischen der Armbewegung und den Bewegungen von Thorax und Skapula.

Die Schulter ist ein mechanisch nicht vorgespanntes System. Man spricht in diesem Zusammenhang von einer *instabilen osteoartikulären Kette*. Diese Instabilität bezieht sich zunächst auf die knöchernen Strukturen. Die drei knöchernen Segmente des Schultergürtels haben unterschiedliche räumliche Ausrichtungen, was eine gewisse Rotationsinstabilität in den drei Ebenen des Raums begünstigt. Die drei, die Grundstruktur der Schulter bildenden Knochen befinden sich *während der Bewegung in maximaler Instabilität.*

Die Instabilität ist auch artikulärer Natur, denn die Beziehungen der Gelenkflächen untereinander und gegenüber dem axialen Skelett sind nicht gut aufeinander abgestimmt. Die Haltefunktion der Gelenkflächen wird der Mobilität untergeordnet, was wiederum die artikuläre Stabilität reduziert.

5.3.3 Globales Muskelsystem

Im Gegensatz zu anderen Regionen des Bewegungsapparats sind es in der Schulter nicht die knöchernen Strukturen, die die Stabilität sichern. Eine einfache Beobachtung der Klavikula und der Skapula zeigt uns, wie fragil, verletzlich und potenziell instabil die Schulter ist. Da die Verbindungsflächen der verschiedenen Gelenke ebenfalls nicht gut aufeinander abgestimmt sind, sind die Muskeln die eigentlichen Verbindungselemente der Schulter. Sie erfüllen sowohl eine *statische* als auch eine *dynamische* Funktion.

Die Schulterfunktion ist immer in Bezug auf die funktionelle Einheit zu sehen. Man sollte also nie ein einzelnes Element individuell betrachten, sondern immer die Komplementarität der verschiedenen Elemente während der Bewegung. Wie F. Bonnel sagte: *„Das Verständnis des Schulterkomplexes wird dadurch erschwert, dass man jedes einzelne artikuläre Segment unabhängig vom globalen biomechanischen Kontext zu analysieren versucht."*

5.3.4 Ligamentäre Kette (➤ Abb. 5.10)

Obwohl die Stabilisationsfunktion der Bänder von den Muskeln etwas in den Hintergrund gedrängt wird, spielen die Bänder im Gelenkkomplex der Schulter eine wichtige Rolle. Aus globaler Sicht betrachtet, bilden die Ligamente Teile einer Kette und lassen sich in drei Gruppen mit folgenden Funktionen unterteilen:

- Medialer Angelpunkt: Lig. costoclaviculare (sehr wichtig für das Sternoklavikulargelenk) verstärkt durch den M. subclavius

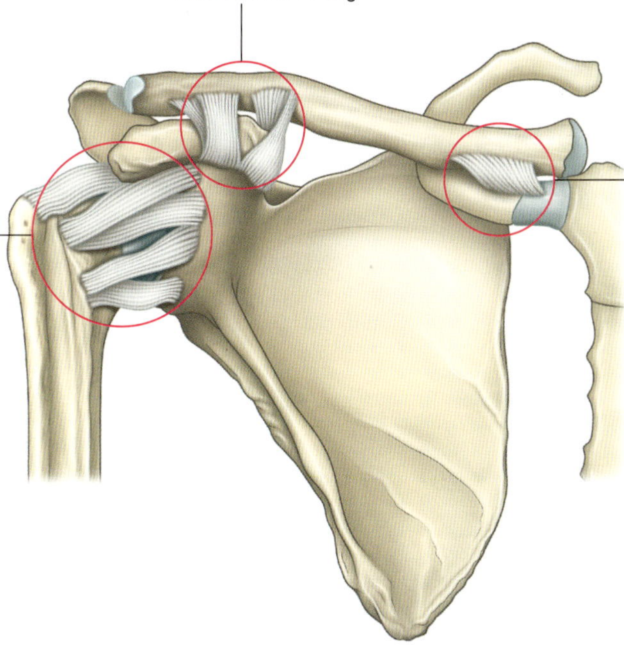

Abb. 5.10 Die ligamentäre Kette der Schulter

- Laterale Verankerung:
  - Lig. conoideum
  - Lig. trapezoideum
  - Lig. coracoclaviculare mediale
- Anterolaterale Verriegelung:
  - Lig. coracohumerale
  - Lig. glenohumerale

5.3.5 Muskuläre Schulter

Jüngste biomechanische Konzepte zeigen, dass *die Schulter wie ein Muskel funktioniert.* Jede Schulterbewegung muss als das Ergebnis der Aktivität verschiedener Muskeln und ihrer Drehmomente verstanden werden.

Das analytische Konzept der Muskelaktivität wurde durch ein globales dreidimensionales und dynamisches Stabilisierungskonzept ersetzt:

- Auf anatomischer Ebene und isoliert betrachtet, scheinen sich die Muskeln zwischen zwei Knochenelemente einzufügen.
- Auf funktioneller Ebene bilden die Muskeln zwischen den Ansätzen am Humerus und den Ansätzen an der Wirbelsäule ein Kontinuum. Es ist diese Organisation, die die Stabilität des gesamten Schulterkomplexes sicherstellt.

Die Schulter muss auf der Grundlage dieses neuen biomechanischen Verständnisses analysiert werden. Auch wenn ein einzelnes Gelenk durch ein Trauma oder einen Schlag eine individuelle Dysfunktion aufweisen kann, sollte man nie vergessen, dass ein Ungleichgewicht in den Weichgeweben der Schulter den gesamten Gelenkkomplex destabilisieren kann. Wie Bonnel unterstreicht, scheinen Probleme in der Schultermechanik sehr eng mit der muskulären Komponente verbunden zu sein: *„Abgesehen von ligamentären Ursachen, scheint die Schulterinstabilität häufig durch ein muskuläres Ungleichgewicht verursacht zu werden."* Wenn wir davon ausgehen, was wir mit unseren Händen bei der Palpation spüren, gelangen wir zu den gleichen Schlussfolgerungen.

5.3.6 Glenohumerale Stabilität

Die Stabilität des Glenohumeralgelenks hängt sowohl von passiven als auch von aktiven Faktoren ab.

Passive Stabilität

Die passive Stabilität basiert auf folgenden anatomischen Strukturen:

- Das Labrum vergrößert die Gelenkfläche.
- Das intraartikuläres Vakuum ist ein Faktor der Gelenkkohäsion und der Halterung.
- Der korakohumeraler Bogen bildet ein neues Azetabulum.
- Das Lig. coracohumerale fungiert als Aufhängestruktur für den Humeruskopf.
- Die Rolle der Gelenkkapsel ist bis auf extreme Bewegungen vernachlässigbar.

Aktive Stabilität

Aufgrund der geringen Überdeckung des Glenohumeralgelenks sind es v. a. die aktiven Elemente, die dem Gelenk seine Stabilität verleihen.

Muskeln der Rotatorenmanschette (➤ Abb. 5.11)

Die Stabilität des Glenohumeralgelenks wird hauptsächlich durch folgende im Englischen mit der Abkürzung TISS bezeichneten Muskeln der Rotatorenmanschette sichergestellt.

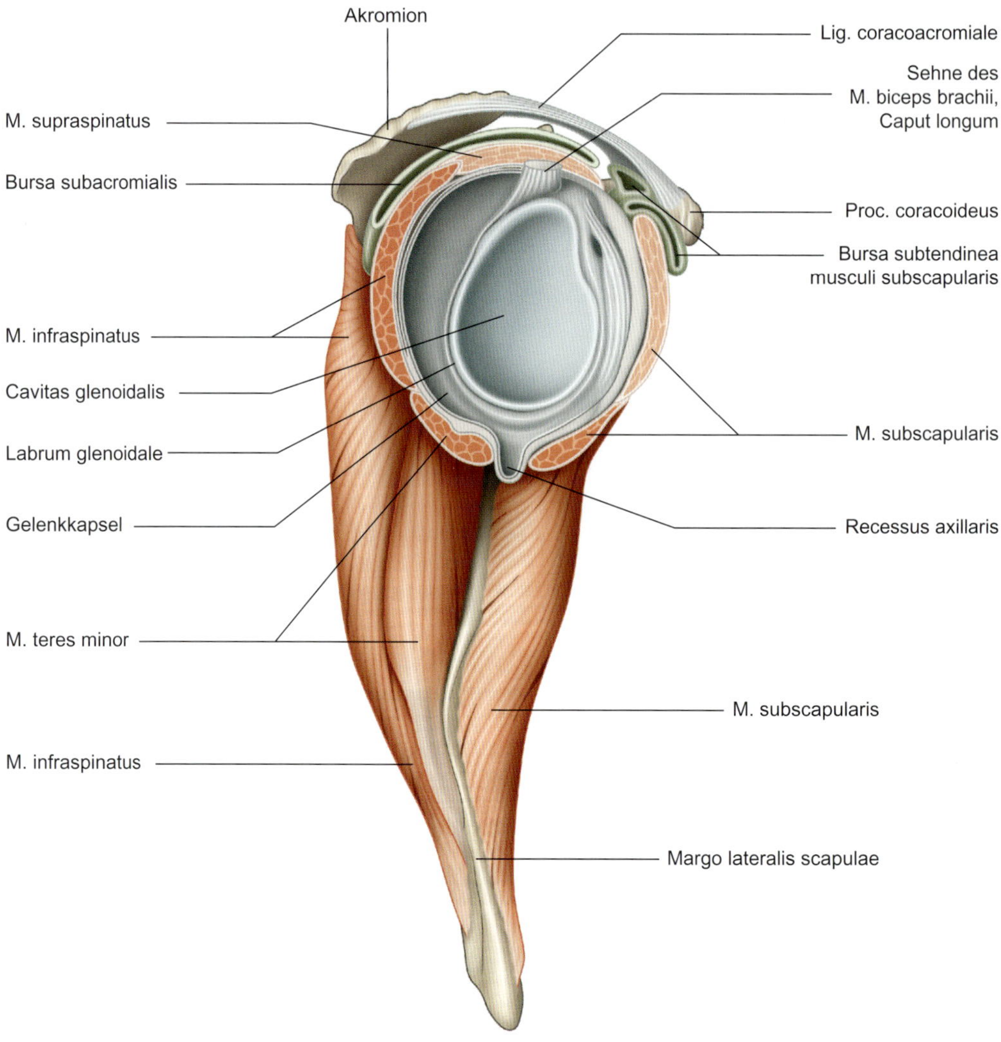

Abb. 5.11 Die Muskeln der Rotatorenmanschette

- M. teres minor und M. infraspinatus posterior
- M. subscapularis anterior
- M. supraspinatus superior

Diese Muskeln spielen eine wichtige Rolle für die Kohäsion des Gelenks, da sie den Humeruskopf in die Gelenkpfanne drücken. Sie setzen im proximalen Anteil des Humerus an und bilden eine fibröse Lamina, die nur schwer von der darunterliegenden Gelenkkapsel zu trennen ist und als Rotatorenmanschette bezeichnet wird. Oberhalb der Rotatorenmanschette befindet sich, getrennt durch die Bursa subacromialis, ein durch das Akromion und das Lig. coracoacromiale gebildeter Bogen.

Die Muskeln der Rotatorenmanschette

- bereiten die Gelenkflächen auf die Bewegung vor,
- sichern eine gute Verteilung der Synovialflüssigkeit,
- bereiten die Muskelkontraktion der peri- und paraartikulären Muskeln vor.

Weitere Muskeln

Wie bereits erwähnt, wird die Schulter von 18 Muskeln umgeben, die gemeinsam die Funktion des Gelenks unterstützen. Aus diesem Grund sollten, neben den Muskeln der Rotatorenmanschette, auch noch andere Muskeln in die Betrachtung einbezogen werden. Erwähnenswert sind z. B. der M. biceps brachii und der M. triceps brachii und ihre Rolle für die Elastizität des Labrums sowie die lange Bizepssehne, die durch die Kapsel verläuft und den Humeruskopf in der Pfanne stabilisiert.

KAPITEL

6 Diagnostik

6.1 Allgemeines

6.1.1 Vorsichtsmaßnahmen

Ein Patient mit Schulterschmerzen schätzt es meist nicht sehr, wenn man seine Schulter im schmerzhaften Bewegungsbereich manipuliert. Dies ist auch der Grund, warum wir bei unseren Techniken den Patienten die Bewegungen meist selbst ausführen lassen, sodass er den Schmerz selbst kontrollieren kann. Er kontrolliert die Bewegung und kann sie ggf. unterbrechen.

Praxistipp

Wir legen unsere Finger auf die Muskel- bzw. Bandansätze und dehnen mit präzisen Bewegungen die periartikulären Fasern.

6.1.2 Anmerkung

Schulterschmerzen sind oft ein Hinweis auf Dysfunktionen in anderen Teilen des Körpers. Bevor der Therapeut mit der Behandlung der Schulter beginnt, sollte er mithilfe der Anamnese, der Ecoute-Tests und der Palpation verschiedenste Parameter untersuchen, die möglicherweise der Auslöser für die Schulterschmerzen waren.

Interessant sind in diesem Zusammenhang auch die Inhibitionstests, durch die wir feststellen können, ob ein Organ oder osteoartikuläre Störungen an der Schulterproblematik beteiligt sind.

6.2 Schulterschmerzen

Da uns Patienten mit Schulterschmerzen unterschiedlichster Ätiologien in unserer Praxis aufsuchen, wollen wir kurz auf die häufigsten Ursachen für Schulterpathologien eingehen.

6.2.1 Traumatische Ursachen

Stürze

Die Schulter ist ein Gelenk, das v. a. durch seine 18 Muskeln geschützt wird. Es ist nicht gut gegen direkte Schläge und Stürze auf die Hand gewappnet. Häufige Stürze auf die Schulter erzeugen Mikrorupturen in der Kapsel, den Muskeln oder den Bändern oder führen zu eindeutigen Einrissen. Funktionseinschränkungen treten entweder unmittelbar nach dem Ereignis auf oder entwickelt sich langsam.

Die Schulter ist auch gegenüber Dehnungs- und Aufhängungstraumata sehr empfindlich. Dies gilt v. a. auch für Personen über dem 50. Lebensjahr, da ab diesem Alter die Sehnen der Stabilisationsmuskeln deutlich verletzungsanfälliger werden.

Subluxationen

Wir erinnern uns an mehr als 20 Patienten, die am Morgen in unsere Praxis kamen, weil sie ihre Schulter nicht mehr bewegen konnten. Auch wenn die Schulter in diesen Fällen im eigentlichen Sinn nicht luxiert ist, ist die Funktionseinschränkung klar erkennbar. Meist handelt es sich um Fehlstellungen des Schultergelenks, die im Schlaf entstehen, wenn die Muskeln völlig entspannt sind. Der Humeruskopf tendiert zur Luxation, wird aber durch die passiven Bandstrukturen mühsam zurückgehalten.

Subluxationen dieser Art zeichnen sich durch heftige, fast unerträgliche Schmerzen aus, die den Patienten oft im Schlaf überraschen. Diese Schultern müssen mit besonderer Vorsicht behandelt werden.

Praxistipp

- Am besten eignen sich bei Subluxationen leichte Dekompressionstechniken kombiniert mit ganz kleinen Bewegungen. Nach wenigen Tagen ist die Schulter wieder vollständig mobil.
- Nach Luxationen oder Frakturen entstehen im Kapsel-Band-Muskel-Apparat oftmals Fibrosen. In diesen Fällen sind unsere Techniken besonders effizient.

Frakturen

Frakturen nach einem größeren direkten Trauma sind relativ einfach zu diagnostizieren. Besonders vorsichtig sollte man bei Patienten sein, bei denen der Verdacht auf Osteoporose oder auf Metastasen besteht, aber auch bei ansonsten unauffälligen Patienten, die lediglich ein leichtes Trauma erlitten haben. Diese Patienten sind fest davon überzeugt, dass ihre Schmerzen durch das Trauma verursacht wurden und sie werden alles versuchen, damit sich der Therapeut mit ihrer Schulter befasst.

Eine große funktionelle Einschränkung ist immer ein Alarmzeichen und sollte uns dazu veranlassen, eine Röntgenuntersuchung durchführen zu lassen.

Praxistipp

Nach jedem Schultertrauma sollte die Sensibilität der Schulter überprüft werden, um Nervenschädigungen ausschließen zu können.

- Der N. axillaris sorgt über den N. cutaneus lateralis superior für die sensible Versorgung der Haut über dem kranialen und lateralen Anteil der Schulterregion. Herabgesetzte Berührungs- bzw. Schmerzempfindung (Hypästhesie) oder Empfindungslosigkeit (Anästhesie) im Hautsegment dieses Nervs sind ein Hinweis auf eine Nervenkompression.
- Der Patient sollte sich von einem Neurologen untersuchen lassen.

6.2.2 Rheumatologische Ursachen

Osteomalazie

Bei der Osteomalazie liegt eine mangelnde Mineralisierung der Knochenmatrix durch eine *unzureichende Fixierung von Kalzium und Phosphat* vor. Ursachen für einen Phosphatasemangel sind:

- Vitamin-D Mangel
- Häufige Schwangerschaften
- Chronische Diarrhö
- Pankreas- und Leberinsuffizienz

Die auftretenden Looser-Milkman-Umbauzonen dehnen sich auf den Humerus und die Skapula aus.

Aseptische Knochennekrose des Humeruskopfs

Zu den Ursachen für diese Pathologie zählen traumatische Verletzungen oder eine lange und intensive Kortisontherapie. Die Knochennekrose kann auch primär bei Alkoholikern, Diabetikern, bei Personen mit Hypertriglyzeridämie oder Hyperurikämie auftreten.

Morbus Sudeck der Schulter

Diese auch als Algodystrophie bezeichnete Erkrankung ist Folge verschiedener Erkrankungen und Vorkommnisse:

- Schultertrauma (Verstauchung, Luxation, Fraktur)
- Chirurgischer Eingriff an der Schulter, der Brust, der Lunge oder dem Herzen
- Neurologische Erkrankung (Schlaganfall, Parkinson, multiple Sklerose)
- Stoffwechselerkrankung (Diabetes, Hyperthyreose)
- Herzerkrankung
- Atemprobleme
- Langzeiteinnahme bestimmter Medikamente (z. B. Antidepressiva)

Der Morbus Sudeck tritt häufig als „Schulter-Hand"-Syndrom auf, der Ellenbogen ist nur selten betroffen. Die Behandlung der langwierigen Erkrankung überschreitet meist ein Jahr. Das Hauptrisiko ist die Entstehung einer adhäsiven Kapsulitis (Frozen-Shoulder).

Frozen-Shoulder

Die adhäsive Kapsulitis führt zur völligen Bewegungseinschränkung in der Schulter. Sie entwickelt sich nach folgenden Erkrankungen und Eingriffen:

- Morbus-Sudeck (Schulter-Hand-Syndrom)
- Trauma, einem schwerden oder auch leichten
- Brust- oder Thoraxoperation (Herz, Lunge)
- Diabetikern
- Schlaganfall
- Herzerkrankung (Infarkt)
- neurologischer Erkrankung (Parkinson, multiple Sklerose)

Die adhäsive Kapsulitis ist eine sehr langwierige Pathologie (Behandlungsdauer: ca. zwei Jahre), die wir heute in unserer Praxis weniger oft finden als zu Beginn unserer Praxistätigkeit. In besonders therapieresistenten Fällen schlägt man Patienten eine Mobilisation unter Vollnarkose vor, dabei kann es allerdings zu einem Band- und Kapselriss kommen.

Akute Schulterschmerzen

Akute Schulterschmerzen sind fast unerträgliche, plötzlich auftretende krisenhafte Schmerzen. Die Schulter ist heiß. Häufig liegt eine schmerzhafte Bursitis an der anterolateralen Seite der Schulter vor. Der Schmerz ist intensiv, die Funktionseinschränkung maximal.

Es handelt sich um eine akute Bursitis mit Hydroxypatit-Mikrokristallinen (Kalziumphosphat), die im Anschluss an einen Entzündungsschub entsteht. Verkalkungen im Sehnenbereich wandern dabei in die Bursa subacromialis bzw. die Bursa subdeltoidea ein.

Die Symptome nehmen innerhalb weniger Tage ab. Mobilisation und Manipulation sind nicht angezeigt.

Arthrose

Erinnern wir nochmals daran, dass der Knorpel keine Gefäße aufweist, sondern über die Synovialflüssigkeit ernährt wird.

Die Arthrose lässt sich teilweise durch Traumata erklären, die sowohl die Kapsel als auch die Synovialmembran irritieren und sich auf den negativen intraartikulären Druck auswirken.

Es gibt natürlich zahlreiche Ursachen für die Arthrose darunter das Alter, Osteoporose, Mangel an Mineralstoffen und Spurenelementen, genetische Faktoren usw. Interessant ist, dass es im Skapulothorakalgelenk keine Arthrose gibt.

6.2.3 Übertragungsschmerzen

Neben Verletzungen und degenerativen Faktoren können Schulterschmerzen auch ein Hinweis auf Dysfunktionen oder strukturelle Störungen bestimmter Organe sein.

Leber

Die Polyarthritis humeroscapularis wird häufig mit Gallenblasenpathologien assoziiert. Verschiedene Faktoren können diesen Zusammenhang erklären.

- Muskel- und Faszienspannungen: Spannungen in den die Leber umgebenden Weichgeweben können ein fasziales Ungleichgewicht erzeugen, das sich auf das Diaphragma, die Pleura, den M. subclavius und auf die obere Thoraxapertur ausbreitet.
- Nervenirritationen: Die Leberkapsel, die Ligg. coronaria und triangulares werden durch den N. phrenicus versorgt, der dem anterioren Plexus cervicalis (C4–C5) entstammt. Eine Reizung des Plexus cervicalis anterior kann auf den posterioren Plexus ausstrahlen und Schulterschmerzen verursachen.
- Hormonales Ungleichgewicht: Die Tatsache, dass viele Frauen in der Perimenopause unter Periarthritis humeroscapularis leiden, wirft für uns verschiedene Fragen auf.
- Menopause: Das durch die Menopause erzeugte hormonale Ungleichgewicht (v. a. Progesteron) hat Auswirkungen auf die myofasziale Elastizität und führt zu Verlust an Beweglichkeit, Retraktionen und Fibrosen. Im Übrigen ist die Schulter nicht die einzige Angriffsfläche für das hormonale Ungleichgewicht, der Karpaltunnel, Synovialzysten, Pseudo-Dupuytren-Kontrakturen gehören zum selben Formenkreis.

- Stoffwechselstörungen: Alle Faktoren, die den Leberstoffwechsel erschweren, können sich auf die Leber auswirken. Zu diesen Faktoren gehören u. a.:
  - Falsche Ernährung
  - Zu viel Alkohol oder gesüßte Getränke
  - Intensive Medikamenteneinnahme, v. a. Anxiolytika, Antidepressiva, blutfettsenkende und blutdrucksenkende Medikamente
  - Folgen von Leberinfektionen (Hepatitis A, B und C)
  - Genetische Erkrankungen
  - Umweltverschmutzung etwa durch Dioxine, und natürlich die klassischen Umweltgifte, die durch den Autoverkehr entstehen

Hinweis

In der Medizin ist die Beziehung zwischen Leber und Schulter unter dem Begriff des Eiselberg-Phänomens bekannt, bei dem sich die Schmerzempfindungen auf die Dermatome von C3–C5 ausbreiten.

Herz

Wenn ein Patient, v. a. ein männlicher Patient, ein Herzkreislaufrisiko verbunden mit Bluthochdruck, erhöhtem Cholesterinspiegel, Alkohol- und Tabakkonsum, Angstzuständen und Übergewicht hat und er zudem Schmerzen in der linken Schulter oder in beiden Schultern angibt, ist höchste Vorsicht geboten. Bei geringstem Zweifel sollte dieser Patient an seinen behandelnden Arzt überwiesen werden.

Andere Schmerzlokalisationen können auch mit dem Herzkreislaufsystem in Verbindung stehen, wie etwa das Temporomandibulargelenk und das sensible Territorium des N. ulnaris, der den klassischen, entlang des kleinen Fingers verlaufenden Schmerz entstehen lässt.

Brust

Wir hatten schon Patientinnen, die wegen Schulterschmerzen in unsere Praxis kamen, die sich letztlich als Vorboten eines Mammakarzinoms erwiesen.

Lunge

Wir hatten ungefähr zehn Patienten, bei denen die Schulterschmerzen auf einen Pancoast-Tumor zurückzuführen waren. Dabei kommt es zu einer zervikobrachialen Neuralgie, die die gesamte obere Extremität betrifft. Sie ist manchmal sehr untypisch und strahlt nicht in die Schulter aus. Insbesondere im Anfangsstadium des Tumors ist die Diagnose daher oft schwierig.

6.2.4 Tumoren

Die Möglichkeit von Knochenmetastasen sollte v. a. bei älteren Patienten, insbesondere wenn der Schmerz nachts auftritt, in Betracht gezogen werden. Bei Nachtschmerzen gilt es, zwischen zwei Arten von Gelenkschmerzen zu unterscheiden: den provozierten und den spontanen Schmerzen.

- Provozierter Nachtschmerz: Er tritt auf, wenn sich der Patient im Bett umdreht, er wird durch den Schmerz geweckt. Trotz des Schmerzes sind die Ursachen meist banal, wie etwa die Folgen eines Traumas oder eine Periarthritis.
- Spontaner Nachtschmerz: Er tritt auf, obwohl der Patient völlig ruhig liegt. Diese Schmerzen treten krisenartig auf und sind fast unerträglich. Bei diesen Schmerzen ist besondere Vorsicht geboten, bei geringstem Zweifel sollte der Patient zur genaueren Untersuchung an seinen behandelnden Arzt überwiesen werden.

6.2.5 Toxisch-infektiöse Ursachen

Wir hatten Patienten, die nach einer Grippe unter Schmerzen im Schulterblatt, manchmal in Kombination mit Muskelschwund der posterioren Skapulamuskeln und Parästhesien litten. In diesem Fall scheint der Schmerz virale Ursachen mit Wirkung auf die Schulternerven zu haben – und nicht auf ein muskuläres Problem zurückzuführen zu sein.

Jene Fälle, die möglicherweise mit einer Impfung in Zusammenhang stehen, sind schwer zu erklären. Handelt es sich um eine direkte oder indirekte Schädigung des Nervs durch die Impfstoffzusatzmittel?

6.2.6 Zirkulatorische Ursachen

Partielle Ischämien können durch eine direkte mechanische Kompression von Gefäßen, etwa im Bereich der oberen Thoraxapertur, zu einer Schulterproblematik führen. Dadurch kann das Gefäßsystem der A. thoracoacromialis und der Aa. circumflexae anterior und posterior beeinträchtigt werden.

Vergessen wir in diesem Zusammenhang nicht, dass die vor der Arterie liegende V. subclavia das erste Gefäß ist, das komprimiert wird. Allerdings wirkt sich diese Kompression mehr auf die Hand und weniger auf die Schulter aus.

6.2.7 Neurologische Ursachen

Halswirbelsäule

Die Gelenkkapsel und die meisten Muskeln der Schulter werden durch die zervikalen Spinalnervenäste von C5 und C6 innerviert.

Ein Schleudertrauma, eine Blockade in der Halswirbelsäule oder eine Zervikalarthrose können über die peripheren Nerven zur Entzündung der Kapsel oder der Synovialmembran führen.

Plexus brachialis

Dieses Nervengeflecht kann im Bereich der Thoraxapertur komprimiert werden, Ursachen hierfür sind:

- die Verengung des kostoklavikulären Winkels
- eine Exostose der Klavikula
- Verkürzung der Ligg. cervicopleurales

Es entsteht eine Zervikobrachialgie, die nur selten in die Halswirbelsäulen-Region ausstrahlt, sondern meist Schmerzen in der oberen Extremität verursacht.

Neuropathien

Bestimmte systemische Erkrankungen können zu peripheren Neuropathien führen. So kann sich etwa ein Diabetes mellitus auf das Nervensystem auswirken.

Engpasssyndrom des N. suprascapularis

Der aus dem Plexus brachialis stammende N. suprascapularis wird in der Incisura suprascapularis komprimiert. Der Schmerz wird bei der Adduktion des Arms durch den Druck auf den N. suprascapularis in der Incisura ausgelöst.

Parsonage-Turner-Syndrom

Die neuralgische Schulteramyotrophie unbekannter Ursache tritt manchmal nach einer Infektion, einer Impfung oder einem Trauma auf. Der Schmerz ist brutal, sehr akut und liegt tief im Gelenk.

Ausstrahlungen in den Arm sind möglich. Begleitet wird die Amyotrophie von Fieber. Die Schulteramyotrophie führt zu einem fast völligen Verlust der Abduktionsbewegung.

> **Merke**
>
> In der Osteopathie ist Fieber fast immer eine Kontraindikation für Manipulationen.

6

6.2.8 Psycho-emotionale Ursachen

Psycho-emotionale Projektionen wirken sich meist auf ein schwaches Organ aus. Nehmen wir an, ein Patient hat aufgrund einer Hepatitis A eine besondere Lebersensibilität und erfährt, dass er entlassen wird. Durch dieses Ereignis kann seine Leberschwäche reaktiviert werden und es können Schmerzen in der Schulter auftreten.

Wir glauben, dass es meist einer vorher bestehenden Schwäche bedarf, damit ein Organ oder ein Gelenk auf ein psycho-emotionales Problem reagiert. Aber wer kann das mit Bestimmtheit sagen? Unser Gehirn ist sehr komplex!

6.2.9 Medikamentöse Ursachen

Insbesondere nach Einnahme von Medikamenten zur Reduzierung der Blutfettwerte, haben wir immer wieder Schulterschmerzen festgestellt. In diesen Fällen kann auch die beste Hand nicht sehr viel tun, da nur das Absetzen oder die Änderung des Medikaments wirklich effizient ist.

In einigen wenigen Fällen sahen wir auch einen Zusammenhang zwischen blutdrucksenkenden Medikamenten und Schulterschmerzen. Vergessen Sie nicht, Patienten mit chronischen Schulterschmerzen zu fragen, ob sie über längere Zeiträume medikamentös behandelt wurden.

6.2.10 Hormonale Ursachen

Die hormonell bedingten Übertragungsschmerzen betreffen fast ausschließlich Frauen.

Die obere Extremität und v. a. die Schulter leiden oft während der Menopause. Das Ungleichgewicht zwischen Östrogen und Progesteron beeinträchtigt v. a. die Elastizität der periartikulären Weichgewebe und die lokale (arterielle, venöse, lymphatische) Mikrozirkulation. Dies führt zu Kontraktionen in der Kapsel und den Bändern und zu Mikroläsionen in Muskeln und Sehnen (die berühmte „Rotatorenmanschette"). Eines Tages treten plötzlich, nach einer harmlosen Bewegung, Schulterschmerzen auf. Für die Patientin war die Bewegung die Ursache für ihr Problem, obwohl sie nur der Auslöser war.

6.3 Klassische Schultertests

Die zur Bestimmung von Schulterschmerzen verwendeten Tests sollte man kennen, nicht weil sie manualtherapeutisch besonders wichtig sind, sondern weil es unsere „allgemeine medizinische Kultur" erfordert. Es ist wichtig, dass wir die gleiche Sprache wie die Ärzte sprechen.

Die Medizintechnik hat sich in erstaunlichem Ausmaß weiterentwickelt, man denke nur an den Ultraschall oder den Gelenkscanner. So wichtig diese Errungenschaften bei der Diagnose einer Tumorerkrankung sind, im funktionellen Bereich können diese Untersuchungsmethoden die erfahrene Hand nicht ersetzen.

Wir sind immer wieder erstaunt, dass Patienten, bei denen durch ein Schulter-CT eine vollständige Ruptur der Rotatorenmanschette festgestellt wurde, ihre Schulter immer noch bewegen können. Wir haben auch schon gute funktionelle Ergebnisse bei Schultern erzielt, bei denen die auf der Grundlage eines Röntgenbilds erstellte Diagnose dem Patienten nur wenig Hoffnung gab, seine Schulter jemals wieder normal bewegen zu können. Manchmal passiert auch das Gegenteil, der Patient leidet unter schrecklichen Schmerzen und alle Befunde sind negativ.

6.3.1 Tests für die Bandstrukturen

Ehrlich gesagt, verwenden wir diese Tests selten. Wenn ein Patient starke Schmerzen in der Schulter angibt, schätzt er es nicht besonders, wenn man ihn aktiv Tests ausführen lässt, die seine Schmerzen verstärken oder provozieren. Er weiß ohnehin, dass er Schmerzen hat. Zudem sind diese Tests nicht so spezifisch wie von manchen behauptet wird.

Auch die passive Mobilisation der Schulter löst sehr schnell akute Schmerzen aus. Etwas ironisch könnte man sagen, dass diese Tests für gesunde Schultern entwickelt wurden.

Zur präzisen Diagnose von Schulterproblemen verwenden wir den Ecoute-Test und Mikromobilisationen. Dennoch sollte ein Therapeut die klassischen Tests kennen und wissen, welche Muskeln und Bänder dabei getestet werden, um die ärztliche Diagnose zu verstehen.

Lig. coracoacromiale – Yocum-Test (➤ Abb. 6.1)

- Der Patient legt die Hand der schmerzhaften Schulter auf seine andere Schulter (vorausgesetzt dies ist möglich).
- Er versucht den Ellenbogen anzuheben, ohne dabei die Schulter zu bewegen.

Bei einem Konflikt zwischen dem Tuberculum majus und dem Lig. coracoacromiale löst dieser Test heftige Schmerzen aus. Der Schmerz tritt auch bei Arthrose und bei akromioklavikulären Osteophyten speziell bei Schwerarbeitern und Sportlern auf.

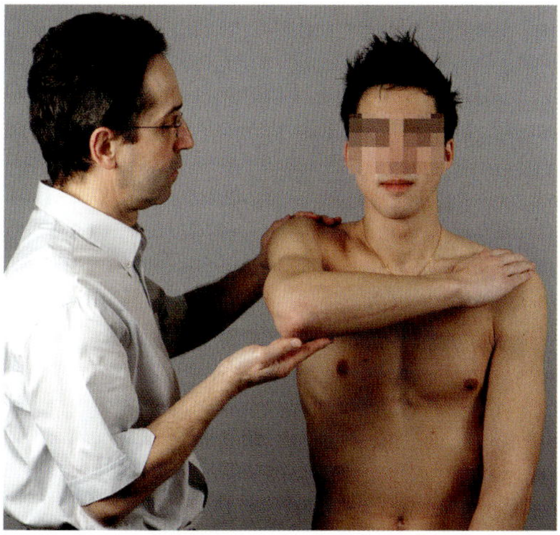

Abb. 6.1 Yocum-Test

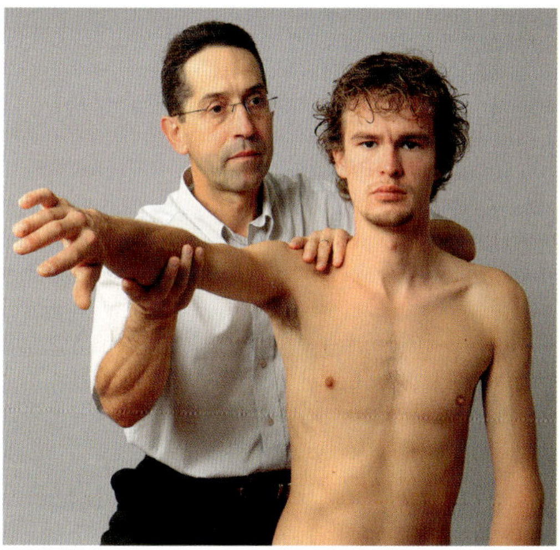

Abb. 6.2 Neer-Test

Verbindung zwischen Akromion und Humerus – Neer-Test (➤ Abb. 6.2)

Der Patient versucht seinen Arm, bei gleichzeitig fixierter Skapula, bis auf Schulterhöhe anzuheben und in Innenrotation zu bewegen.

Mit diesem Test wird ein Konflikt zwischen dem Tuberculum majus und dem anterokaudalen Rand des Akromions aufgezeigt.

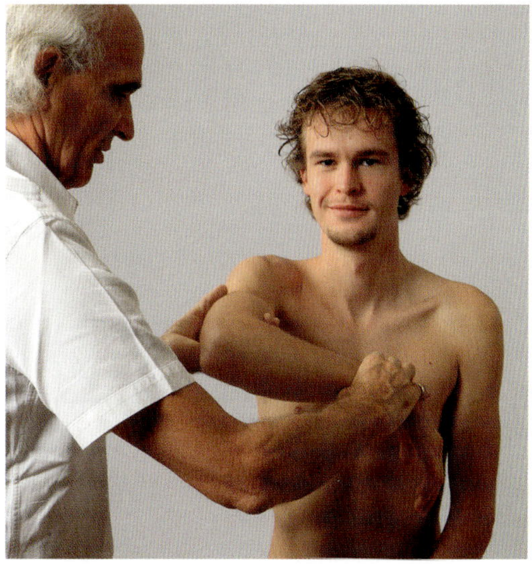

Abb. 6.3 Hawkins-Test

Verbindung zwischen Lig. coracoacromiale und Humerus – Hawkins-Test (➤ Abb. 6.3)

- Der Patient hebt seinen Arm vor dem Körper bis 90 Grad an und beugt den Ellenbogen um 90 Grad.
- Der Therapeut bewegt die Schulter mit einer Hand in die Innenrotation und kontrolliert mit der anderen Hand die Skapula.

Der dabei auftretende Schmerz ist typisch für einen Konflikt zwischen dem Tuberculum majus und dem Lig. coracoacromiale.

6.3.2 Tests für Sehnen-Muskel-Konflikte

M. supraspinatus – Jobe-Test (➤ Abb. 6.4)

- Der Patient versucht seinen gestreckten Arm, gegen Widerstand, in 90 Grad Abduktion und 30 Grad Flexion zu bewegen.
- Der Daumen des gestreckten Arms ist zum Boden gerichtet.

Kann er diese Bewegung nur schwer ausführen oder nimmt der Widerstand ab, liegt möglicherweise eine Ruptur des M. supraspinatus vor.

6

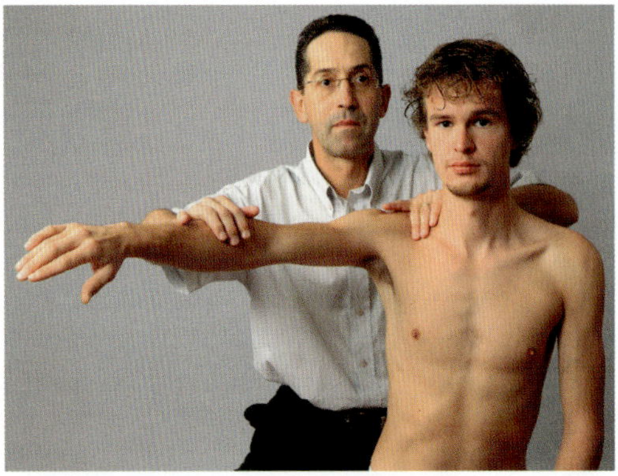

Abb. 6.4 Jobe-Test

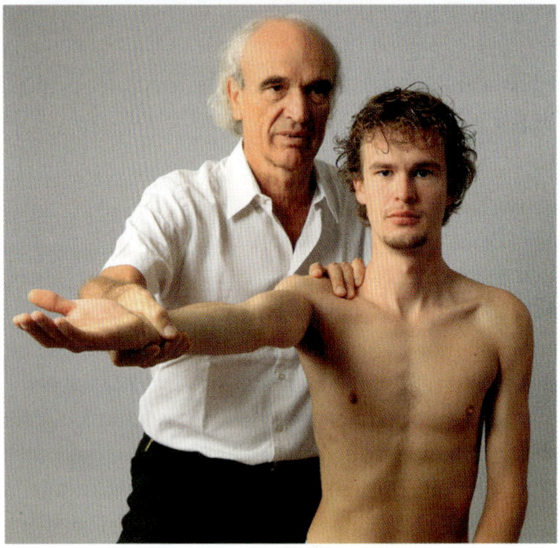

Abb. 6.5 Palm-Up-Test nach Speed

M. biceps brachii – Palm-Up-Test nach Speed (➤ Abb. 6.5)

- Man bittet den Patienten, gegen Widerstand eine 90 Grad Anteversion der Schulter auszuführen.
- Der Ellenbogen ist gestreckt, die Handfläche schaut nach oben.

Ein Schmerz, eine Abnahme der Kraft oder eine mangelnde Amplitude verweisen auf eine Läsion der Bizepssehne.

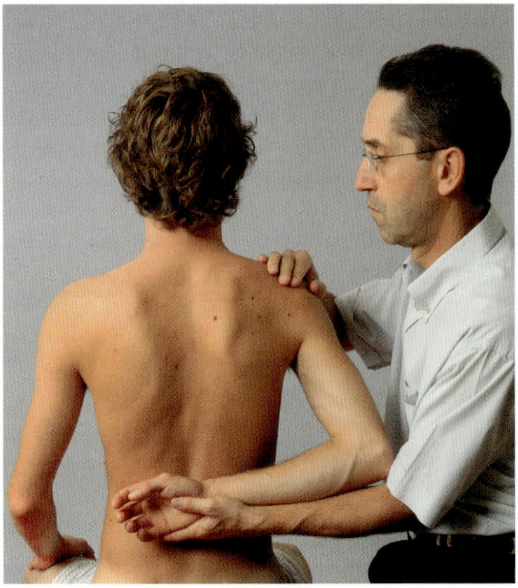

Abb. 6.6 Lift-Off-Test nach Gerber

M. subscapularis – Lift-Off-Test nach Gerber (➤ Abb. 6.6)

- Man bittet den Patienten, seine Hand auf den Rücken zu legen.
- Nun versucht man, die Hand des Patienten vom Rücken zu lösen.

Ist das nicht möglich, könnte eine Läsion des M. subscapularis vorliegen.

M. infraspinatus und M. teres minor

Patte-Test (➤ Abb. 6.7)

Bei diesem Test bittet man den Patienten, den Ellenbogen der schmerzhaften Schulter an den Körper zu legen.

Der Test ist positiv, wenn der Patient gegen Widerstand keine Außenrotation ausführen kann.

Trompeter-Zeichen (➤ Abb. 6.8)

Der Patient bringt seinen Arm in Abduktion-Außenrotation. Wenn der M. infraspinatus und der M. teres minor intakt sind, sollte er den Ellenbogen höher als die Hand anheben können.

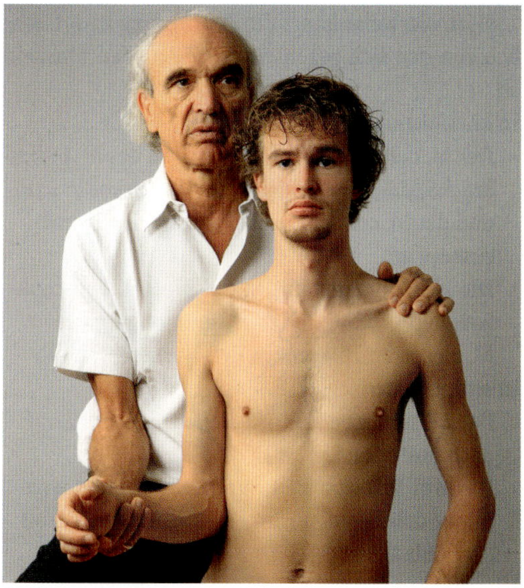

Abb. 6.7 Patte-Test

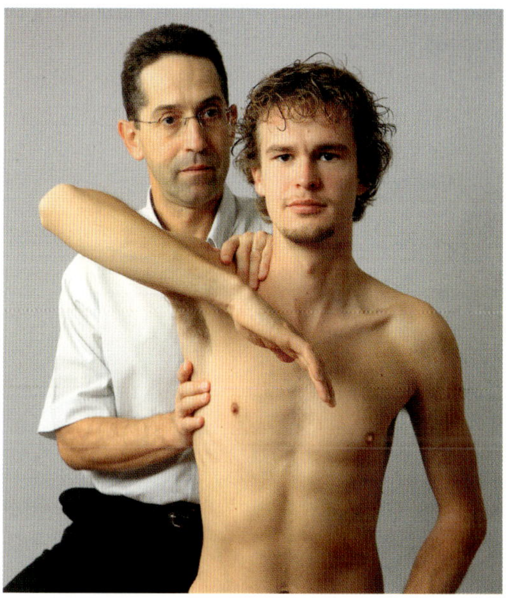

Abb. 6.8 Trompeter-Zeichen

6.3.3 Tests für Laxität und Instabilität der Schulter

Eine zu laxe Schulter ist schwer zu behandeln. Die Stabilität der Schulter basiert nicht auf der Überdeckung der Gelenkflächen, sondern auf einem widerstandfähigen und tonischen Muskel- und Bandapparat.

Der Patient sitzt mit herabhängenden Armen vor dem Untersucher. Dieser umgreift das distale Ende des Arms und zieht es entlang der Längsachse der Extremität nach kaudal.

Ein zu starkes Aufklappen des Gelenks ist ein Hinweis auf eine ligamentäre Laxität.

Man kann auch den Humeruskopf mit einer Hand umgreifen und ihn nach dorsal mobilisieren und ihn gleichzeitig nach kaudal drücken. Bei einer gesunden Schulter ist die Bewegung minimal.

Praxistipp

Die Schulter sollte immer nach posterior und nie nach anterior mobilisiert werden, um eine Subluxation zu vermeiden.
Die laxe Schulter ist entweder konstitutionsbedingt oder erworben. Der Seitenvergleich hilft bei der Suche nach der Ursache der Laxität.

6.4 Osteopathische Diagnose

6.4.1 Manueller Ecoute-Test an der Schulter

Technik

Dieser Ecoute-Test hilft uns jene Seite zu bestimmen, auf der möglicherweise ein allgemeines Problem vorliegt. Er wird nach dem globalen Ecoute-Test, der am stehenden Patienten durchgeführt wird, im Sitzen vorgenommen. Der Untersucher steht vor dem Patienten und legt seine Hand um die schmerzhafte Schulter. Der Ecoute ist eine Diagnose und keine Behandlung, die Hand ist passiv. Die Hand folgt dem Ecoute.

Aus der Ecoute-Richtung lässt sich ableiten, ob das Problem ventral, dorsal, medial oder lateral liegt. Anfänglich ist es wichtig, nicht zu sehr nach Präzision zu suchen. Sobald man die allgemeine Richtung für das Problem gefunden hat, wird man präziser und legt einen oder zwei Finger spezifisch auf die identifizierte Zone.

Stellen Sie zunächst fest, ob es sich um eine relativ große oder kleine Zone handelt:

- Eine große Zone deutet eher auf eine Kapselläsion oder auf die Läsion des Muskels hin
- Eine kleine Zone gibt eher eine Band- oder Sehnenläsion an.

Erst am Ende des spezifischen Ecoute-Tests können wir die Läsion benennen. Denken Sie an unser Grundprinzip: *„zuerst spüren, dann denken."*

Interpretation

Unsere geschulten Hände werden durch Gewebeläsionen und nicht durch Schmerzzonen angezogen. Daher ist es unsere Hand und nicht der Patient, die uns sagt, in welche Richtung wir unser Handeln lenken müssen. Unser Ansatz ist somit zunächst manuell und nicht intellektuell.

Zur leichteren Interpretation des Gespürten, können Sie sich den Humeruskopf als eine in einer Untertasse liegende Kugel vorstellen, deren Zentrierung Sie untersuchen wollen.

Normalerweise hängt die Zentrierung hauptsächlich von den sich gegenseitig ergänzenden Muskeln ab.

In kraniokaudaler Richtung:

- Der M. deltoideus, das Caput breve des M. biceps brachii, das Caput longum des M. triceps brachii und der M. coracobrachialis heben den Humeruskopf an.
- Die Mm. infraspinatus, supraspinatus, subscapularis, teres minor und das Caput longum des M. biceps brachii senken den Humeruskopf ab.

In anteroposteriorer Richtung:

- Der M. subscapularis drückt den Humeruskopf nach posterior.
- Die Mm. infraspinatus, supraspinatus und teres minor drücken den Humeruskopf nach anterior (➤ Abb. 6.9).

Nimmt man eine mangelnde Zentrierung des Humeruskopfs wahr, ist es somit möglich, die Ursache präzise mit bestimmten Muskeln in Verbindung zu bringen.

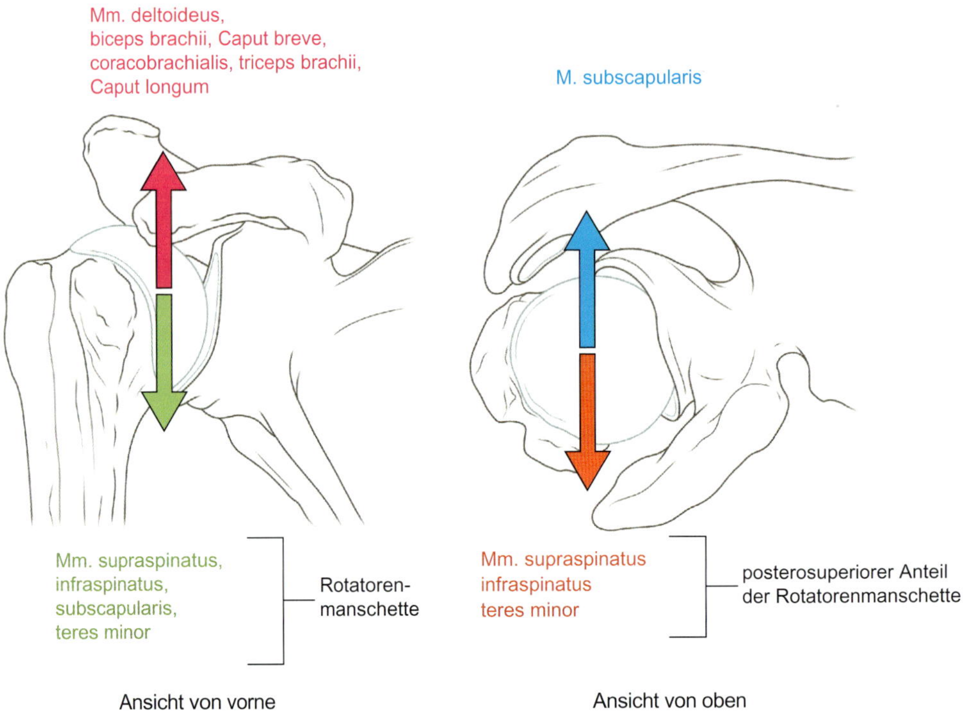

Abb. 6.9 Muskuläres Gleichgewicht und Zentrierung des Humeruskopfs

6.4.2 Viszero-artikulärer Schultertest

Die Schulter ist oft – abgesehen von Makro- und Mikrotraumata – Ausdruck von viszeralen Dysfunktionen oder Störungen, die sich durch einen Mangel an Innen- oder Außenrotation bemerkbar machen. Ein Problem in einem oberhalb des Zwerchfells liegenden Organ begrenzt im Allgemeinen die Außenrotation, während ein viszerales Problem unterhalb des Diaphragmas eher die Innenrotation limitiert.

Es sollte auch nicht vergessen werden, dass die Gelenke des Thorax und der Wirbelsäule zu Schulterpathologien beitragen können.

Kompressions-Inhibitionstest in Rückenlage

Stellen Sie sich hinter den Patienten und ergreifen Sie das Handgelenk auf der Seite der schmerzhaften Schulter. Führen Sie mit einer Hand leichte Innen- und Außenrotationsbewegungen durch und komprimieren bzw. inhibieren Sie mit der anderen Hand die ober bzw. unter dem Diaphragma liegenden Organe.

Bei der Außenrotation liegt der Arm auf der Liege auf, bei der Innenrotation befindet er sich außerhalb der Liege.

Praxistipp

Um den Schmerz nicht zu verstärken und je nach Position des Arms, kann man den Ellenbogen und den Arm bei der Außenrotation mit einem Kissen unterlagern und bei der Innenrotation den Ellenbogen auf der Liege abstützen, wobei die Hand leicht über die Liege hinausreicht.

Kompressions-Inhibitionstests im Sitzen

Die auf die Organe wirkende Schwerkraft nimmt im Sitzen zu. Im Test werden diese mechanischen Spannungen durch Kompression und Inhibition reduziert. Natürlich können diese Techniken auch im Liegen ausgeführt werden.

Supradiaphragmatischer Bereich

Um einen Bezug zwischen Schulterschmerzen und einem über dem Diaphragma liegenden Organ herzustellen, komprimiert man den Thorax in der durch den Ecoute angegebenen Richtung und hält die Kompression 15 Sekunden lang aufrecht. Der Test gilt als positiv, wenn die Gelenkamplitude durch die Kompression zunimmt. Im Nachfolgenden beschränken wir uns auf allgemeine Beschreibungen topografischer Zonen, in denen die Kompressions-Inhibitionstests am wirksamsten sind.

- Pleura-Lungen-System: Die größte Konzentration an zervikopleuralen Fasern findet man zwei Fingerbreiten lateral des Sternoklavikulargelenks. Der Kompressions-Inhibitionstests dringt nicht in die Tiefe der Gewebe ein, sondern entspricht einem kaudalen Gleiten.
- Herz: Herztests werden innerhalb eines durch die nachfolgend beschriebenen Linien begrenzten Vierecks ausgeführt:
  - Vertikale Linie: von einem Punkt eine Fingerbreite medial der Mitte der linken Klavikula bis zur 5. Rippe links
  - Vertikale Linie: von einem Punkt eine Fingerbreite lateral neben dem rechten Sternumrand bis zum Raum zwischen der 4. und 5. Rippe rechts
  - Kraniale Linie: von der 2. Rippe links zum 3. Interkostalraum rechts
  - Kaudale Linie: vom 4. Chondrosternalgelenk recht zur 5. Rippe links
- Rechter Hauptbronchus: Der rechte Hauptbronchus liefert uns oft Hinweise auf Krankheiten genetischen Ursprungs wie Asthma, Ekzeme, Psoriasis, Allergien, Autoimmunerkrankungen. Komprimiert wird ein Punkt, der auf einer Linie liegt, die das 2. Chondrosternalgelenk rechts in einem 45-Grad-Winkel mit dem 3. Interkostalraum rechts verbindet.
- Brust: Für diesen Test wird entweder vom Patienten oder vom Therapeuten eine Traktion-Inhibition in kranialer und ventraler Richtung ausgeführt.

6

Infradiaphragmatischer Bereich

- Leber: Der Test wird in der Zone um eine Linie ausgeführt, die den Nabel mit der Medioklavikularlinie rechts verbindet und umfasst auch die Gallenblase. Verwendet wird ein Anhebe-Induktionstest an der Leber.
- Hiatuszone: Man legt einen Daumen auf die Linie zwischen Proc. xiphoideus und Nabel und die Handfläche auf den Magen. Mit dieser Handposition wird eine Kompressions-Inhibitionstechnik in kaudaler Richtung ausgeführt.
- Pankreas-Duodenum:
  - Für das Pankreas wird der Kompressions-Inhibitionstest gegen den zweiten Abschnitt des Duodenums (Pars verticalis) in Richtung der 10. Rippe links ausgeführt.
  - Für das Duodenum wählt man die Zone des Sphincter Oddi, die drei Fingerbreiten oberhalb des Nabels auf der rechten Nabel-Klavikulalinie liegt.
- Andere Organe: Dünndarm, Dickdarm und die Beckenorgane sind an den Schulterschmerzen weniger beteiligt. Wir überlassen es dem Leser, selbst Kompressions-Inhibitionstests an den Stellen auszuführen, die ihm durch den Ecoute (➤ Kap. 6.4.1) angezeigt werden. Die Kompressions-Inhibitionstests können verfeinert und mit mehr Präzision ausgeführt werden. Das wichtigste ist jedoch das Konzept. Verwenden Sie Ihre manuelle Sensibilität und Ihr medizinisches Wissen, um andere Inhibitionszonen zu finden.

6

Merke

Manche Teile des Genitalsystems wie der Uterushals können Schulterschmerzen verursachen. Bei manchen Patientinnen treten Schulterschmerzen nach dem Einsetzen einer Spirale auf.

6.4.3 Arterientests

Adson-Wright-Test

Bei Schulterbehandlungen sollte man auch immer überprüfen, ob eine Kompression der A. subclavia und der weiter anterior liegenden V. subclavia gegeben ist.

Stellen Sie sich hinter den Patienten, beugen Sie seinen Ellenbogen um 90 Grad und bringen Sie seinen Oberarm in eine 90-Grad-Abduktion. Tasten Sie in dieser Position den Radialispuls. Drehen Sie anschließend den Kopf des Patienten zur Gegenseite.

Wird der Puls schwächer oder ist nicht mehr zu spüren, gilt dies als Hinweis für eine Kompression der A. subclavia und ihrer Vene. In diesem Fall sollte man all jene Strukturen untersuchen, die die A. subclavia komprimieren können.

Blutdruckmessen

Der systolische Druck sollte systematisch an beiden Armen gemessen werden. Normalerweise zeigt die Seite mit dem geringen Blutdruckwert die Problemseite an. In wenigen Ausnahmefällen, kann es auch die Seite mit dem höheren Wert sein. Es kommt meist zu einer Blutdruckdifferenz zwischen dem linken und dem rechten Arm, wenn ein viszerales Problem vorliegt.

Arterieller Puls

Für all jene, die unser Buch *Manipulation viszeraler Gefäße* gelesen haben, sei angemerkt, dass man auch den Puls der A. hepatica, der A. lienalis oder der A. mesenterica superior palpieren kann, während man den Arm in die oben beschriebene Position bringt.

Eine Abnahme oder ein Verschwinden des Pulses zeigt an, welches Organ oder welche Region vordringlich zu behandeln ist.

KAPITEL

7 Manuelle Behandlung der aktiven Schulterstabilisatoren

7.1 Behandlungsziele

Zahlreiche Muskeln können als aktive Bänder der Schulter bezeichnet werden. Sie sind manchmal ebenso wichtig wie die berühmten Muskeln der „Rotatorenmanschette", d.h. die Mm. teres minor, subscapularis, supra- und infraspinatus.

Für uns sind alle periartikulären Muskeln der Schulter von Interesse, sodass wir uns nicht auf die Rotatorenmanschette beschränken wollen. Durch deren präzise Manipulation kann Folgendes erreicht werden:

- Schmerzreduktion
- Verbesserung der Mobilität
- Beeinflussung des intraartikulären Drucks
- Bessere Verteilung der Synovialflüssigkeit
- Bessere osteoartikuläre Kohäsion
- Bessere Muskelkoordination
- Beeinflussung der propriozeptiven Information auf zentraler Ebene
- Neurales Feedback

Praxistipp

In unserer praktischen Arbeit behandeln wir gerne zunächst die aktiven Bänder, d.h. alle Muskeln im Umfeld der Schulter und erst im Anschluss die Kapsel und die Synovialmembran. Natürlich gibt es, wie bei allen allgemeinen Empfehlungen, auch Ausnahmen. Diese betreffen vornehmlich die Schmerzsituation und den Allgemeinzustand des Patienten.

7.2 M. supraspinatus

7.2.1 Anatomie und Funktion (> Abb. 7.1)

Ursprung

Der M. supraspinatus entspringt:

- in der Fossa supraspinata,
- an der Fascia supraspinata.

Verlauf

Der Muskel zieht horizontal nach lateral. Die Sehne zieht unter dem Akromion hindurch, gleitet über den Humeruskopf (Schleimbeutel) hinweg und entsendet Fasern in die Kapsel.

Ansatz

Der M. supraspinatus zieht zum Humerus, an die proximale Facette des Tuberculum majus.

Um seinen Ansatz am Humerus besser palpieren zu können, soll der Patient seinen Handrücken auf das Gesäß der gleichen Seite legen, dadurch wird der Humerusansatz gedehnt. Oft reicht es, die Bewegung zu beginnen, um den Muskel und seine Sehne anzuspannen.

Funktion

Der M. supraspinatus unterstützt die Koaptation des Humeruskopfs in der Gelenkpfanne. Er ist ein Gelenkspanner, der zur Zentrierung des Humeruskopfs beiträgt.

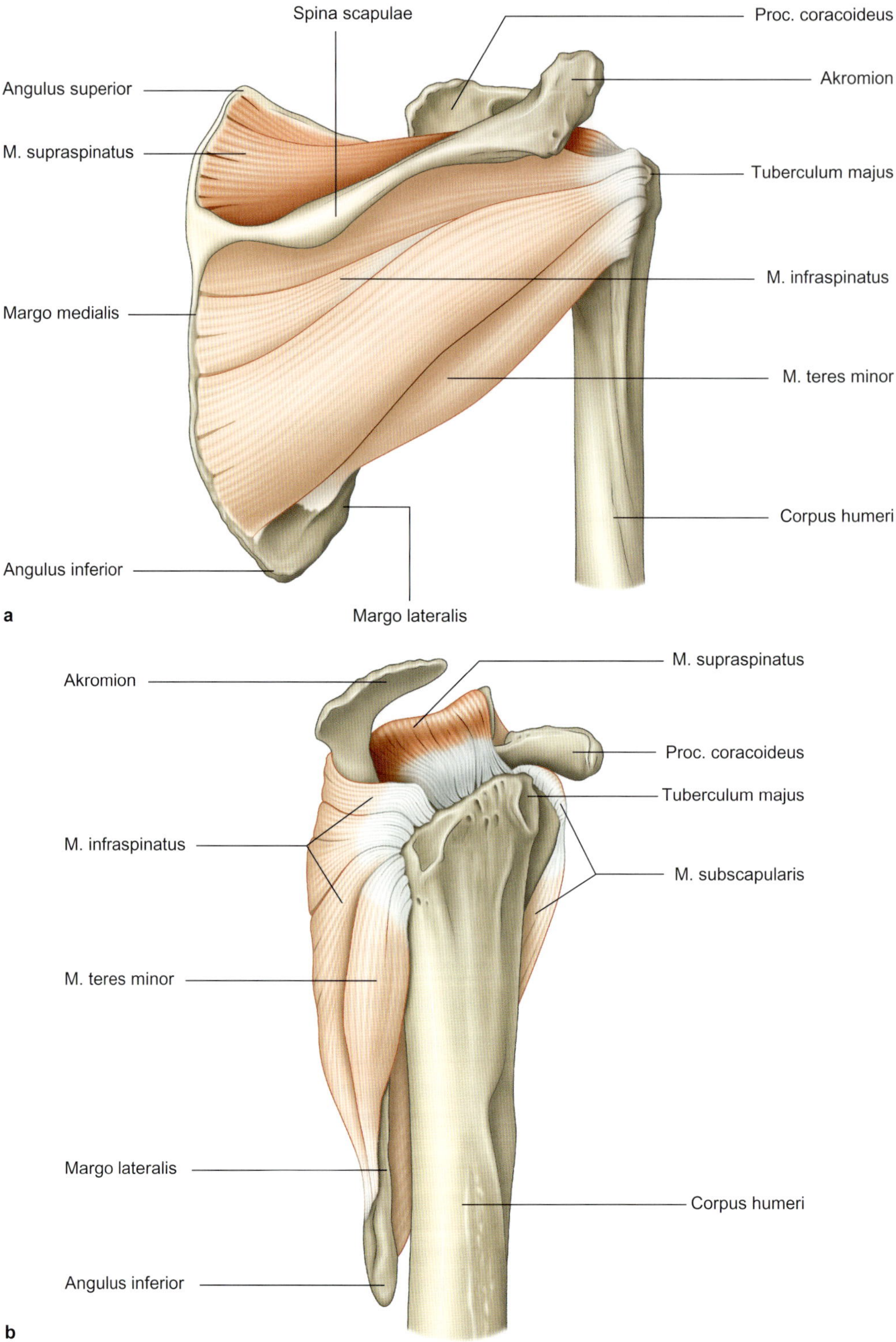

Abb. 7.1 M. supraspinatus

Er wurde lange als „Starter" der Schulterbewegung bezeichnet. Auch wenn diese Funktion heute hinterfragt wird, gilt seine Rolle bei der Zentrierung des Humeruskopfs als „positionelle Starterfunktion". Der Muskel kann auch die Rolle eines Diskus übernehmen. Er verstärkt den subakromialen Schleimbeutel. Er ist ein Kapselspanner, der die Wirkung des M. subscapularis ausgleicht.

Innervation

Der M. supraspinatus wird durch den N. suprascapularis (C4, C5), einem Ast des Plexus brachialis, innerviert.

Vaskularisation

Der M. supraspinatus wird durch die A. suprascapularis, einem Ast des Truncus thyreocervicalis, versorgt.

Palpation

Der Muskel ist im Skapula-Bereich leicht zu palpieren. Er befindet sich oberhalb der Spina scapulae. Der Muskelbauch ist in diesem Abschnitt länglich, in Richtung Akromioklavikulargelenk wird er immer dünner und sehniger, er verliert sich unter dem Akromion und ist nicht mehr so leicht zu palpieren.

Nach dem Akromion, unter dem der M. supraspinatus in einem Sulcus verläuft, ist er wieder leichter palpierbar, er zieht zum Tuberculum majus. Der Muskel kann besser palpiert werden, wenn der Patient, sofern möglich, seine Hand auf den Rücken legt.

Nützliche Verbindungen

Der M. supraspinatus wird vom M. trapezius und, in seinem lateralen Anteil, durch das Akromioklavikulargelenk und das Lig. acromioclaviculare überdeckt. Hier besteht eine wichtige Rinne, die sich aus folgenden Strukturen zusammensetzt:

- Spina scapulae
- Akromion
- Klavikula
- Proc. coracoideus

In dieser Rinne findet man Fixierungen, die bei klassischen Untersuchungen und bei der Palpation oft übersehen werden. Sie wird als Sulcus supraspinato-acromialis bezeichnet.

Klinik

Der M. supraspinatus wird durch das Tragen schwerer Lasten auf der Schulter geschädigt. Dadurch kommt es zu Tendinitis und zur Kompression des N. suprascapularis.

Stürze auf die Schulter, den Ellenbogen und die Hand erzeugen gleichfalls Läsionen am M. supraspinatus.

7.2.2 Techniken

Seitenlage

Stellen Sie sich seitlich oder schräg hinter den Patienten, der auf seiner schmerzfreien Seite liegt, die Hand der betroffenen Schulter liegt in Pronationsstellung auf dem anderen Unterarm, der auf der Liege positioniert wird.

Aponeurose des M. supraspinatus

Der M. supraspinatus setzt an seiner Aponeurose an, die im Gegensatz zur Faszie nicht nur zur Umhüllung des Muskels dient.

- Legen Sie den Daumen in die Fossa supraspinata und suchen Sie zwischen dem M. supraspinatus und seiner Aponeurose nach Zonen mit verringerter Gleitfähigkeit (➤ Abb. 7.2).
- Versuchen Sie die Mobilität zwischen Muskel und Aponeurose wiederherzustellen. Die fixierten Zonen knirschen meist leicht unter den Fingern.

Die meisten Fixierungen findet man an der Stelle, wo der Muskel sich seitlich verjüngt.

Sulcus supraspinato-acromialis

- Legen Sie einen Daumen oder einen Finger – je nach Morphologie des Patienten – in den von

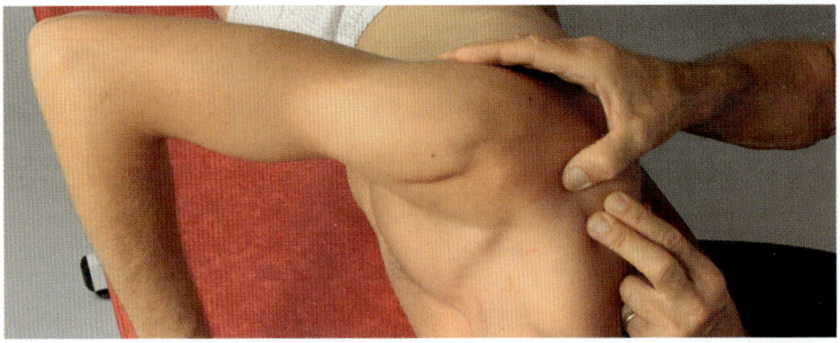

Abb. 7.2 Technik für die Aponeurose des M. supraspinatus

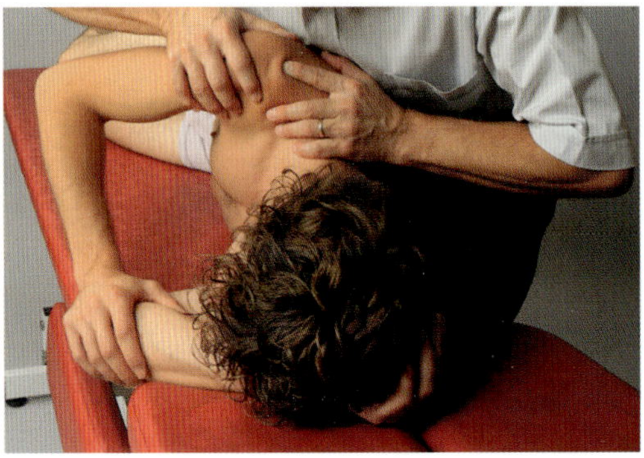

Abb. 7.3 Technik für den Sulcus supraspinato-acromialis

Akromion, Klavikula und der Rückseite des Proc. coracoideus gebildeten Sulcus.

- Drücken Sie mit Ihrem Thorax die Schulter sanft nach anterior und kranial und bewegen Sie gleichzeitig Ihren Daumen vorsichtig immer weiter in den Sulcus. Bei besonders starken Schmerzen, bitten Sie den Patienten, die Schulterbewegung selbst auszuführen.
- Gleiten Sie mit Ihrem Daumen im Sulcus nach lateral und suchen Sie nach kleinen verhärteten und fibrösen Zonen. Lösen Sie diese Zonen zunächst direkt und anschließend durch Induktion (➤ Abb. 7.3).
- Bitten Sie den Patienten, seinen Arm zunächst in Abduktion und dann in Anteversion zu bewegen, wobei die Amplitude immer unterhalb der Schmerzgrenze bleiben sollte.

Ansatz am Tuberculum majus

Um diesen Ansatz besser spüren zu können, bitten Sie den Patienten, seinen Handrücken, sofern möglich, kurz in Richtung Lendenregion zu bewegen.

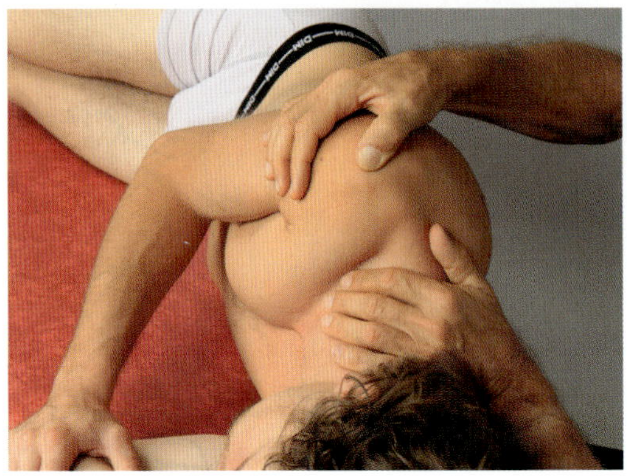

Abb. 7.4 Technik für den Ansatz am Tuberculum majus

- Legen Sie einen Daumen in die Fossa supraspinata und den anderen zwischen Akromion und Tuberculum majus. Bitten Sie den Patienten, selbst seine Schulter in Richtung Abduktion und Anteversion zu mobilisieren, wobei die Hand des Patienten weiter auf dem anderen Unterarm aufliegt.
- Während dieser Bewegung spielen Sie mit der Ansatzsehne auf dem Tuberculum majus und dem Muskelbauch in der Fossa supraspinata. Der Patient dosiert jede Bewegung so, dass sie keine Schmerzen erzeugt. Man kann während der Bewegung auch die Spina scapulae festhalten, während der Patient eine Anteversion der Schulter ausführt, und dadurch die Sehne dehnen.
- Führen Sie abschließend mit beiden Daumen eine direkte Dehnung aus und beenden Sie die Technik mit einer Induktion (➤ Abb. 7.4).

Bursa subacromialis

Es wird versucht, eine Trennung zwischen dem Akromion und dem Humeruskopf zu erreichen, die man einige Sekunden aufrechterhält.

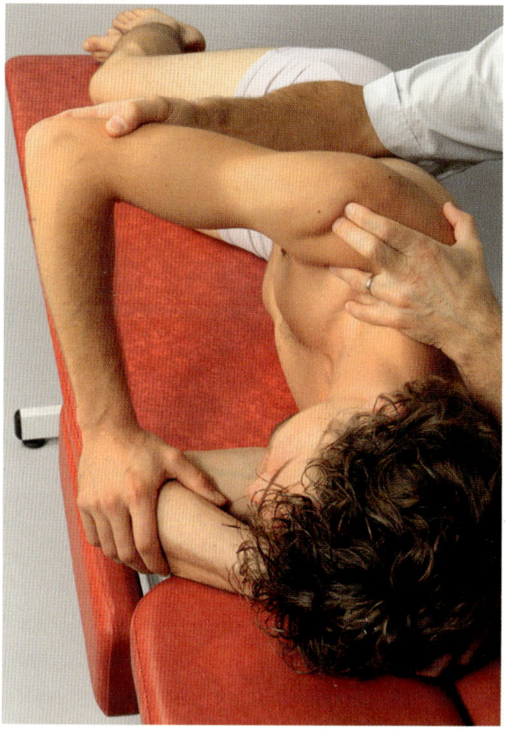

Abb. 7.5 Technik für die Bursa subacromialis in Seitenlage

- Der Patient befindet sich wieder in Seitenlage. Fixieren Sie mit dem Zeige- und dem Mittelfinger einer Hand das Akromion.
- Bitten Sie den Patienten, eine Anteversion auszuführen und in dieser Position zu verbleiben.
- Mit der anderen Hand verstärken Sie die Dehnung zwischen Akromion und Humerus (➢ Abb. 7.5).

Rückenlage

Bursa subacromialis

- Stellen Sie sich schräg oder direkt hinter den Patienten und legen Sie den Daumen oder einen Finger in den Sulcus supraspinato-acromialis, während die andere Hand den Arm in Adduktion und Außenrotation bewegt.
- Versuchen Sie Ihren Daumen oder Finger so weit, aber auch so vorsichtig wie möglich, in den Sulcus supraspinato-acromialis zu drücken. Gerade in diesem Abschnitt findet man oft raue Zonen, in denen es zu Reibungen und Mikroadhäsionen kommt (➢ Abb. 7.6).

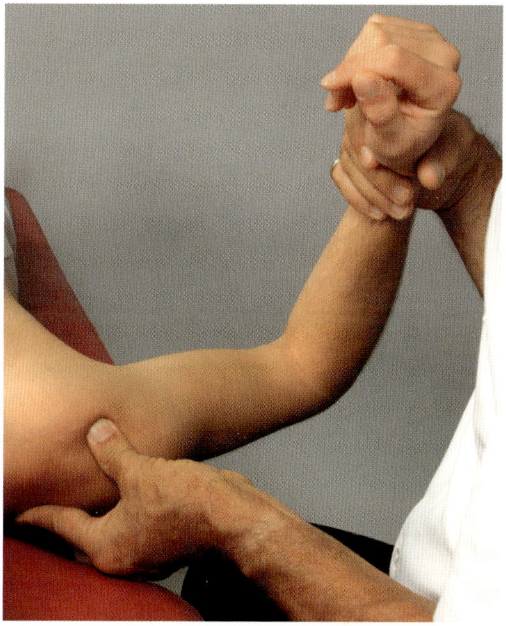

Abb. 7.6 Technik für die Bursa subacromialis in Rückenlage

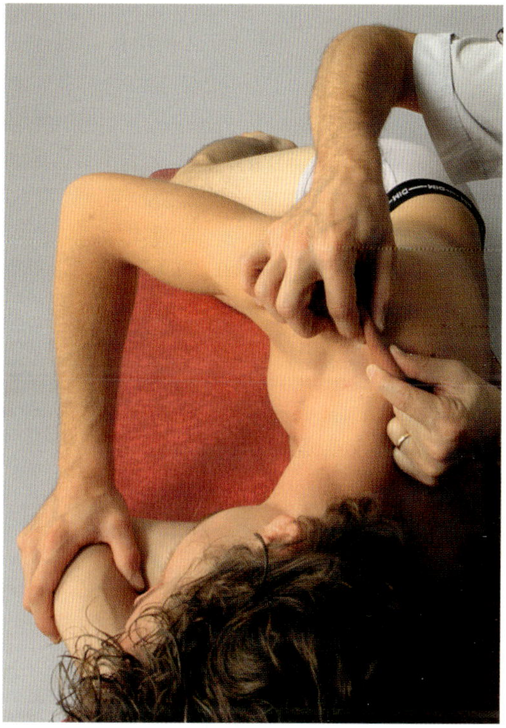

Abb. 7.7 Hauttechnik für den M. supraspinatus

Haut

Die Hauttechniken funktionieren v. a. im Bereich der Fossa supraspinata und am Oberrand der Skapula gut. Der Haut im medialen Bereich des oberen Skapularands ist das Leber-Gallen-System zugeordnet. Speziell über die sensiblen dorsalen und posterioren Äste und den N. suprascapularis lassen sich der M. supraspinatus und die Leber positiv beeinflussen (➤ Abb. 7.7).

7.3 M. infraspinatus

Der M. infraspinatus, der im Gegensatz zum M. supraspinatus bei der Beschreibung von Schulterpathologien weniger Beachtung findet, spielt wie alle um das Schultergelenk angelegten Muskeln eine Rolle bei Schulterschmerzen. Er wird im Übrigen durch die gleichen Nerven und Arterien versorgt wie der M. supraspinatus (➤ Abb. 7.8a, ➤ Abb. 7.8b).

7.3.1 Anatomie und Funktion

Ursprung

Der M. infraspinatus entspringt

- in der Fossa infraspinata,
- an der Aponeurosis infraspinata.

Verlauf

Der M. infraspinatus verläuft horizontal und lateral, der Muskel strahlt in die Gelenkkapsel ein. Er verläuft im Sulcus infraspinato-acromialis.

Ansatz

Der M. infraspinatus endet am mittleren Feld des Tuberculum majus.

Um den Muskelansatz besser palpieren zu können, bittet man den Patienten, seinen Arm, sofern möglich, in eine Adduktions- und Außenrotationsposition zu bringen.

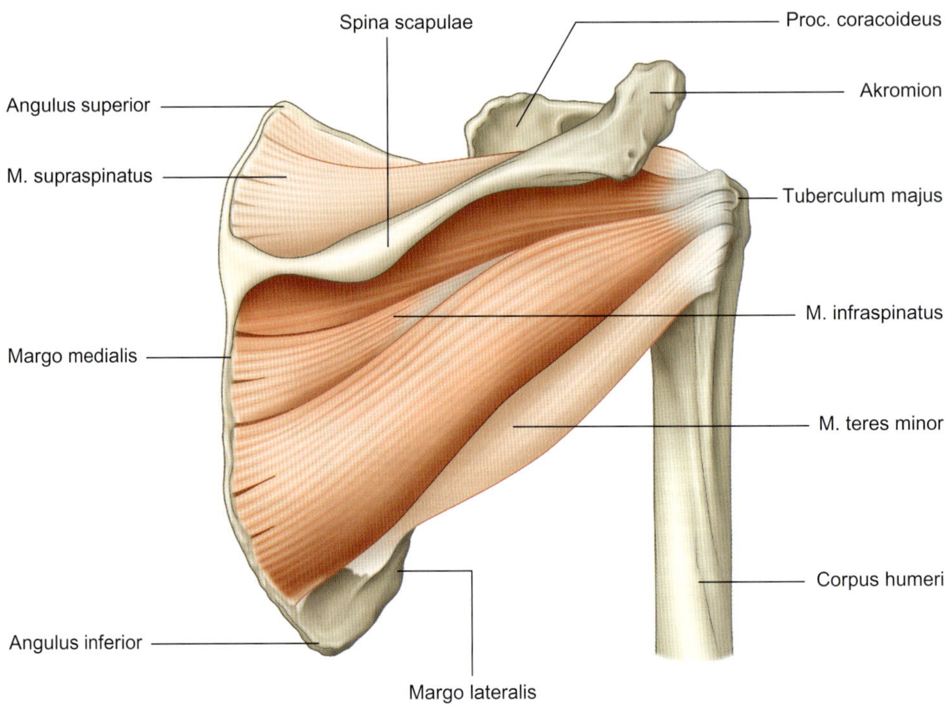

Abb. 7.8a M. infraspinatus

Innervation

Der Plexus brachialis (Nervenwurzeln C4–C5) gibt den N. suprascapularis ab, der neben dem M. infraspinatus auch den M. supraspinatus versorgt.

Vaskularisation

Die Gefäßversorgung erfolgt über die A. suprascapularis, einem Ast des Truncus thyreocervicalis.

Funktionen

Der M. infraspinatus
- stabilisiert den Humeruskopf in der Pfanne,
- verstärkt die glenohumerale Gelenkkapsel,
- ist ein Außenrotator.

7.3.2 Techniken

Seitenlage

Aponeurose des M. infraspinatus

Der Patient liegt auf der gesunden Seite. Die Hand der schmerzhaften Schulter liegt in Pronationsstellung auf dem auf der Behandlungsliege positionierten Unterarm.
- Legen Sie Ihre beiden Daumen unter die Spina scapulae und suchen Sie nach Zonen verminderter Beweglichkeit, indem Sie die Aponeurose über den Muskel gleiten lassen.
- Die Beweglichkeit zwischen Aponeurose und Muskel ist wichtig, da eine mangelnde Gleitfähigkeit Muskelkontraktionen und propriozeptive Fehlinformationen zur Folge haben kann.
- Diese Kontraktionen werden langsam auf die Sehne und die Ansatzzone am Humerus weitergeleitet (➤ Abb. 7.9).

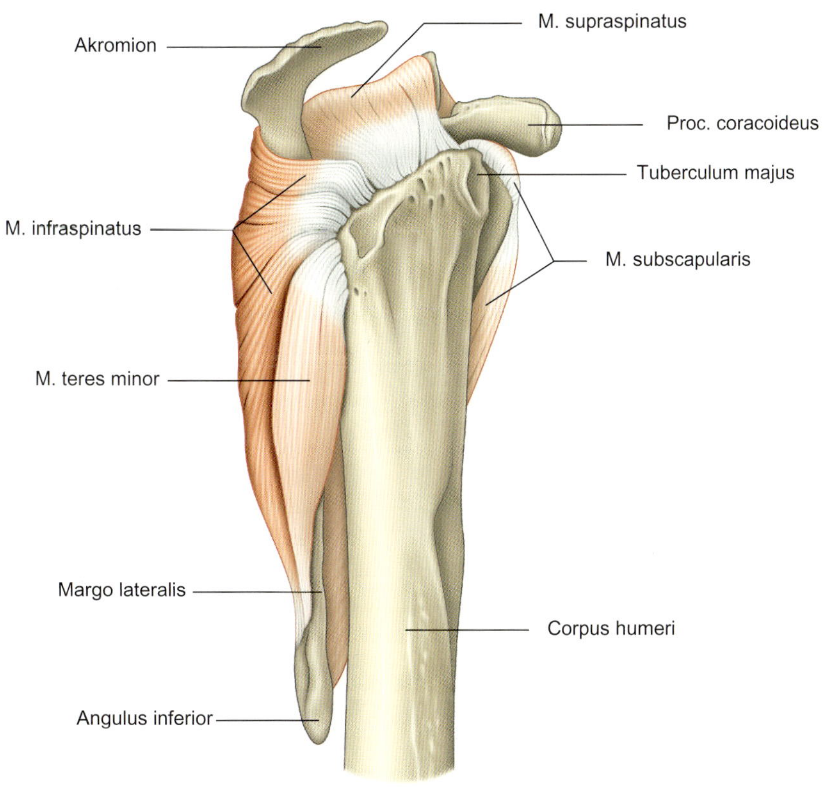

Abb. 7.8b M. infraspinatus

7

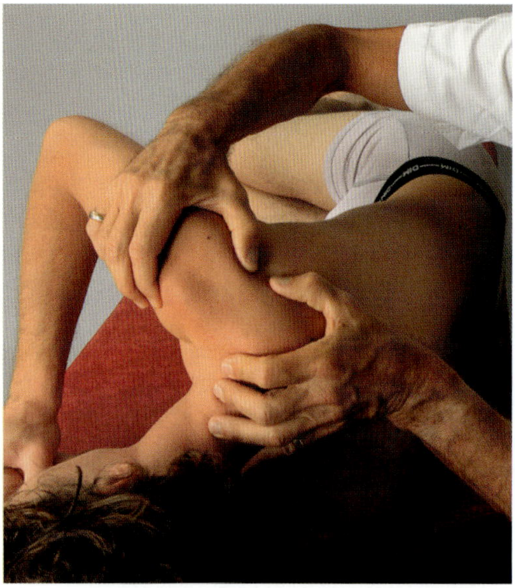

Abb. 7.9 Technik für die Aponeurose des M. infraspinatus

Sehne des M. infraspinatus

Der Patient liegt auf der gesunden Seite.

- Stellen Sie sich hinter ihn und legen Sie Ihren Daumen in die Fossa infraspinata, um den Muskelbauch zu fixieren oder nach medial zu dehnen (> Abb. 7.10).
- Legen Sie einen Finger auf die mittlere Facette des Tuberculum majus und dehnen Sie die Ansatzsehne und das Tuberculum majus nach lateral.
- Bitten Sie den Patienten, seine Schulter in zwei Richtungen zu bewegen
  - nach lateral entlang der Achse der Ansatzsehne,
  - nach kranial, in Abduktion.

Sulcus infraspinato-acromialis

Nach der Manipulation des Muskelbauchs befassen wir uns mit dem schmäleren Teil des Muskels unter der Spina scapulae und dem Akromion. Diese Technik gleicht jener, die wir für den M. supraspinatus verwendet haben, mit dem Unterschied, dass unser Daumen nun den unter der Spina scapulae und dem Akromion liegenden Teil der Skapula behandelt.

- Der Patient liegt auf seiner gesunden Seite, in der für die Schultermanipulationen klassischen Position.

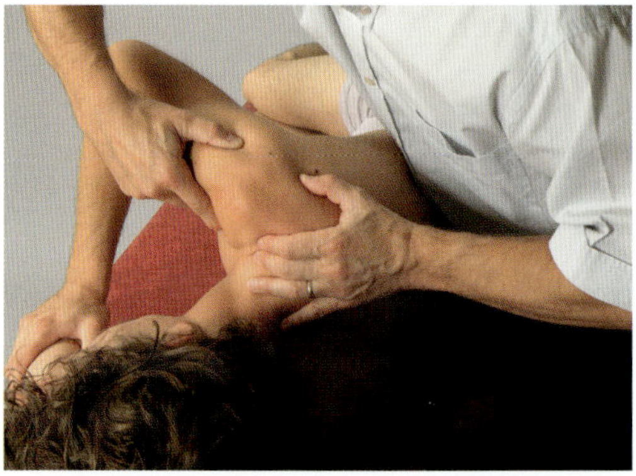

Abb. 7.10 Technik für die Sehne des M. infraspinatus in Seitenlage

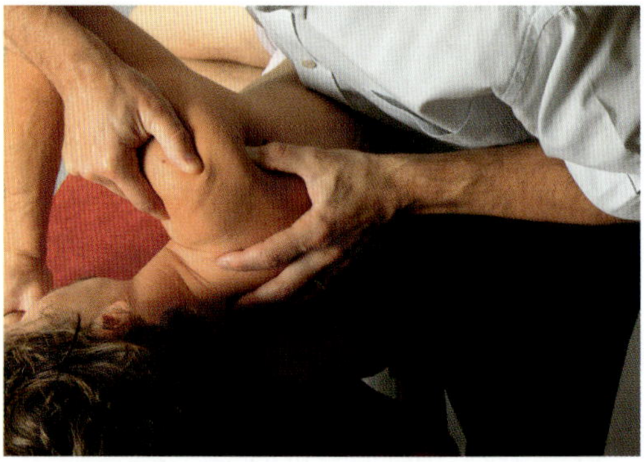

Abb. 7.11 Technik für den Sulcus infraspinato-acromialis

- Stellen Sie sich hinter den Patienten und legen Sie eine Hand auf den anteromedialen Abschnitt des Humeruskopfs und bewegen Sie ihn nach medial in Richtung Skapula. Dabei wird die muskulärsehnige Ansatzzone verkürzt und kann nun leichter untersucht werden.
- Legen Sie einen Daumen oder Finger unter die Spina scapulae und bewegen Sie ihn langsam in Richtung Gelenkpfanne, spielen Sie mit den Geweben von medial nach lateral und von kranial nach kaudal.

Sie werden staunen wie viele Mikrofixierungen Sie in dieser Region finden (> Abb. 7.11).

Hinweis

Diese Technik behandelt sowohl den M. infraspinatus als auch die A. suprascapularis und v. a. den N. suprascapularis, der auch in der etwas weiter kranial liegenden Incisura scapulae behandelt werden kann.

7

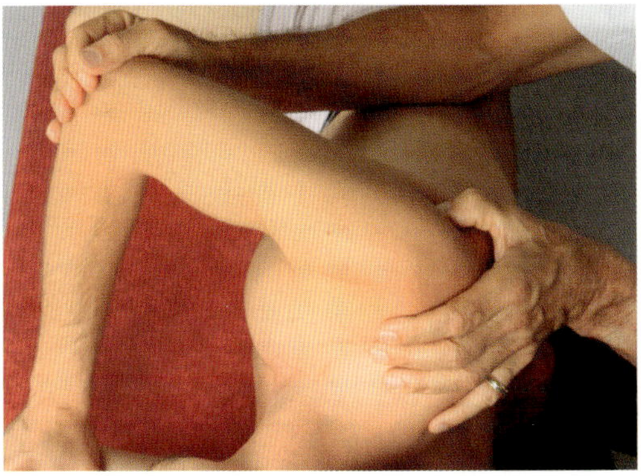

Abb. 7.12 Technik für die Incisura spinoglenoidale

Incisura spinoglenoidale

Diese im Englischen als „spinoglenoidal notch" bezeichnete Vertiefung schließt an den Sulcus an, in dem die Sehne des M. infraspinatus zur oberen Facette des Tuberculum majus verläuft. Es handelt sich um eine wichtige Zone für den Verlauf und den Ansatz des M. infraspinatus sowie für den N. suprascapularis und die A. suprascapularis.

- Sie stehen hinter dem Patienten, dessen schmerzhafte Schulter oben liegt. Die Hand des Patienten liegt auf der Liege oder auf dem anderen Unterarm.
- Bewegen Sie mit einer Hand das Schultergelenk leicht nach dorsal und kranial. Drücken Sie den Daumen oder einen Finger der anderen Hand unter die Spina scapulae und bis zur Incisura spinoglenoidale.
- Führen Sie zunächst einige Dehnungen nach kaudal und anschließend nach medial aus. Drehen Sie Ihren Daumen oder Finger im Sulcus. Nachdem die Mechanorezeptoren gut stimuliert wurden, schließen Sie die Behandlung mit einer Induktion ab (➤ Abb. 7.12).

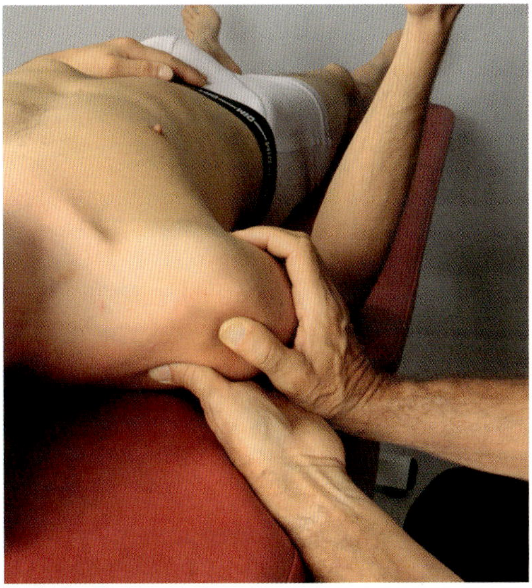

Abb. 7.13 Technik für die Sehne des M. infraspinatus in Rückenlage

Rückenlage

- Stellen Sie sich schräg oder direkt hinter den Patienten. Legen Sie einen Daumen auf den Muskelbauch des M. infraspinatus und den anderen auf die Ansatzsehne am Humerus.
- Bitten Sie den Patienten, seinen Unterarm zu beugen und Innen- und Außenrotationsbewegungen auszuführen, die Sie entweder begleiten oder behindern, um die Spannung in der Sehne zu erhöhen (➤ Abb. 7.13).

Diese Technik zur Dehnung der Sehne kann auch mit zwei Daumen ausgeführt werden.

7

7.4 M. teres minor

7.4.1 Anatomie und Funktion (> Abb. 7.14a, > Abb. 7.14b)

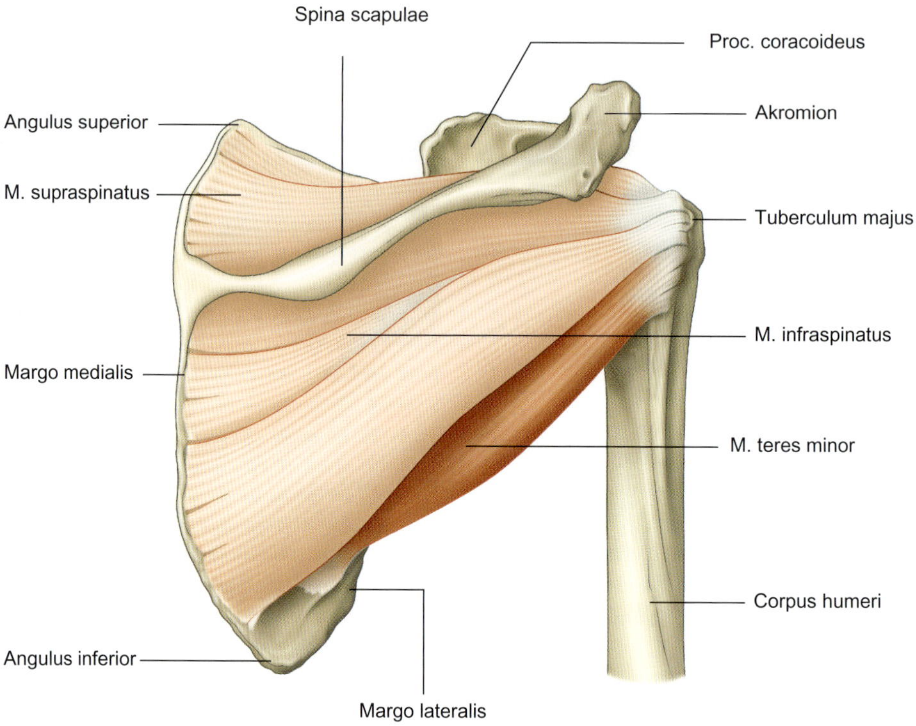

Abb. 7.14a M. teres minor

Ursprung

Der M. teres minor entspringt am lateralen Skapularand oberhalb des M. teres major.

Verlauf

Der M.-teres-Muskel zieht nach lateral und kranial.

Hinweis

Der M. teres minor überdeckt den langen Trizepskopf und wird selbst vom M. deltoideus überdeckt.

Ansatz

Der M. teres inseriert mit einer festen Sehne in der distalen Facette des Tuberculum majus.

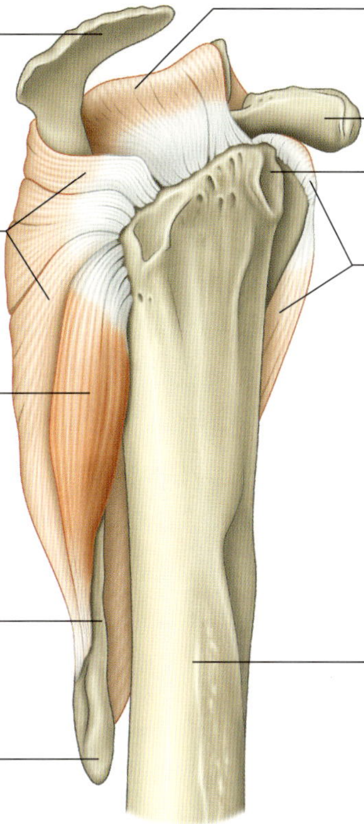

Abb. 7.14b M. teres minor

Innervation

Er wird über die Nervenwurzeln C5–C6 durch den N. axillaris innerviert.

Vaskularisation

Die A. circumflexa posterior humeri zieht durch die laterale Achsellücke.

Funktion

Der M. teres minor

- drückt den Humeruskopf in die Pfanne,
- ist ein Außenrotator (nicht sehr kräftige Funktion).

7.4.2 Techniken

Seitenlage

Der Patient befindet sich wieder in der klassischen Position, er liegt auf seiner gesunden Seite, seine Hand in Pronationsstellung ruht auf dem auf der Behandlungsliege befindlichen Unterarm (> Abb. 7.15).

- Legen Sie einen Daumen auf den kaudalen Anteil des Tuberculum majus und führen Sie mit den Fingern der anderen Hand folgende Bewegungen aus:
  - Während der Patient den Arm in Abduktion bewegt, halten Sie den lateralen Rand der Skapula fest.
  - Dehen Sie den lateralen Rand der Skapula nach medial und verstärken Sie gleichzeitig die Abduktion des Humerus. Die Bewegung des Daumens sollte genau auf das Tuberculum majus konzentriert sein.
  - Bewegen Sie den muskulär-sehnigen Übergangsbereich nahe am Humerus nach kranial und kaudal. Versuchen Sie auch die kranialen Fasern des M. teres minor von den kaudalen Fasern des M. infraspinatus zu trennen.
- Zum Abschluss der Technik führen Sie eine Trennungs-Induktionstechnik am M. infraspinatus und am M. teres minor aus.

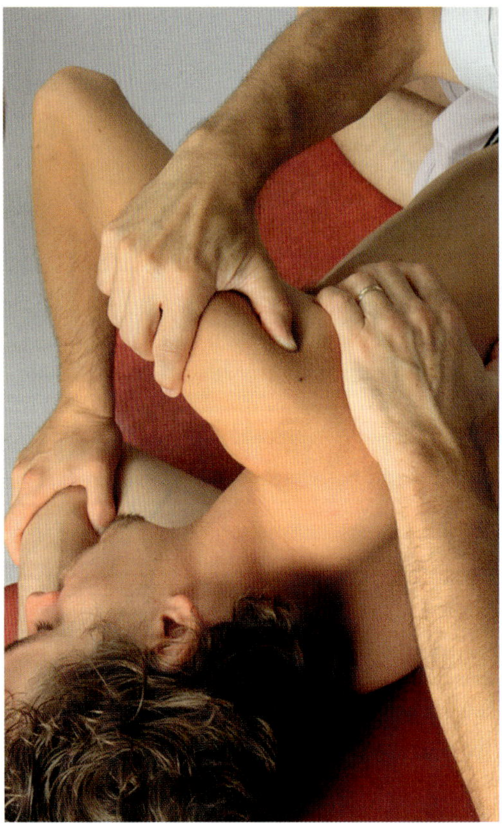

Abb. 7.15 Technik für den M. teres minor in Seitenlage

Praxistipp

In der Praxis werden der M. teres minor und der M. infraspinatus gemeinsam behandelt. Dabei ist es allerdings wichtig, die einzelnen Muskelfasern zu differenzieren, um die kleinen Mikrofixierungen nicht zu übersehen. Es ist die Präzision unserer Techniken, die uns den gewünschten Erfolg bringt.

Trennungs-Induktionstechnik

Ausgehend von der oben beschriebenen Position legt man einen Daumen gegen den kaudalen Rand des M. infraspinatus und den anderen gegen den kranialen Rand des M. teres minor. Während der Patient den Arm in Abduktion bewegt, trennt man die beiden Muskel durch Induktion voneinander (> Abb. 7.16).

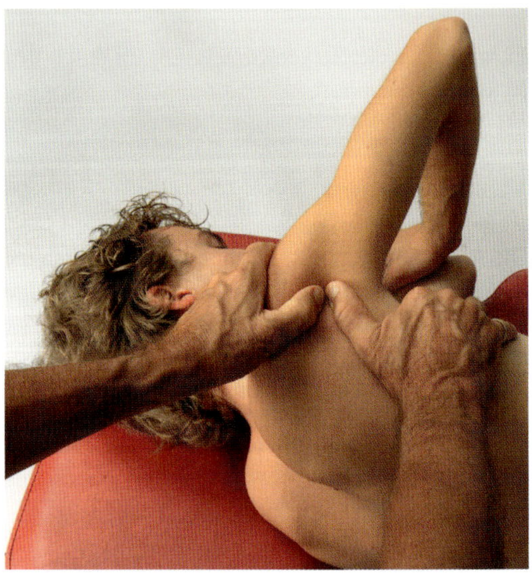

Abb. 7.16 Trennungs-Induktionstechnik für den M. teres minor

7.5 M. levator scapulae

7.5.1 Anatomie und Funktion (➤ Abb. 7.17)

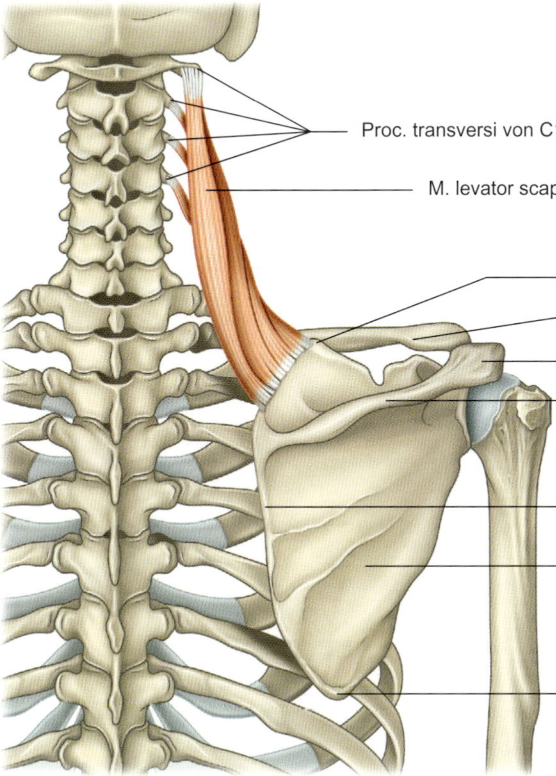

Abb. 7.17 M. levator scapulae

Ursprung

Der M. levator scapulae entspringt von den Tubercula posteriora der Querfortsätze der ersten vier Halswirbel (C1–C4).

Verlauf

Der Muskel zieht nach kaudal und lateral.

Ansatz

Der Muskel inseriert am

- Angulus superior der Skapula,
- anschließender Teil des Margo medialis scapulae,
- er wird durch den M. trapezius und den M. sternocleidomastoideus bedeckt.

Innervation

Der M. levator scapulae wird durch den N. dorsalis scapulae (Nervenwurzeln C4–C5) innerviert.

Vaskularisation

Die Versorgung ist komplex, wichtige Elemente sind der Truncus thyreocervicalis und die A. cervicalis superficialis.

Funktion

Der M. levator scapulae zieht den oberen Skapulawinkel nach kranial und medial. Dadurch wird der untere Winkel nach lateral bewegt und die Skapula gekippt.

Wird die Skapula fixiert, bewegt der Muskel den Kopf in eine leichte Neigung.

Klinik

Der Ansatz am oberen Skapulawinkel ist bei Gallenblasen- und Leberproblemen oft sehr schmerzhaft. Diese Verbindung ist in osteopathischen Kreisen wohl bekannt.

Ein perforierender Nerv durchzieht den Ansatzbereich des M. levator scapulae am Angulus superior, er ist oft sehr sensibel.

Über die Ansätze des M. levator scapulae an den Querfortsätzen der ersten vier Halswirbel wird das Schulterblatt mit der Halswirbelsäule verbunden. Irritationen der Ansatzzonen können zu oberflächlichen posterioren Zervikalgien führen und von einem Schmerzpunkt an der Skapula begleitet werden.

Praxistipp

Lassen sich die Schmerzen nicht auf ein Trauma zurückzuführen sein, sollte ein Leber- bzw. Gallenblasenproblem in Betracht gezogen werden. Die klassischen viszeralen Bezüge verbinden die Gallenblase mit der rechten und das Pankreas mit der linken Skapula.

7.5.2 Techniken

Rückenlage

- Stellen Sie sich an das Kopfende der Behandlungsliege und legen Sie die Finger unter die Querfortsätze der Halswirbel, sodass das Okziput des Patienten in Ihrer Handfläche liegt.
- Der Daumen der anderen Hand liegt auf dem oberen Skapulawinkel und drückt ihn vorsichtig – denken Sie an den perforierenden Nerv – nach kaudal und lateral.
- Am Ende der Bewegung sollte der Patient seine Hand den Oberschenkel entlanggleiten lassen, um den Dehnungseffekt zu verstärken.
- Durch eine leichte Seitneigung und kontralaterale Rotation des Kopfs kann die Spannung an den Muskelansätzen verstärkt werden.

Hinweis

Die detaillierte Manipulation der zervikalen Ansätze wird in einem in Kürze erscheinenden Buch über die Wirbelsäule beschrieben.

Seitenlage

- Klassische Position, der Patient liegt auf der gesunden Seite. Legen Sie beide Daumen nebeneinander auf den Angulus superior scapulae.
- Bitten Sie den Patienten, seine Schulter nach vorne zu beugen und nach kaudal abzusenken (➤ Abb. 7.18).

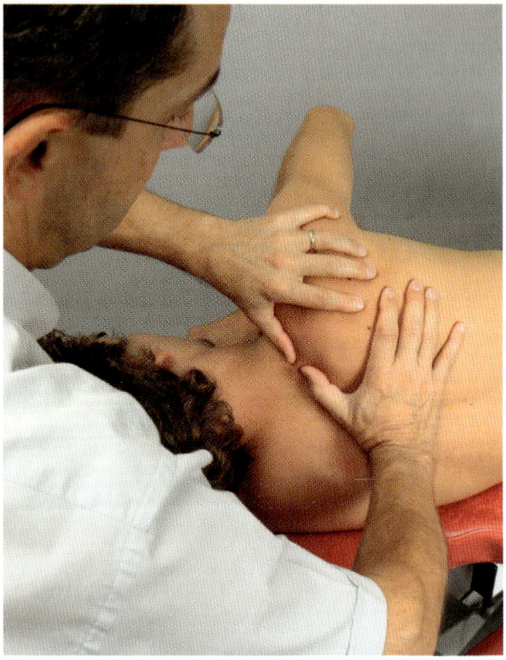

Abb. 7.18 Technik für den M. levator scapulae in Seitenlage

Bauchlage

Führen Sie eine Dehnungs-Induktionstechnik der Haut im Bereich der Ansätze am Skapulawinkel durch (➤ Abb. 7.19). Dadurch wird die Sensibilität des N. perforans positiv beeinflusst.

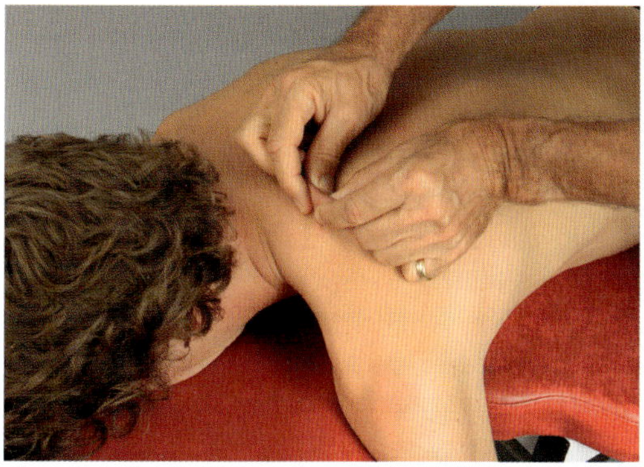

Abb. 7.19 Technik für den M. levator scapulae in Bauchlage

> **Merke**
>
> Vorsicht bei Leberproblemen, in diesen Fällen ist die Haut in diesem Bereich besonders sensibel. Eine mit der erforderlichen Vorsicht ausgeführte Hauttechnik mit Induktion bringt gute Ergebnisse.

7.6 Mm. rhomboidei

7.6.1 Anatomie und Funktion (➤ Abb. 7.20)

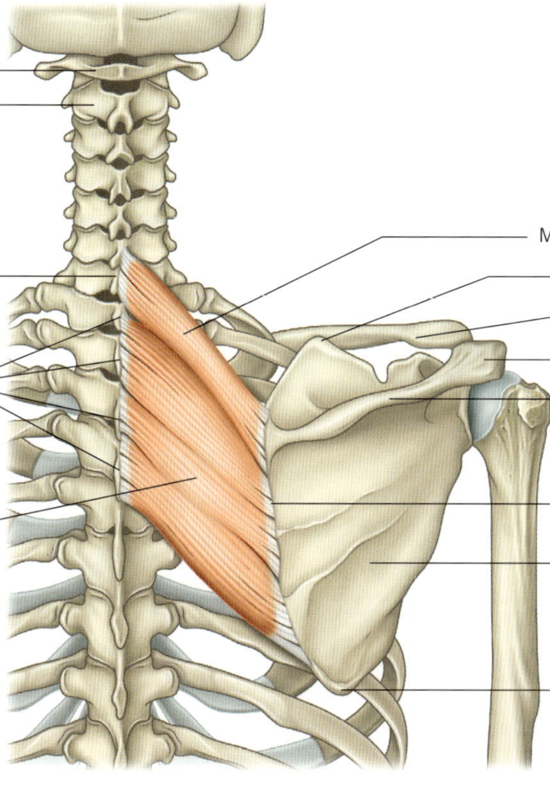

Abb. 7.20 Mm. rhomboidei

Ursprung

Die Mm. rhomboidei entspringen

- M. rhomboideus minor: an den Dornfortsätzen von C6 und C7,
- M. rhomboideus major: an den Dornfortsätzen von Th1–Th5.

Verlauf

Die Mm. rhomboidei ziehen schräg nach lateral und kaudal.

Ansatz

Die Mm. rhomboidei inserieren am medialen Rand der Skapula.

Innervation

Mm. rhomboidei werden durch den N. dorsalis scapulae (Nervenwurzeln C4–C5) innerviert.

Vaskularisation

Die Muskeln werden versorgt durch die A. thoracodorsalis, einem Ast der A. subscapularis, die aus der A. axillaris entspringen.

Funktion

Die beiden Muskeln sind nicht immer klar zu trennen, sie drücken die Skapula gegen den Brustkorb. Sie ziehen die Skapula nach medial und bilden die Antagonisten des M. serratus anterior.

Hinweis

Der skapuläre Ansatz des M. rhomboideus minor liegt in unmittelbarer Nähe des M. levator scapulae, sodass es technisch manchmal schwierig ist, die beiden Muskeln getrennt zu behandeln.

Viszerale Bezüge

Die Mm. rhomboidei stehen in Verbindung mit folgenden Organen:

- M. rhomboideus minor: mit der Leber
- Mm. rhomboidei: mit den Brustorganen

7.6.2 Techniken

Die Behandlung dieser Muskeln sollte in einem größeren Kontext erfolgen, der auch andere Techniken für die Schulter mit einbezieht und damit die Effizienz der Behandlung erhöht. Die Entspannung der Mm. rhomboidei führt zu allgemeinem Wohlbefinden. Die Muskeln können nicht einer genauen osteoartikulären Fixierung zugeordnet werden.

Seitenlage

- Der Patient nimmt wieder die beschriebene Position ein, die zu behandelnde Schulter ist oben.
- Legen Sie Ihren Daumen auf den medialen Rand des Schulterblatts und arbeiten Sie sich von kranial nach kaudal vor.
- Bitten Sie den Patienten, mit seiner Schulter eine Flexions- und Anteversionsbewegung auszuführen und begleiten Sie diese Bewegung mit Ihren beiden Daumen.
- Suchen Sie nach Mikroadhäsionen oder Verhärtungen und lösen Sie diese durch Induktion (➤ Abb. 7.21).

Rückenlage

- Legen Sie die Finger einer Hand an den medialen Rand der Skapula und bringen Sie mit Ihrer anderen Hand den Arm des Patienten in Abduktion und Außenrotation.
- Bei Schulterschmerzen bitten Sie den Patienten, diese Bewegung vorsichtig selbst auszuführen.

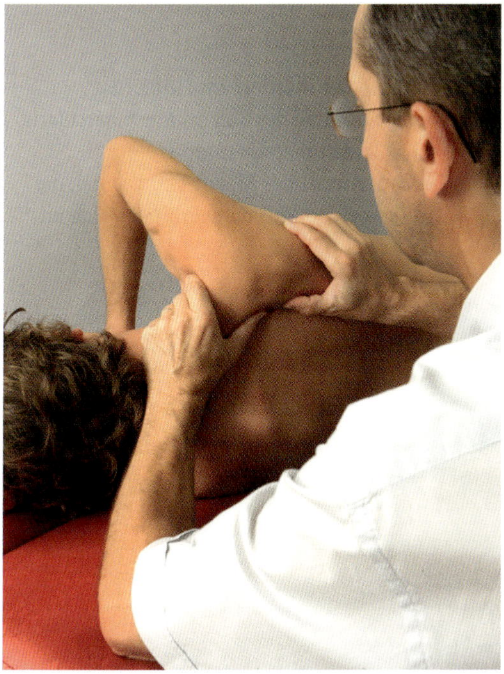

Abb. 7.21 Technik für den M. rhomboideus in Seitenlage

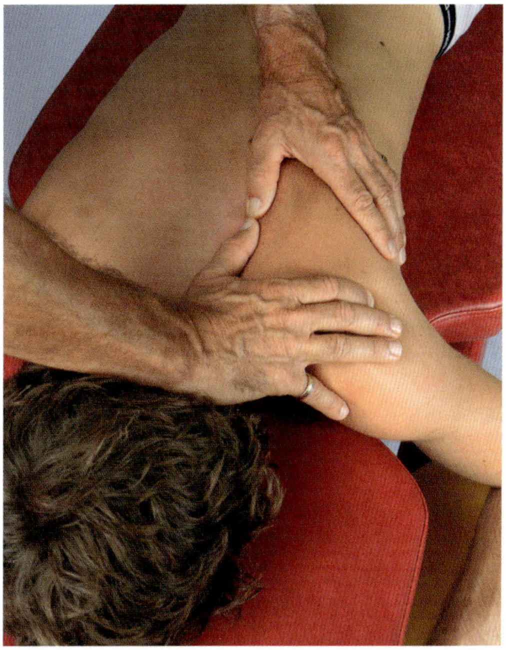

Abb. 7.22 Technik für den M. rhomboideus in Bauchlage

Bauchlage

- Der Patient liegt auf der Behandlungsliege, die Arme hängen seitlich über die Liege hinaus.
- Bewegen Sie mithilfe Ihrer Daumen oder Finger die Skapula nach lateral. Bitten Sie den Patienten, am Ende der Bewegung seinen Arm zu dehnen, so als wollte er mit seinen Fingern den Boden berühren.
- Suchen Sie in dieser Zone auch die kleinen in der Dermis bzw. der Subkutis liegenden Nervengeflechte ➤ (Abb. 7.22).

Durch diese Manipulation können die Gallenblase und die Leber beeinflusst werden.

7.7 M. teres major

7.7.1 Anatomie und Funktion (➢ Abb. 7.23)

Ursprung

Der M. teres major entspringt
- am und um den Angulus inferior scapulae,
- am medialen Skapularand.

Verlauf

Der M. teres major zieht schräg nach lateral und kranial.

Ansatz

Der M. teres major inseriert am Humerus,
- im medialen Anteil des Sulcus intertubercularis, nahe der Crista tuberculi minoris,
- hinter dem Ansatz des M. latissimus dorsi, die Fasern der beiden Muskeln verbinden sich im Ansatzbereich

Innervation

Der M. teres major wird durch den aus dem N. subscapularis (C6–C7) stammenden N. thoracodorsalis innerviert.

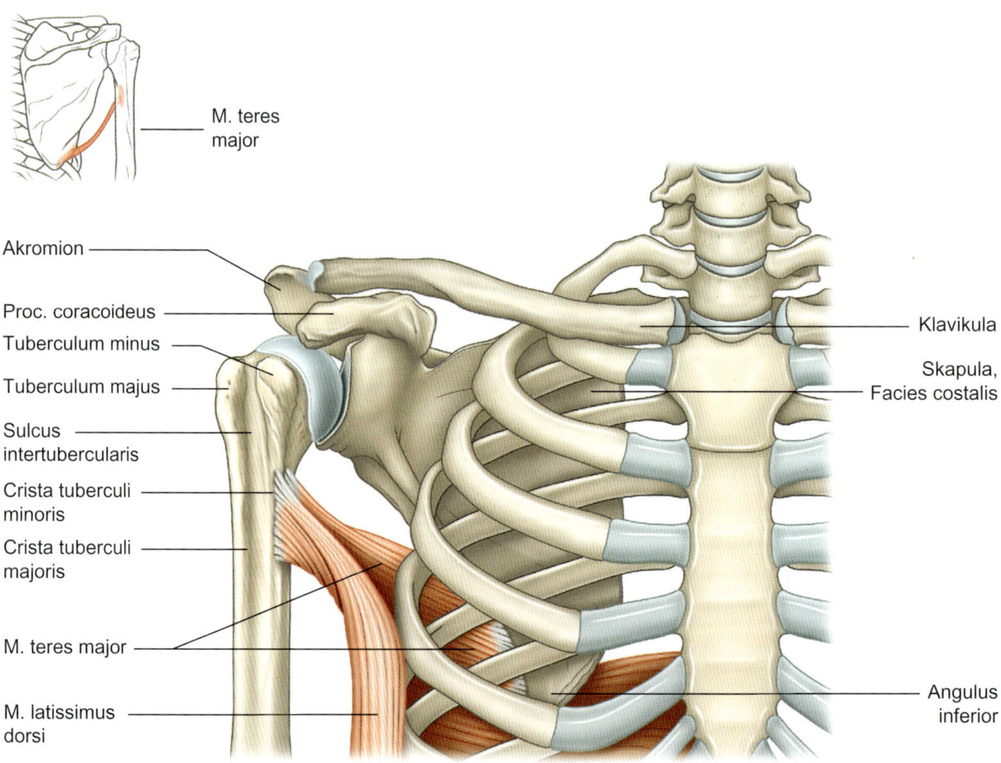

Abb. 7.23 M. teres major

Vaskularisation

Er wird durch die A. subscapularis, einem Ast der A. axillaris versorgt.

Funktion

Der M. teres major dient
- der medialen Retroversion des Arms, die durch eine kleine Innenrotation begleitet wird,
- der Adduktion.

Hinweis

Der M. teres major ist der „Zwillingsbruder" des M. latissimus dorsi, die proximalen Ansätze der beiden Muskeln am Humerus lassen sich nicht klar unterscheiden. Diese Verbindung macht aus dem M. teres major einen „viszeralen" Muskel, der einen Bezug hat zu den unter dem Diaphragma liegenden Organen, insbesondere zu den Nieren und dem Darm.

7.7.2 Techniken

Seitenlage

- Der Patient liegt in der klassischen Seitenlage, bei der die Hand der betroffenen Schulter auf dem anderen Unterarm aufliegt.
- Umgreifen Sie den proximalen Anteil des Arms von medial und legen Sie zwei Finger im Bereich des Tuberculum minus unterhalb des M. subscapularis auf den Humerus.
- Positionieren Sie zwei Finger der anderen Hand nahe dem unteren Skapulawinkel auf dem lateralen Rand des Schulterblatts.
- Drücken Sie den Rand und den unteren Skapulawinkel nach medial und bewegen Sie den Humerus in eine leichte Innen- bzw. Außenrotation (➤ Abb. 7.24).

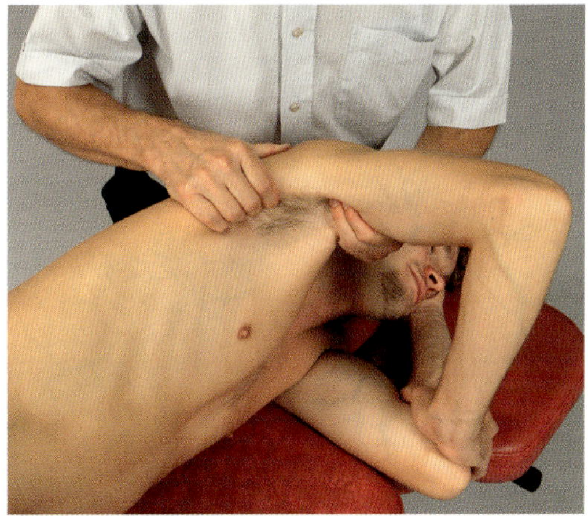

Abb. 7.24 Technik für den M. teres major in Seitenlage

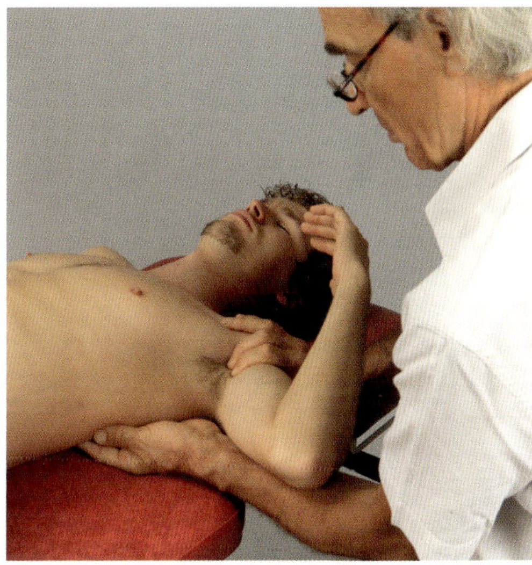

Abb. 7.25 Technik für den M. teres major in Rückenlage

Hinweis

Der M. teres major verläuft unterhalb und vor dem langen Trizepskopf und bildet mit diesem gemeinsam die laterale und die mediale Achsellücke sowie die von Skapula und M. triceps brachii bzw. von Humerus und M. triceps brachii umgrenzten Dreiecke. Zu weiteren Techniken zur Dehnung der Humerus-Trizeps-Räume ➤ Kap. 7.11.

Rückenlage

- Der Patient bringt seinen Arm in eine leichte Abduktions- und Außenrotationsstellung.
- Legen Sie die Finger einer Hand an den unteren Skapulawinkel und die umliegende Region. Die Finger der anderen Hand umgreifen den Oberarm medial im Bereich des Tuberculum minus.

- Bewegen Sie den Ansatz des M. teres major am Humerus in eine Außenrotation und drücken Sie gleichzeitig den unteren Skapulawinkel nach medial (➤ Abb. 7.25).

Praxistipp

Wie bei allen Schultertechniken kann der Patient, abhängig von Beeinträchtigung und Schmerz, seinen Arm auch selbst mobilisieren. Begleiten Sie die Bewegung bis zur Schmerzzone, bleiben Sie jedoch immer im schmerzfreien Bereich.

7.8 M. latissimus dorsi

7.8.1 Anatomie und Funktion (➤ Abb. 7.26a, ➤ Abb. 7.26b)

Der M. latissimus dorsi ist der größte Muskel des menschlichen Körpers und verfügt über eine Vielzahl von Ansätzen. Der Muskel verbindet die obere Extremität mit dem Thorax und dem Becken. Er ist an zahlreichen mechanischen und viszeralen Problemen beteiligt.

Hinweis

Der M. latissimus dorsi und der M. teres major haben embryologisch gesehen die gleiche Anlage. Der M. latissimus dorsi ist, wie erwähnt, der größte Muskel des menschlichen Körpers. Er bildet die Muskelebene für die Hinterwand der Fossa axillaris. Bei guten Schwimmern ist seine dreieckige Form am Rücken erkennbar.

Ursprung

Der Muskel hat seinen Ursprung an folgenden anatomischen Strukturen:

- Dornfortsätze der sechs untersten Brustwirbel
- Dazugehörende Abschnitte des Lig. supraspinale
- Dornfortsätze der fünf Lendenwirbel
- Angulus inferior der Skapula
- Seitenfläche der drei oder vier letzten Rippen
- Fascia thoracolumbalis
- Posteriores Drittel der Crista iliaca
- Crista sacralis

Verlauf

Der M. latissimus zieht schräg nach kranial und lateral.

Ansatz

Der M. latissimus dorsi inseriert am Humerus. Die Muskelfasern sind in sich verdreht und setzen an der Crista tuberculi minoris und am Sulcus intertubercularis an. Die Fasern des Muskels verschmelzen mit den Fasern des M. teres major. Palpatorisch ist eine klare Unterscheidung der beiden Muskeln nicht möglich.

Bursa serosa

Ein Schleimbeutel liegt unmittelbar vor der Stelle, an dem der M. latissimus dorsi mit dem M. teres major zusammenwächst.

Innervation

Der M. latissimus dorsi wird durch den N. thoracodorsalis, ein Ast des M. subscapularis (C6–C8) innerviert. Interessant ist, dass ein Muskel mit Ansätzen im Lumbosakralbereich durch zervikale Nervenwurzeln innerviert wird.

Vaskularisation

Der Muskel wird durch die A. thoracodorsalis, einem Ast der A. subscapularis, die wiederum der A. axillaris entstammt, versorgt.

Praxistipp

Es sollte uns bewusst sein, dass wir mit einer Behandlung der oberen Thoraxapertur und der dort befindlichen Strukturen viele andere Gefäß- und Nervenstrukturen beeinflussen können, wie etwa die A. thoracodorsalis und den N. thoracodorsalis.

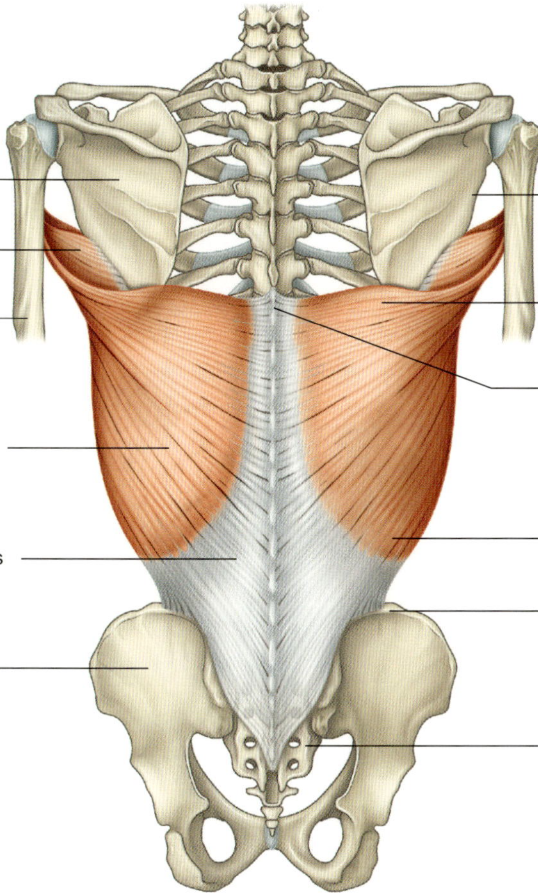

Abb. 7.26a M. latissimus dorsi

Funktion

Der Muskel senkt den in Adduktion angehobenen Arm. Bei Anspannung beider Muskeln werden die Schultern nach dorsal und kaudal gezogen. Sie sind beim Husten und bei forcierter Ausatmung aktiv.

Der M. latissimus dorsi ist das muskuläre Verbindungselement zwischen dem Becken, dem Thorax und der Schulter.

Viszerale Verbindung

Der Muskel ist teilweise für Schulterschmerzen verantwortlich, die ihren Ursprung im Urogenitalbereich haben.

Merke

Das Trigonum lumbale (Grynfeltt-Raum) dient als topografischer Anhaltspunkt für die Manipulationen des M. latissimus dorsi, es wird durch folgende Strukturen umgrenzt:
- Lateral durch den M. obliquus externus
- Medial durch den M. latissimus dorsi
- Kaudal durch die Crista iliaca

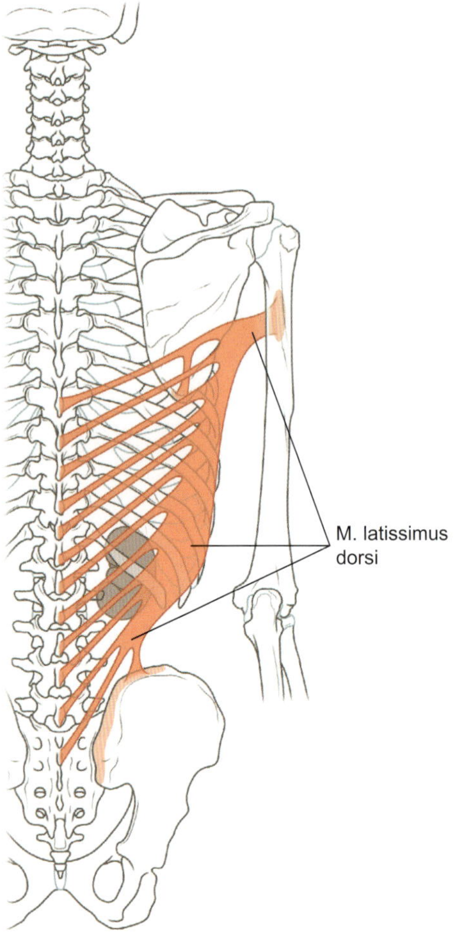

Abb. 7.26b M. latissimus dorsi

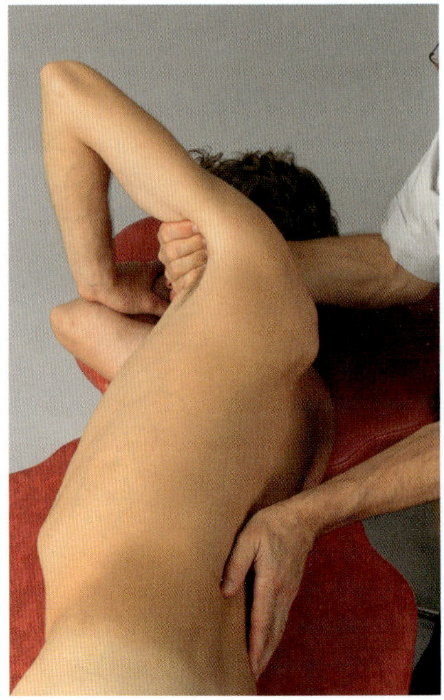

Abb. 7.27 Technik für den M. latissimus dorsi in Seitenlage (Variante 1)

7.8.2 Techniken

Seitenlage

Variante 1 (➤ Abb. 7.27)

- Sie stehen hinter dem Patienten. Dieser befindet sich in der klassischen Position, bei der er auf der nicht zu behandelnden Seite ruht. Die Hand wird in Pronationsstellung auf den auf der Behandlungsliege ruhenden Unterarm gelegt.
- Legen Sie die Finger einer Hand nahe dem Sulcus intertubercularis und dem Tuberculum minus auf den medialen Anteil des Oberarms.
- Platzieren Sie den Daumen oder zwei Finger der anderen Hand auf die thorakolumbalen Dornfortsätze und erzeugen Sie eine Spannung zur gegenüberliegenden Seite, d. h. Ihre Finger üben Druck nach unten, in Richtung Behandlungsliege aus.
- Bitten Sie den Patienten, seinen Arm in Abduktion und Anteversion zu bewegen. Erhöhen Sie mit beiden Händen schrittweise die Dehnung.

Manche Patienten kann man zudem bitten, auf der Seite des zu behandelnden M. latissimus dorsi das Bein nach distal zu dehnen, sodass eine doppelte Dehnung entsteht.

Variante 2 (➤ Abb. 7.28)

Wir kombinieren die Dehnung des M. latissimus dorsi gerne mit einer Behandlung der Niere.

- Beginnen Sie in der gleichen Ausgangsstellung und stützen Sie dabei Ihre Ellenbogen am eigenen Körper ab, drücken Sie die Handfläche Ihrer einen Hand gegen den dritten und vierten Len-

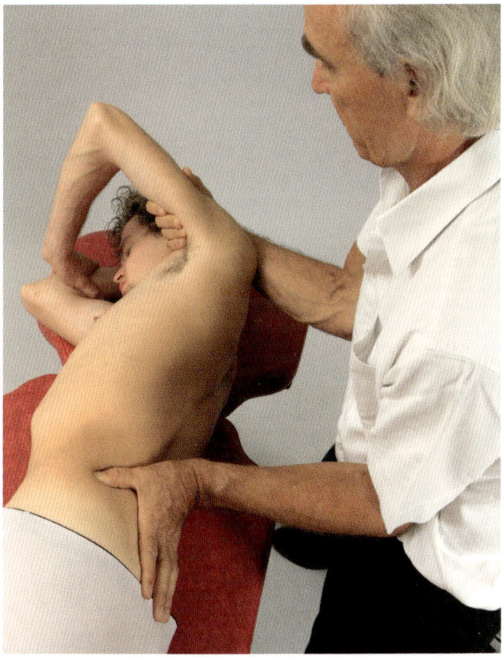

Abb. 7.28 Technik für den M. latissimus dorsi (Variante 2)

denwirbel, sodass der Daumen im Trigonum lumbale zu liegen kommt.

- Während der Patient seinen Arm in Abduktion bewegt, begleiten Sie die Bewegung und mobilisieren gleichzeitig mit Ihrem Daumen die Niere nach ventral und medial.

Diese Technik ist sehr effizient, v. a. nach einem größeren Trauma, bei dem die Niere, ein Organ von hoher Dichte, als mechanisches Auffangbecken für die entstandenen Kollisionskräfte diente.

Rückenlage (➤ Abb. 7.29)

- Stellen Sie sich auf die Seite des zu behandelnden M. latissimus dorsi. Bitten Sie den Patienten, seine untere Extremität soweit in Flexion und Abduktion zu bewegen, dass die Fußsohle auf der Innenseite des anderen Knies zu liegen kommt.
- Legen Sie einen oder mehrere Finger zwischen die Skapula und den Humerus, nahe am Tuberculum minus.
- Platzieren Sie zwei Finger der anderen Hand im Trigonum lumbale und erzeugen Sie damit eine Spannung in Richtung der Querfortsätze des zweiten und dritten Lendenwirbels. Wir wissen, dass der M. latissimus dorsi an den Dornfortsätzen und nicht an den Querfortsätzen ansetzt, unser Druck richtet sich also sowohl auf die Dornfortsätze als auch auf die Querfortsätze.
- Ziehen Sie den Arm nach kranial und in eine leichte Abduktion und bitten Sie den Patienten, seinen Fuß entlang dem gegenüberliegenden Bein fußwärts gleiten zu lassen.
- Während dieser Bewegung führen Sie zunächst eine Kompressions-Inhibitionstechnik gegen die Dornfortsätze und Querfortsätze aus und anschließend gegen die Rückseite der Niere.

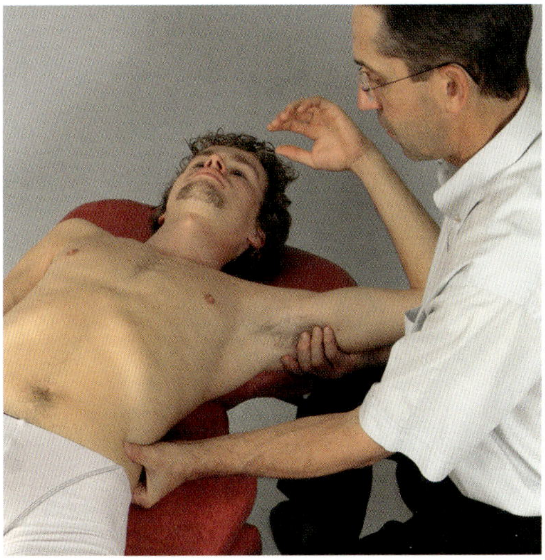

Abb. 7.29 Technik für den M. latissimus dorsi in Rückenlage

Hinweis

Die Wirkung dieser Technik beruht einerseits auf dem Dehnungseffekt, der über die Armbewegung auf den M. latissimus dorsi ausgeübt wird, andererseits auch über die Reflexbahnen durch den Druck auf den Lendenbereich.

Praxistipp

Bei beweglichen Patienten und sofern es der Schmerz zulässt, kann man den Patienten auch bitten, eine Hand hinter den Kopf zu legen. Dadurch kann der Arm besonders leicht nach kranial und in leichte Abduktion bewegt werden. Die Hand wird immer nahe an das Tuberculum minus gelegt. Die Technik wirkt durch die kombinierte Dehnung von Arm und Bein.

7.9 M. coracobrachialis

7.9.1 Anatomie und Funktion (➤ Abb. 7.30)

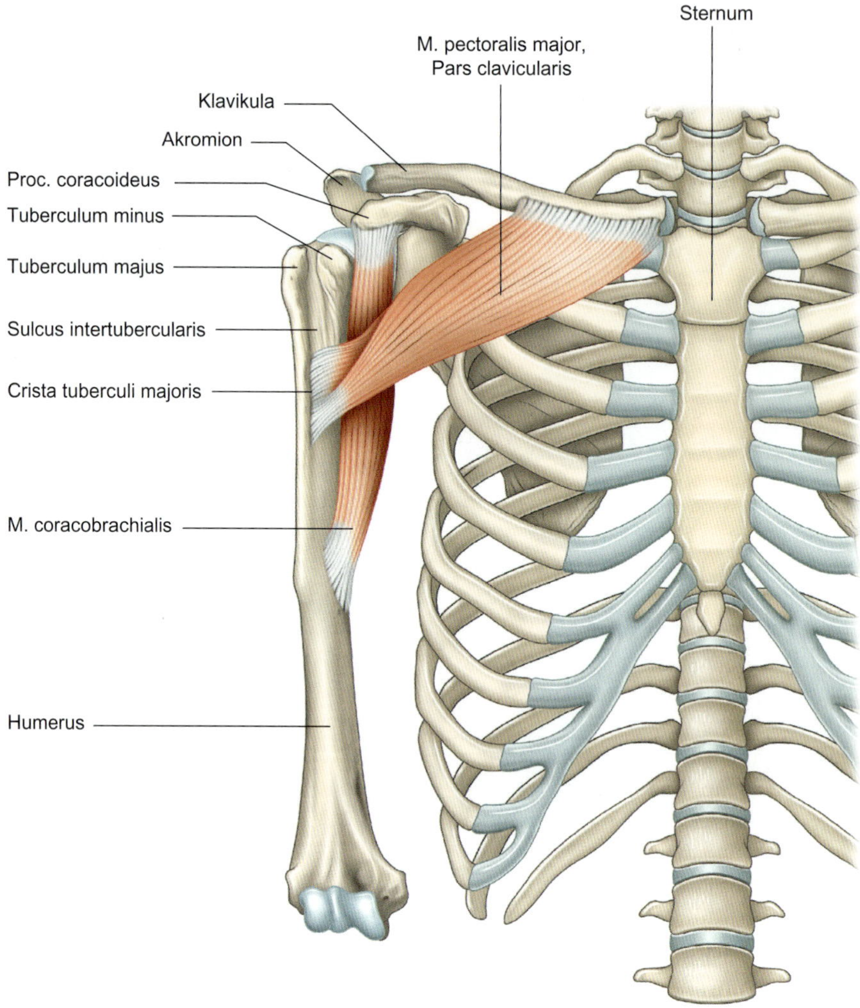

Abb. 7.30 M. coracobrachialis

Ursprung

Der M. coracobrachialis entspringt an der Spitze des Proc. coracoideus. Seine Sehne bildet eine gemeinsame Sehne mit dem Caput breve des M. biceps brachii.

Verlauf

Der M. coracobrachialis verläuft im Wesentlichen nach kaudal.

Ansatz

Der M. coracobrachialis endet an der Innenfläche des Humerus distal der Crista tuberculi minoris.

Innervation

Er wird vom N. musculocutaneus (Nervenwurzeln C6–C7) innerviert.

Vaskularisation

Er wird durch die A. circumflexa anterior humeri versorgt.

Funktion

Der M. coracobrachialis
- stabilisiert den Humeruskopf und drückt ihn in die Pfanne,
- erzeugt eine Anteversion des Arms.

Hinweis

Der M. coracobrachialis teilt sich Fasern mit dem M. pectoralis minor. Er ist ein wichtiger Muskel, um die A. axillaris von mechanischen Belastungen unterhalb des M. pectoralis zu befreien.

7.9.2 Techniken

Rückenlage – Variante 1

- Sie stehen hinter dem Patienten oder schräg zu ihm. Der Patient bringt seinen Arm in eine leichte Abduktions- und Außenrotationsstellung.
- Platzieren Sie einen Daumen auf dem Proc. coracoideus, am oberen Ende des Sulcus deltoideopectoralis und den anderen Daumen oder die Finger auf der Innenseite des Humerus hinter dem M. pectoralis.
- Während der Patient die Abduktion, die Humerusrotation und die Extension des Ellenbogens verstärkt, unterstützen Sie die Dehnung, indem Sie den Abstand zwischen Ihren beiden Daumen vergrößern (➤ Abb. 7.31).

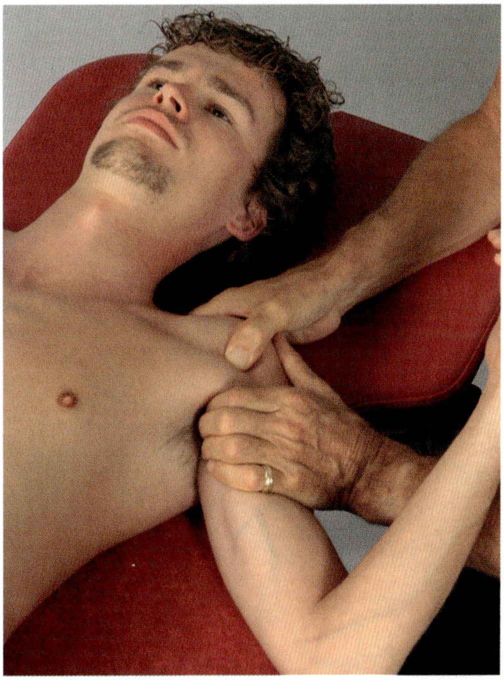

Abb. 7.31 Technik für den M. coracobrachialis in Rückenlage (Variante 1)

Rückenlage – Variante 2

- Stellen Sie sich neben den Patienten und fixieren Sie mit dem Thenar einer Hand den Proc. coracoideus, mit der anderen Hand ergreifen Sie den Oberarm des Patienten und dehnen den Humeruskopf, indem Sie ihn vom Proc. coracoideus entfernen.
- Fügen Sie am Ende der nach distal gerichteten Dehnbewegung ein leichte Außenrotation hinzu (➤ Abb. 7.32).

Praxistipp

Unsere Behandlung konzentriert sich nicht ausschließlich auf die Dehnung der Muskelfasern, sondern richtet sich auch auf die Mechanorezeptoren. Für eine effiziente Induktion ist der Ecoute unerlässlich.

7

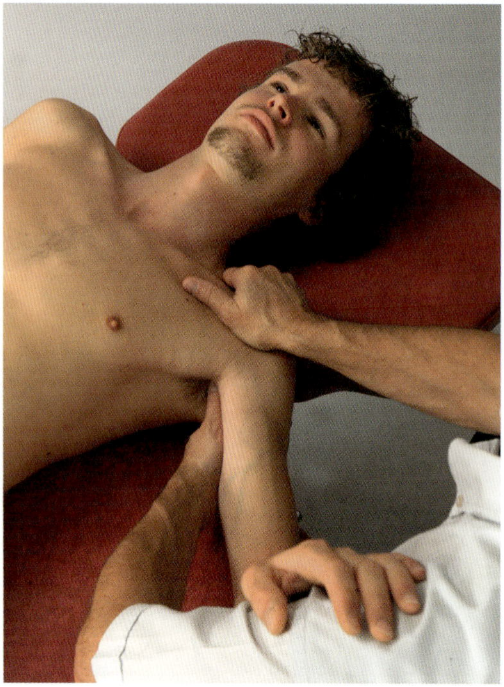

Abb. 7.32 Technik für den M. coracobrachialis in Rückenlage (Variante 2)

7.10 M. biceps brachii

7.10.1 Anatomie und Funktion (➤ Abb. 7.33)

Ursprung

Der M. biceps brachii besteht aus einem Caput longum und einem Caput breve:

- Der lange Bizepskopf entspringt am Tuberculum supraglenoidale.
- Der kurze Bizepskopf entspringt gemeinsam mit dem M. coracobrachialis am Proc. coracoideus. In der gleichen Region inseriert, etwas weiter medial, der M. pectoralis minor.

Verlauf

Der M. biceps zieht nach kaudal und vertikal. Die beiden Muskelköpfe verbinden sich auf Höhe der Ansatzzone des M. deltoideus am Humerus zu einer gemeinsamen Sehne.

Ansatz

Der M. biceps endet mit einer starken Endsehne auf der Tuberositas radii.

Ein flacher Sehnenstreifen, die Aponeurosis musculi bicipitis brachii (Lacertus fibrosus) spaltet sich von der Endsehne ab und strahlt ulnarwärts in die Unterarmfaszie ein.

Innervation

Der M. biceps brachii wird über die Nervenwurzeln von C5–C7, durch den N. musculocutaneus innerviert. Einige seitliche Fasern des Muskels werden durch den N. radialis innerviert.

Vaskularisation

Der Muskel wird durch die A. circumflexa anterior humeri, einem Ast der A. axillaris, versorgt.

Funktion

Der M. biceps brachii zählt nicht zur Rotatorenmanschette, ist aber häufig an den anterioren Kapselläsionen beteiligt.

- Er drückt den Humeruskopf in der Gelenkpfanne nach kaudal, medial und posterior.
- Da er das Labrum stabilisiert, können wir ihn für die Behandlung des Labrums verwenden.
- Er ist an der Koaptation des Gelenks beteiligt.
- Der Muskel ist über sein Caput longum ein Abduktor und Innenrotator, über sein Caput breve ein Adduktor.
- Die beiden Bizepsköpfe erzeugen gemeinsam die Anteversion der Schulter.
- Der Muskel ist Beuger und Supinator des Unterarms. Bei der Beugung des Ellenbogens bewegt er den Unterarm in Supination.

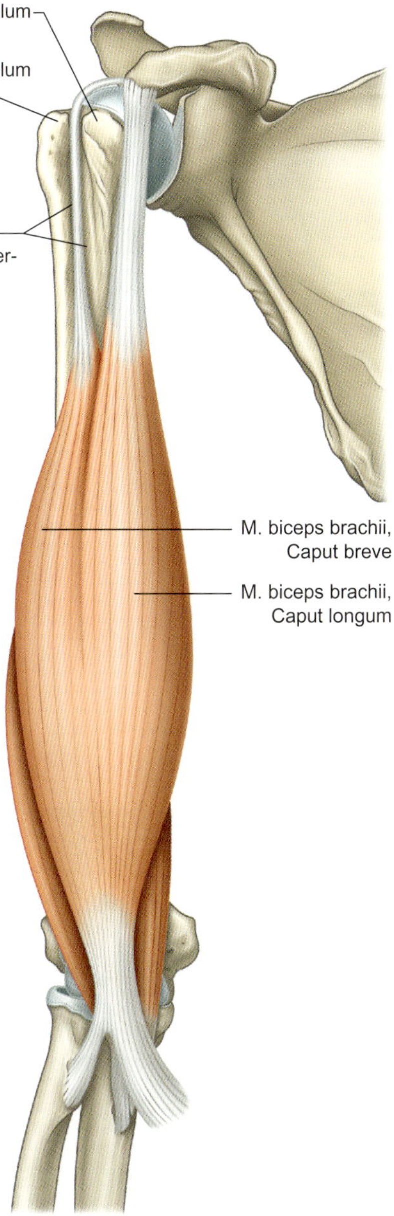

Abb. 7.33 M. biceps brachii

Hinweis

Das Caput longum zeigt folgende Besonderheiten.
- Es durchquert das Glenohumeralgelenk und zieht in seiner eigenen Sehnenscheide durch den Sulcus intertubercularis.
- Es verwendet den Humeruskopf als Umlenkscheibe.
- Seine Sehne zieht durch die Kapsel, verfügt aber über eine eigene Sehnenscheide – Vagina tendinis intertubercularis.
- Seine Sehne wird in einem Winkel von 110 Grad abgelenkt.
- Seine Sehne zieht unter dem Akromion durch, dort kommt es oft zu Überlastungen, dem sog. „Scheibenwischer-Syndrom".
- Das Caput longum ist ein biartikulärer Muskel.

Palpation

Um die Ansätze der langen Bizepssehne besser palpieren zu können, bittet man den Patienten, seinen Arm in Supination und Außenrotation zu bewegen.

Ligamentum transversum humeri

Das Lig. transversum humeri, das auch als Gordon-Brodie-Ligament bezeichnet (➤ Abb. 7.34), wird, befindet sich im Sulcus intertubercularis. Es bildet einen osteofibrösen Kanal, durch den die Sehne des Caput longum des M. biceps brachii verläuft.

Der osteofibröse Kanal wird gebildet durch
- das Lig. glenohumerale, ventral, und durch
- das Lig. coracohumerale, dorsal.

Das Band überspannt den Sulcus intertubercularis und verbindet das Tuberculum majus mit dem Tuberculum minus.

Das Lig. transversum humeri stabilisiert die Sehne im Sulcus intertubercularis.

Hinweis

Das Lig. transversum humeri hat gemeinsame Fasern mit:
- dem M. subscapularis, medial, und mit dem
- M. supraspinatus, kranial.

Die beiden Muskeln erzeugen eine reziproke Spannung des Lig. transversum humeri und erlauben damit die Öffnung des Bizepskanals. Nur so ist ein effizientes Gleiten der Sehne im Kanal möglich.

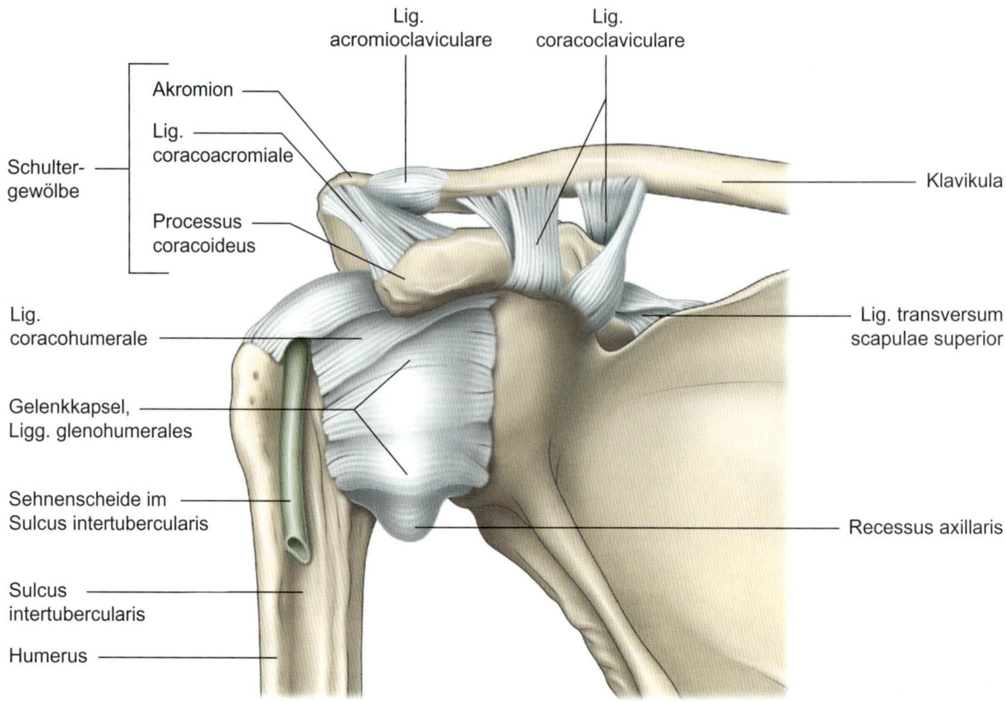

Abb. 7.34 Bizepskanal

7.10.2 Techniken

Manipulation des Caput longum (> Abb. 7.35)

Der Patient liegt auf der gesunden Seite, seine Hand ruht seitlich auf dem Oberschenkel. Sie stehen hinter dem Patienten.

- Gleiten Sie mit Ihrem Daumen an der Innenseite des Oberarms bis zum Tuberculum supraglenoidale der Skapula, schieben Sie dabei den medialen Rand des M. deltoideus zur Seite.
- Positionieren Sie die andere Hand ungefähr in der Mitte des Humerusschafts, dort wo sich der lange und der kurze Bizepskopf vereinen.
- Fixieren Sie den Ansatzbereich am Tuberculum supraglenoidale der Skapula und bitten Sie den Patienten, seine Hand dem Oberschenkel entlang nach distal gleiten zu lassen und damit zu dehnen.
- Begleiten Sie die distale Gleitbewegung, indem Sie Ihren Griff am Humerus, an der Verbindung der beiden Bizepsköpfe, ebenfalls nach kaudal bewegen.

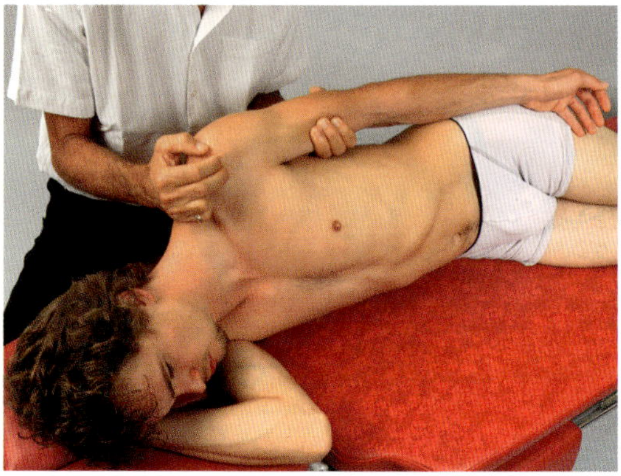

Abb. 7.35 Technik für das Caput longum des M. biceps brachii

- Am Ende der Bewegung kann die Muskelspannung zusätzlich durch eine kleine Außenrotationsbewegung verstärkt werden.

Manipulation des Caput breve (➤ Abb. 7.36)

- Gleiten Sie mit Ihrem Daumen dem Sulcus deltoideopectoralis entlang und fixieren Sie den Proc. coracoideus.
- Wie bei der vorgenannten Technik für das Caput longum, versuchen Sie wieder den distalen Ansatz des M. biceps humeri am Humerus zu mobilisieren.

Hinweis

Aufgrund der gemeinsamen Ursprungszone des Caput breve und des M. coracobrachialis am Proc. coracoideus, können diese beiden Muskeln in der Palpation nicht klar voneinander getrennt werden (➤ Kap. 7.8).

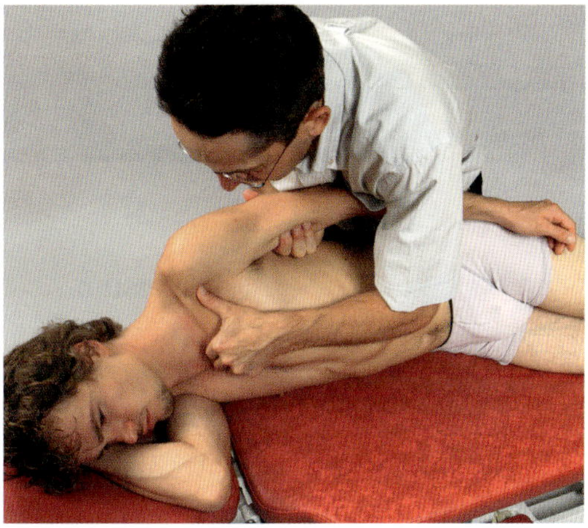

Abb. 7.36 Technik für das Caput breve des M. biceps brachii

„Gitarrensaiten"-Manipulation der Sehne

Die „Gitarrensaiten-Technik“ bzw. die Technik für das Lig. transversum humeri können sowohl in Rücken- als auch in Seitenlage ausgeführt werden. Rückenlage

- Der Patient legt die Hand der Seite, auf der die Sehne behandelt werden soll, auf das Abdomen, um sie zu entspannen.
- Platzieren Sie zwei oder drei Fingerkuppen im medialen Abschnitt des Sulcus. Die Manipulation der Sehne sollte besonders vorsichtig ausgeführt werden.

Variante 1

- Während der Patient seinen Arm in Außenrotation bringt, ziehen Sie mit Ihren Fingern die Bizepssehne nach lateral.
- Umgekehrt begleiten Sie die Sehne während der Innenrotationsbewegung nach medial (➤ Abb. 7.37).

Variante 2

Nun wird der vorher beschriebenen Sehnenbewegung ein Widerstand entgegengebracht.

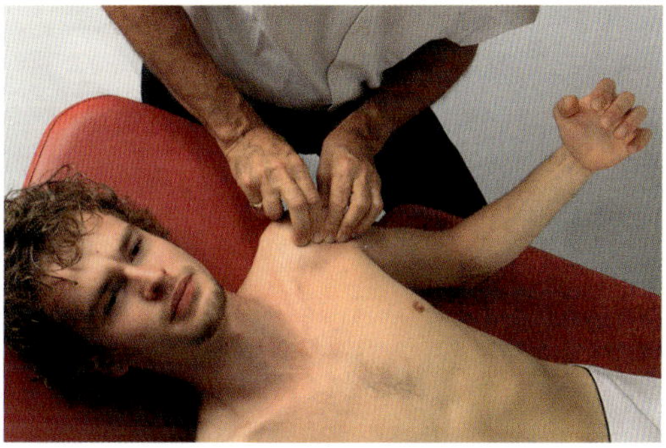

Abb. 7.37 Technik für die Bizepssehne, „Gitarrensaiten-Technik" (Variante 1)

- Der Patient bewegt seinen Arm abwechselnd in Innen- und Außenrotation. Während der Außenrotation wird die Sehne medial gehalten und während der Innenrotation wird sie lateral gehalten. Sobald eine gewisse Spannung erreicht wird, lassen Sie die Sehne wie eine Gitarrensaite los.
- Wenn Sie die Sehne nicht gut ertasten können, bitten Sie den Patienten, den Bizeps bei gleichzeitiger Supinationsstellung der Hand anzuspannen.
- Führen Sie die „Gitarrensaiten-Technik“ über mehrere Zentimeter entlang des Sulcus aus.
- Im kranialen Abschnitt, der besonders häufig behandelt werden muss, wird die Technik unter dem M. deltoideus bzw. durch diesen Muskel ausgeführt.

7

Praxistipp

Man kann die Sehne auch fixieren und den Patienten bitten, den Arm abwechselnd in Innen- und Außenrotation zu bewegen.

Manipulation des Lig. transversum humeri

- Führen Sie kleine sehr präzise Druck- und Reibebewegungen am medialen und lateralen Rand des Sulcus intertubercularis und an den Randkanten des osteofibrösen Kanals aus.
- Suchen Sie nach verhärteten und sensiblen Stellen, dabei kann der Patient eventuell auch Innen- und Außenrotationsbewegungen ausführen.

Hinweis

Die Gleitbewegungen der Sehne können entweder
- in Längsrichtung – verstärkt durch eine Extension des Ober- und Unterarms oder
- in Querrichtung – verstärkt durch eine Rotation des Humerus ausgeführt werden.

Um die Behandlung des Lig. transversum humeri zu vervollständigen, sollten auch die Mm. supraspinatus und subscapularis behandelt werden.

7.11 M. triceps brachii

7.11.1 Anatomie und Funktion (➤ Abb. 7.38)

Ursprung

Am M. triceps brachii unterscheidet man drei Anteile:

- Das Caput longum entspringt am
  - Tuberculum infraglenoidale,
  - Margo lateralis scapulae, nahe dem Tuberkulum,
  - es zieht vor dem M. teres minor und hinter dem M. teres major vorbei.
- Das Caput mediale entspringt am:
  - Humerus, distal vom Sulcus nervi radialis,
  - es ist nur in seinem distalen Anteil sichtbar, kranial wird es vom Caput longum und vom Caput laterale überdeckt.
- Das Caput laterale entspringt am Humerus proximal des Sulcus nervi radialis und distal des Tuberculum majus.

Hinweis

- Auf Höhe der Skapula besteht oft eine fasziale Verbindung zwischen dem Caput longum und dem M. latissimus dorsi.
- Das Caput longum steht im direkten Bezug mit dem Labrum: Diese Tatsache nutzen wir bei der Behandlung. Einige Fasern strahlen in die Kapsel des Ellenbogengelenks und seltener auch in die Kapsel des Schultergelenks ein.

Verlauf

Der M. triceps brachii verläuft nach distal, die drei Köpfe des M. triceps brachii verbinden sich eine Handbreite oberhalb des Ellenbogengelenks zu einer gemeinsamen Endsehne.

Ansatz

Die Ansatzsehne des M. triceps brachii inseriert
- am Olekranon,
- an der posterioren Wand der Kapsel des Ellenbogengelenks,
- an der Fascia antebrachii, die einen Teil des M. anconaeus überdeckt.

Innervation

Der M. triceps brachii wird vom N. radialis (Nervenwurzeln C6–C8) innerviert.

Vaskularisation

M. triceps brachii wird durch die A. circumflexa posterior humeri, einem Ast der A. axillaris, versorgt.

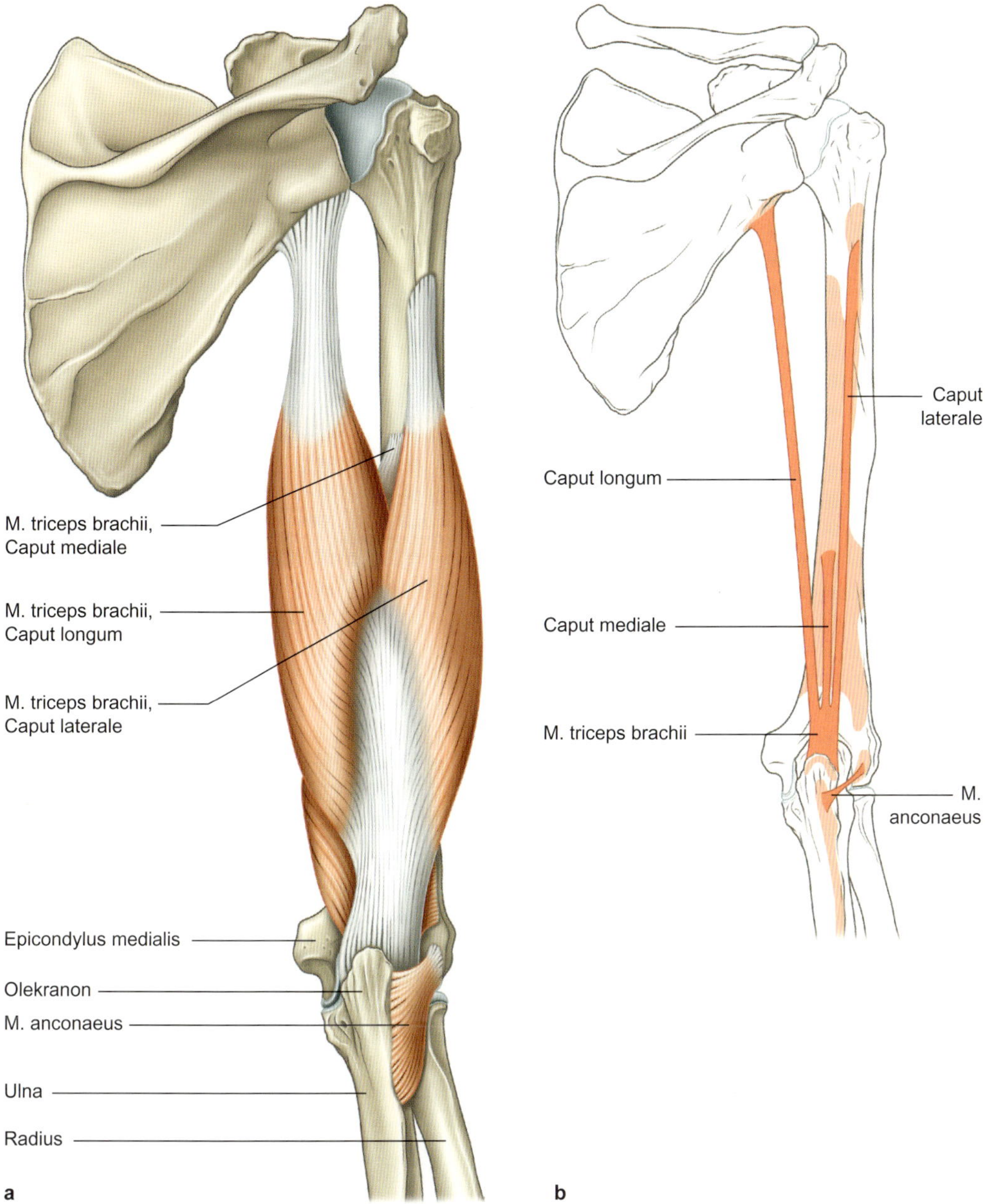

Abb. 7.38 M. triceps brachii

Funktion

Der M. triceps brachii erzeugt

- über seine Endsehne eine Extension des Ellenbogens,
- über das Caput longum eine Retroversion und Adduktion des Schultergelenks, und
- er erzeugt gemeinsam mit dem M. anconaeus eine Kapselspannung.

Hinweis

Der M. triceps bildet gemeinsam mit dem M. teres minor, dem M. teres major und dem Humerus

- die laterale Achsellücke, durch die der N. axillaris und die A. circumflexa posterior humeri ziehen,
- die mediale Achsellücke, durch die die A. circumflexa scapulae verläuft,
- das humero-trizipitale Dreieck (gebildet durch den Humerus, den M. teres major und das Caput longum) durch das der N. radialis und die A. profunda brachii ziehen.

Bursa olecrani

Sie liegt der Endsehne des M. triceps brachii im Ansatzbereich am Olekranon auf und kann durch wiederholte Bewegungen gereizt werden.

7.11.2 Techniken

Manipulationen des M. triceps brachii wirken auf das Labrum und die Gelenkkapsel des Ellenbogens. Die folgenden Techniken werden am Caput longum ausgeführt.

7

Seitenlage – Variante 1 (> Abb. 7.39)

- Stellen Sie sich hinter den Patienten, der in der klassischen Position auf seiner gesunden Seite, Hand in Pronationsstellung, auf der Behandlungsliege liegt.
- Gleiten Sie mit einem Daumen am lateralen Rand der Skapula bis zum Tuberculum infraglenoidale und fixieren Sie den kranialen Ansatz des Muskels.
- Mit der anderen Hand bringen Sie den Oberarm in Flexion. Legen Sie dabei Ihren Daumen auf die Verbindungsstelle der drei Trizepsköpfe, eine Handbreite oberhalb des Ellenbogens, und dehnen Sie den muskulären Anteil.
  Man kann die andere Hand statt auf den Oberarm auch auf das Olekranon legen und damit die Kapsel und die Synovialmembran beeinflussen.
- Treten Schmerzen auf, bitten Sie den Patienten, die Schulter in Anteversion zu bewegen und den Ellenbogen langsam zu beugen.

Die Bursa olecrani wird im Abschnitt über den Ellenbogen besprochen.

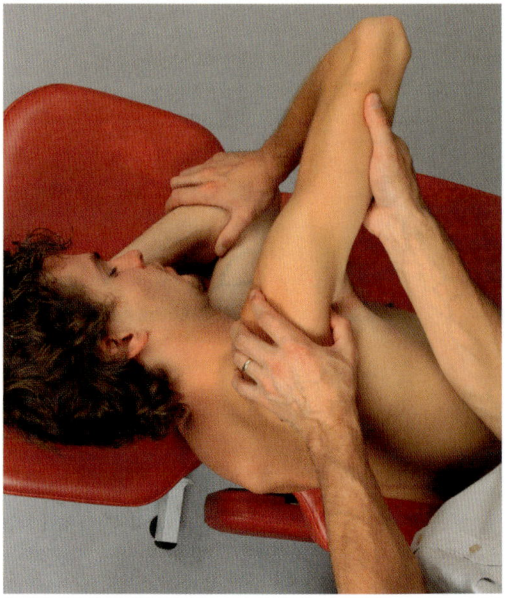

Abb. 7.39 Technik für das Caput longum des M. triceps brachii in Seitenlage (Variante 1)

Seitenlage – Variante 2 (> Abb. 7.40)

- Die beiden Daumen liegen auf dem Tuberculum infraglenoidale und der Pfanne. Berühren Sie mit Ihrem Thorax den Patienten und drücken Sie die Schulter und den Thorax gemeinsam nach ventral und kranial. Ihr ganzer Körper drückt langsam und schrittweise gegen das Tuberculum infraglenoidale.

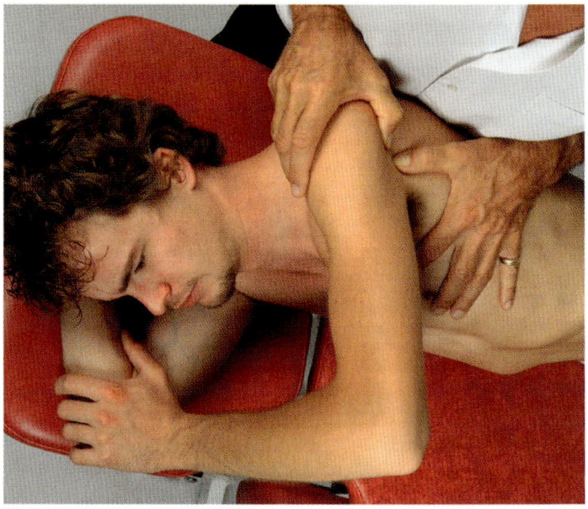

Abb. 7.40 Technik für das Caput longum des M. triceps brachii in Seitenlage (Variante 2)

- Achten Sie darauf, dass Sie nicht nur den Humeruskopf nach vorne drücken, um eine Subluxation zu vermeiden.
- Der Druck richtet sich, über das Tuberculum infraglenoidale, auf die Skapula.

Hinweis

Diese Technik beeinflusst auch die Elastizität des Labrums.

Rückenlage (➤ Abb. 7.41)

- Der Patient legt den zu behandelnden Arm seitlich neben den Körper.
- Platzieren Sie einen Daumen auf dem Tuberculum infraglenoidale und die andere Hand flach auf die Rückseite des Oberarms, sodass die Finger auf der Verbindungsstelle der drei Trizepsköpfe liegen.
- Bitten Sie den Patienten, den Ellenbogen zu beugen. Verwenden Sie den auf dem Tuberculum infraglenoidale liegenden Finger als Fixpunkt und verstärken Sie mit der anderen Hand die Muskelspannung durch eine nach kaudal gerichtete Dehnung.

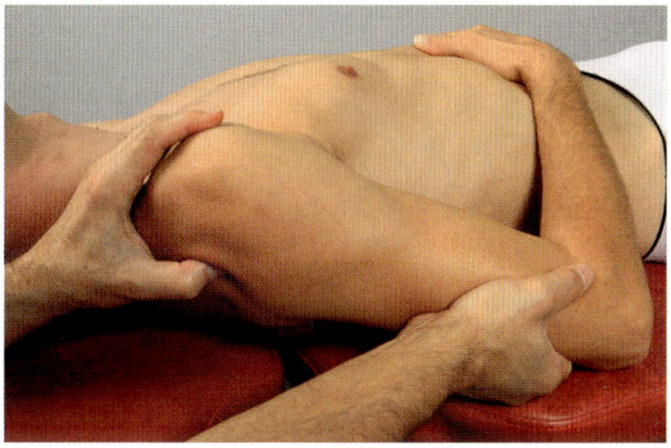

Abb. 7.41 Technik für das Caput longum des M. triceps brachii in Rückenlage

Praxistipp

Man kann die auf dem Humerus liegende Hand um den Unterarm legen, um den Ansatz des M. triceps an der Fascia antebrachii zu dehnen. Diese Technik für Ellenbogen und Unterarm wird gemeinsam mit den Ellenbogen-Techniken ausgeführt.

7.12 M. pectoralis minor

7.12.1 Anatomie und Funktion (➤ Abb. 7.42)

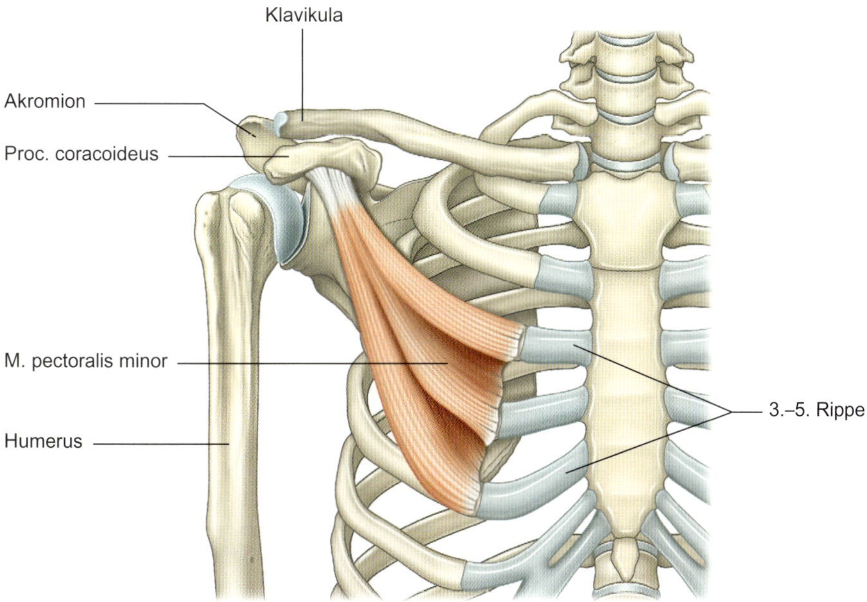

Abb. 7.42 M. pectoralis minor

Ursprung

Der M. pectoralis minor entspringt ventral am medialen Rand des Proc. coracoideus, medial der Ursprungszonen des M. coracobrachialis und des M. biceps brachii.

Verlauf

Der M. pectoralis zieht nach kaudal und leicht nach medial.

Ansatz

Er inseriert auf der 3., 4. und 5. Rippe.

Innervation

Der M. pectoralis wird durch die Nn. pectorales medialis und lateralis (C6–C8) innerviert.

7

Vaskularisation

Er wird durch die aus der A. thoracoacromialis stammenden Rr. pectorales versorgt.

Funktion

Der M. pectoralis minor
- senkt die Skapula und damit die Schulter,
- ist Innenrotator,
- Atemhilfsmuskel,
- beschützt das unter der Klavikula liegende Gefäß- und Nervenbündel.

Hinweise

- Der M. pectoralis minor ist der einzige Muskel, der keinen Ansatz an der oberen Extremität hat. Er hat gemeinsame Fasern mit dem Lig. coracobrachiale. Er überdeckt den Plexus brachialis und die für Arm und Thorax bestimmten Gefäße. Bei Kyphosen und bei nach vorne gedrehten Schultern ist dieser Muskel oft verkürzt und fibrös.
- Der M. pectoralis minor schützt mit seiner Bedeckung
  - den Plexus brachialis,
  - das Gefäßbündel der Achselregion.

Praxistipp

Wenn man mithilfe des Daumens die Mm. pectorales major und minor gegen den Brustkorb drückt, spürt man das Pulsieren der A. axillaris. Bringt man den Arm in Abduktion, ist der Puls besonders gut zu ertasten. Bei entspannter Muskulatur ist der Puls weniger leicht zu spüren.

7.12.2 Techniken

Seitenlage

- Sie stehen hinter dem Patienten, dessen obere Hand wie immer auf dem Unterarm des anderen Arms zu liegen kommt.
- Fixieren Sie mit den Fingern einer Hand den anterioren Bereich der Rippen 3, 4 und 5. Mit dem Daumen oder einem Finger der anderen Hand bewegen Sie den Proc. coracoideus nach lateral und kranial, während der Patient gleichzeitig eine Abduktion gefolgt von einer Anteversion ausführt (> Abb. 7.43).

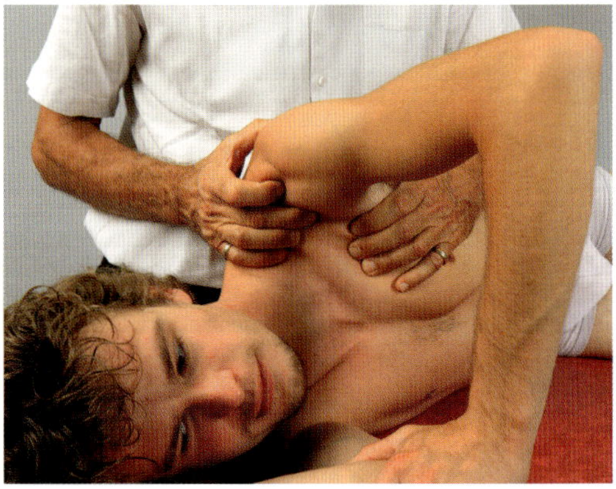

Abb. 7.43 Technik für den M. pectoralis minor in Seitenlage

Mediales Gleiten (> Abb. 7.44)

Ziel dieser Technik ist es, den M. pectoralis minor über den Thorax gleiten zu lassen, indem man ihn nach medial drückt, ohne ihn dabei abzuheben.

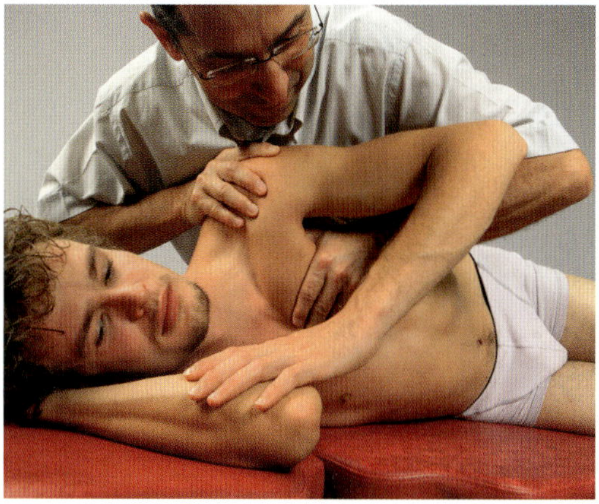

Abb. 7.44 Technik für den M. pectoralis minor, mediales Gleiten

- Vorsicht, diese Region ist sehr sensibel, gehen Sie langsam und vorsichtig vor, es sollte ein visköses Gleiten des lateralen Rands des M. pectoralis minor sein.
- Legen Sie Ihren Daumen vorsichtig gegen den Außenrand des M. pectoralis minor bzw. bei sehr beweglichen Patienten, zwischen den Muskel und die Rippen.

Fibrosen im M. pectoralis minor können den Plexus brachialis, die V. und die A. axillaris komprimieren. Damit ist der Muskel für Zervikobrachialgien und transitorische Ischämien in den oberen Extremitäten mit verantwortlich.

Praxistipp

Diese Technik wird am besten in Seitenlage ausgeführt. Achten Sie darauf, dass der Daumen selbst keinen Druck ausübt und passiv bleibt, er leitet nur den Druck Ihres Rumpfs und Ihres Arms weiter. Man sollte das Gefühl haben, dass der laterale Rand des M. pectoralis minor eine mit den Rippen des Patienten kombinierte Bewegung durchführt.

Emotionale Beziehungen

Die Mm. pectorales sind die Muskeln, die uns vor anderen und vor physischen aber auch emotionalen Angriffen von außen schützen. Bei schüchternen und introvertierten Personen sind sie oft sehr verspannt.

Diese Muskeln verschließen den Brustkorb, so als wollten sie jegliches Eindringen bzw. das Öffnen des Patienten selbst verhindern. Andererseits nehmen diese Muskeln auch eine andere Person auf, sofern unsere Abwehrmechanismen ruhen.

Viszerale Beziehungen

Der M. pectoralis minor steht in Verbindung mit den Lungen, der Brust und auf der linken Seite mit dem Herz. Er sollte nach intra- und extrathorakalen Eingriffen systematisch behandelt werden.

Fascia clavipectoralis

Direkte Techniken an der Fascia clavipectoralis sind schwierig auszuführen, sie sind zudem für den Patienten schmerzhaft und letztlich auch nicht sehr effizient.

Man entspannt diese Faszie am besten über die Mm. pectoralis minor und subclavius. Dabei verwendet man die für diese Muskeln bereits beschriebenen Techniken und löst damit sowohl muskuläre als auch fasziale Spannungen.

7.13 M. pectoralis major

7.13.1 Anatomie und Funktion (➢ Abb. 7.45)

Der M. pectoralis major hat für uns therapeutisch eine geringere Bedeutung als der M. pectoralis minor. Da es jedoch zahlreiche Nervenverbindungen zwischen den beiden Muskeln gibt und eine räumliche Nähe besteht, sollte man den M. pectoralis major in die Behandlung des M. pectoralis minor mit einbeziehen.

Merke

Der M. pectoralis major bildet die Verbindung zwischen den Spannungen im Thorakoabdominalbereich und im Oberarm.

7

Ursprung

Die Ursprungsregion des Muskels besteht aus drei Anteilen:

- Pars clavicularis – sternaler Anteil der Klavikula, ventraler Rand
- Pars sternocostalis – Sternum, Rippen 2, 3, 4, 5 und 6 und deren Knorpel
- Pars abdominalis – vorderes Blatt der Rektusscheide

Verlauf

Abhängig vom jeweiligen Anteil verläuft der Muskel:

- Pars clavicularis – schräg nach kranial
- Pars sternocostalis – transversal medial
- Pars abdominalis – schräg nach kaudal

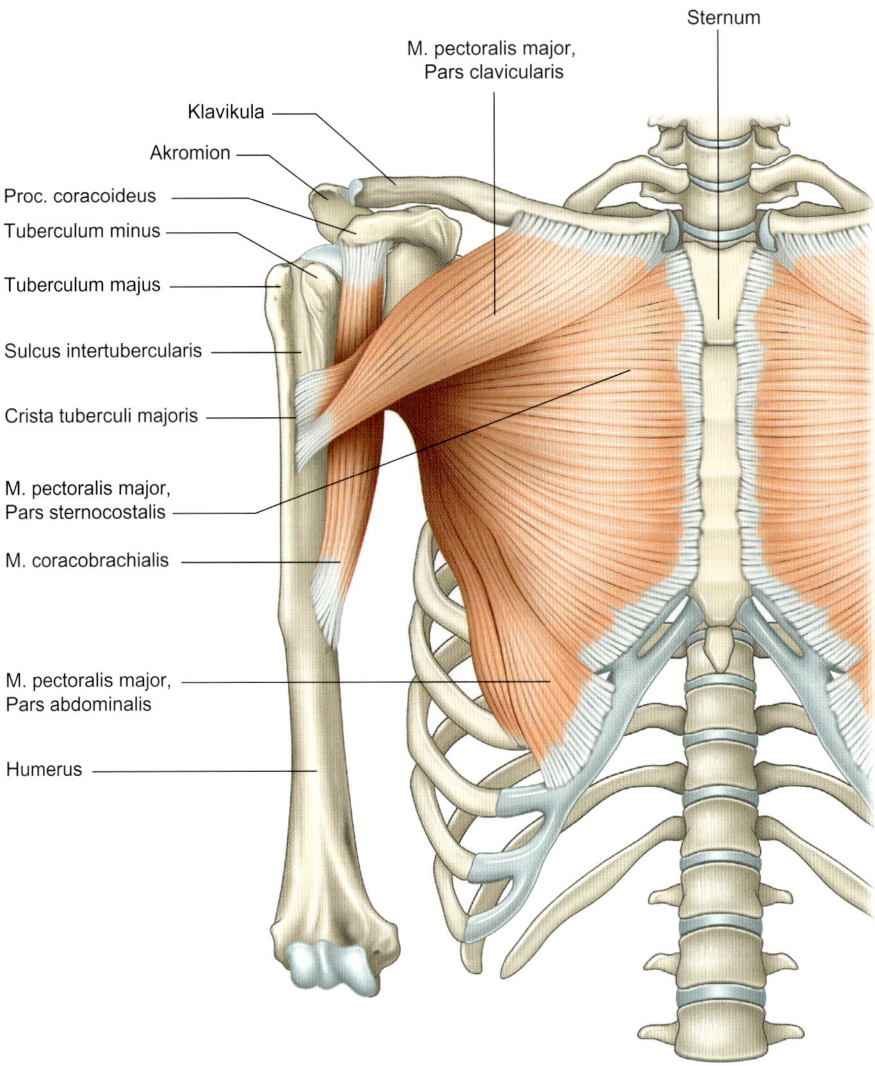

Abb. 7.45 M. pectoralis major

Ansatz

Der M. pectoralis major hat seinen Ansatz am Humerus. Der Pars sternoclavicularis und Pars abdominalis unterkreuzen den Pars clavicularis und setzen proximal an der Crista tuberculi majoris an, während der Pars clavicularis distal inseriert. Dadurch entsteht eine Tasche, die mit dem Daumen palpiert werden kann.

Innervation

Der M. pectoralis major wird durch die Mm. pectorales medialis und lateralis (C5–Th1) innerviert.

Vaskularisation

Er wird durch die Rr. axillares der A. thoracoacromialis versorgt.

Funktion

Der M. pectoralis major ist ein Adduktor und Innenrotator. Je nach Abschnitt hat er folgende Funktionen:

- Er kann über die Pars sternocostalis und die Pars abdominalis die Schulter senken und nach anterior bewegen.
- Er erzeugt über die Pars clavicularis und die Pars sternocostalis eine Anteversion.
- Er wird auch als Atemhilfsmuskel bezeichnet, der v. a. bei großen Anstrengungen aktiviert wird.
- Sein Tonus stützt indirekt das Brustgewebe.

7.13.2 Techniken

Trotz seiner Größe, hat der M. pectoralis major wenig Einfluss auf die Schulter, außer nach chirurgischen Eingriffen an der Brust, dem Thorax, den Brustorganen und auch nach einem Thoraxtrauma.

Globale Dehnungen des Muskels bewirken zwar ein Wohlbefinden und eine allgemeine Entspannung, beeinflussen aber kaum das Glenohumeralgelenk. Bei schmerzhaften und steifen Schultern sollte man sich auf den Ansatz am Humerus und auf die Überkreuzungszone der Muskelfasern konzentrieren.

Rückenlage (➤ Abb. 7.46)

- Der Patient liegt auf der Behandlungsliege, sein Unterarm ist leicht gebeugt, die Hand liegt auf dem Abdomen.
- Legen Sie die Finger einer Hand auf den Muskelansatz am Humerus, unterhalb der Crista tuberculi majoris. „Durchsuchen" Sie den Ansatzbereich am Humerus und die Überkreuzungszone der Muskelfasern.
- Parallel dazu umgreifen Sie mit der anderen Hand das Handgelenk des Patienten und führen

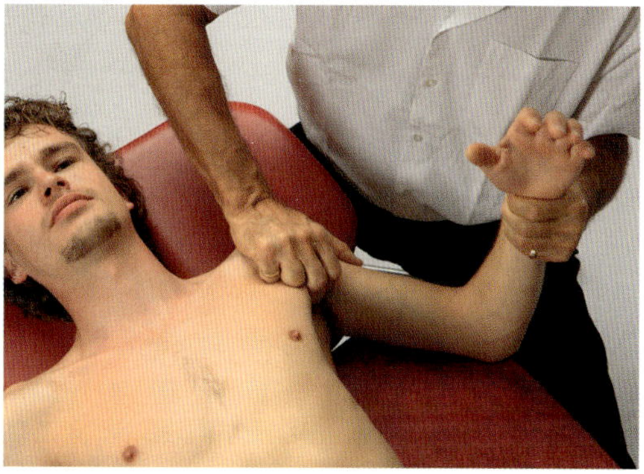

Abb. 7.46 Technik für den M. pectoralis major in Rückenlage

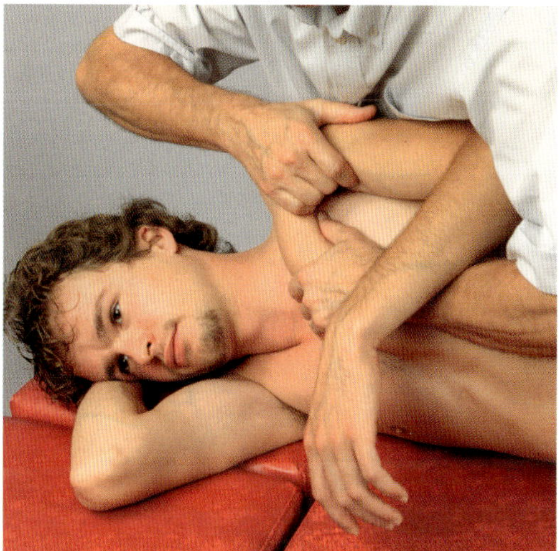

Abb. 7.47 Technik für den M. pectoralis major in Seitenlage

kleine Rotations-Abduktionsbewegungen der Schulter aus.

Seitenlage (> Abb. 7.47)

- Klassische Positionierung des Patienten, bei der die Hand des Patienten auf dem Unterarm des anderen Arms liegt.
- Legen Sie die Finger einer Hand auf die Muskelansätze am Humerus und entspannen Sie die Fasern. Ober- und Unterarm des Patienten liegen auf Ihrem anderen Arm. Mit dem Daumen führen Sie Dehnungen an den Kreuzungspunkten der Muskelfasern aus.
- Bitten Sie anschließend den Patienten, die Schulter abwechselnd nach vorne und hinten zu drücken (Anteversion/Retroversion).
- Wie üblich, beenden Sie die Technik mit einer Dehnungs-Induktionstechnik.

7.14 M. serratus anterior

7.14.1 Anatomie und Funktion (> Abb. 7.48)

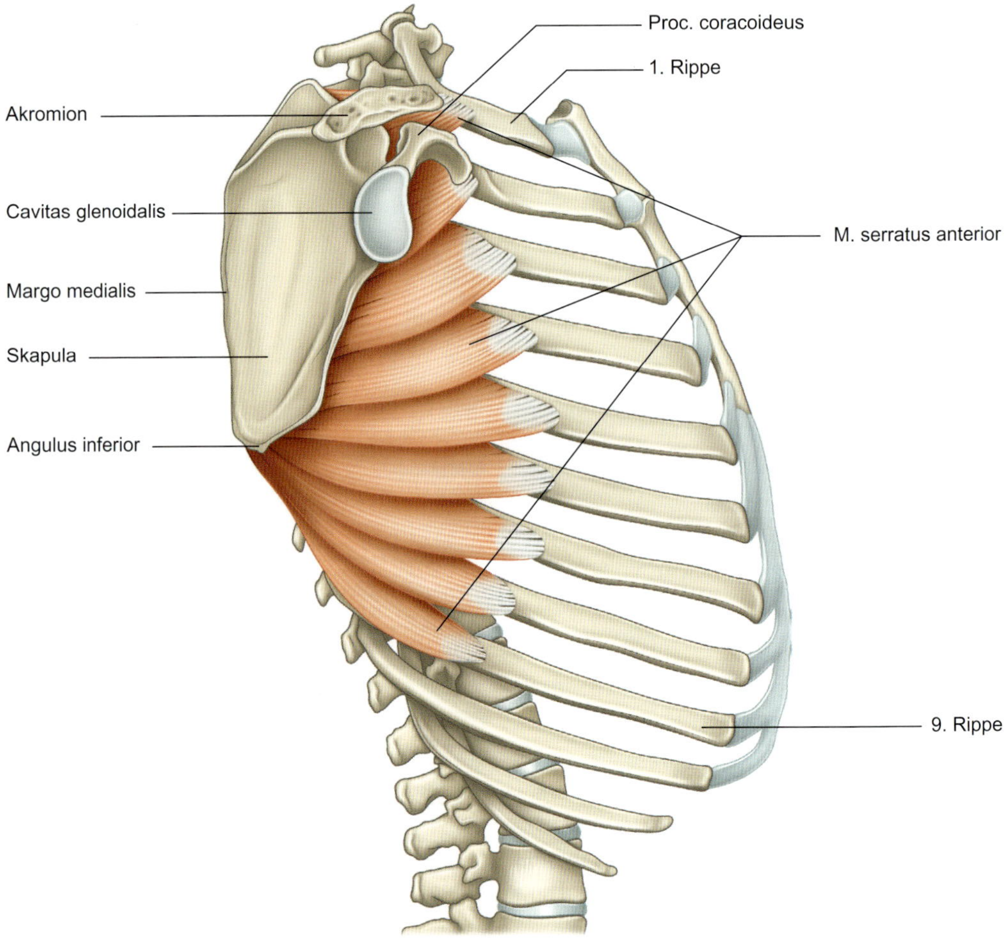

Abb. 7.48 M. serratus anterior

Ursprung

Der M. serratus anterior entspringt
- lateral an den ersten neun Rippen,
- den zugehörigen Fasciae intercostales,
- an der 2. Rippe entspringen zwei Zacken.

Verlauf

Der M. serratus anterior verläuft transversal nach medial, wobei
- die Ansätze der ersten vier Rippen nach kranial und
- die Ansätze der unteren Rippen nach kaudal ziehen.

Ansatz

Der M. serratus anterior setzt entlang des medialen Skapularands, zwischen Angulus inferior und Angulus superior an.

Innervation

Der Muskel wird vom N. thoracicus longus (C5–C7) einem Ast des Plexus brachialis innerviert.

Vaskularisation

Er wird durch die A. thoracodorsalis, welche aus der A. subscapularis entspringt, die selbst wiederum von der A. axillaris abzweigt, versorgt.

Funktion

- Gemeinsam mit den Mm. rhomboidei drückt der M. serratus anterior die Skapula gegen den Thorax, er ist ein Antagonist der Mm. rhomboidei.
- Der M. serratus anterior antevertiert den Oberarm und senkt die Schulter.
- Er ist ein Abduktor.
- Der M. serratus anterior ist ein Atemhilfsmuskel.
- Er ist der „Liegestützenmuskel" und damit ein guter Freund des Sportlers.

Hinweise

- Der M. serratus anterior hat folgende nützlichen Verbindungen: Kaudal wird er vom M. latissimus dorsi bedeckt. Kranial wird er von folgenden Strukturen überdeckt:
  - Mm. pectoralis major und minor
  - M. subclavius
  - M. subscapularis.
- Die Lähmung des M. serratus anterior führt zur sog. „Scapula alata" auf der homolateralen Seite, d. h. zu einer Medialstellung des Schulterblatts. Der Patient kann den Arm nicht mehr über 90 Grad anheben.

7.14.2 Techniken

Bauchlage

Variante 1

- Der Patient dreht seinen Kopf leicht zur Gegenseite des zu behandelnden M. serratus, die Arme hängen beidseits von der Behandlungsliege.
- Umgreifen Sie mit einer Hand den lateralen Rand der Skapula und ziehen Sie ihn nach medial.
- Mit der Handfläche der anderen Hand üben Sie Gegendruck auf die Rippen aus, wobei Sie, je nach vorhandener Spannung, die Druckrichtung verändern (➤ Abb. 7.49).

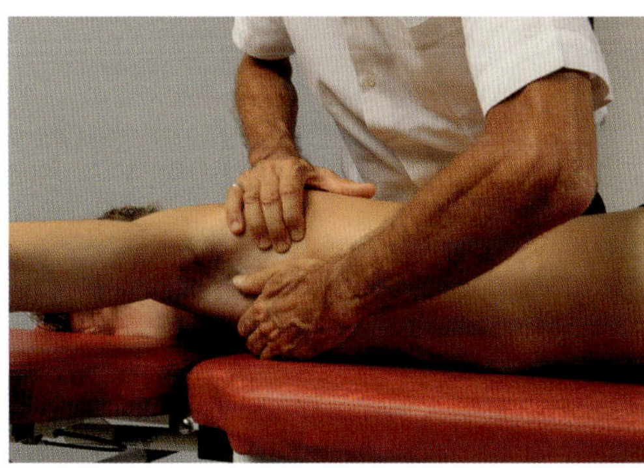

Abb. 7.49 Technik für den M. serratus anterior in Bauchlage (Variante 1)

7

Variante 2

- Sie stehen auf der kontralateralen Seite. Die Finger einer Hand umgreifen den lateralen Rand der Skapula und bewegen sie nach medial.
- Um die Dehnwirkung zu verstärken, bitten Sie den Patienten, seinen Arm nach distal und lateral zu bewegen, so als wollte er mit den Fingern den Boden berühren, verstärken Sie diese Bewegung mit Ihrer Hand (➤ Abb. 7.50).

Rückenlage

- Sie stehen bzw. sitzen auf der betroffenen Seite.
- Der Patient liegt auf dem Rücken, seine Hände auf dem Bauch. Mit der Handfläche einer Hand drücken Sie den lateralen Rand der Skapula nach medial. Legen Sie die andere Hand anterior auf die Rippen, um sie entweder zu fixieren oder nach medial zu mobilisieren, wobei Sie an der 2. Rippe beginnen und sich bis zur 8. Rippe vorarbeiten (➤ Abb. 7.51).

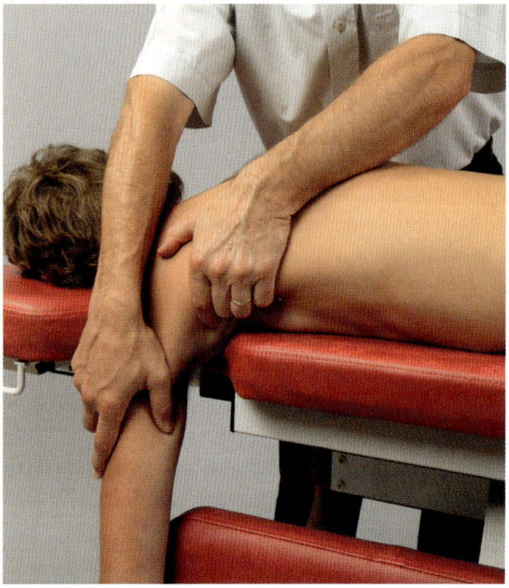

Abb. 7.50 Technik für den M. serratus anterior in Bauchlage (Variante 2)

Seitenlage

- Der Patient liegt auf der gesunden Seite.
- Legen Sie die Handfläche und den Daumen einer Hand auf den lateralen Rand der Skapula und bewegen Sie das Schulterblatt nach medial in Richtung Wirbelsäule. Platzieren Sie den Daumen oder die Handfläche der anderen Hand auf den benachbarten Rippen und drücken Sie die Rippen Richtung Sternum.

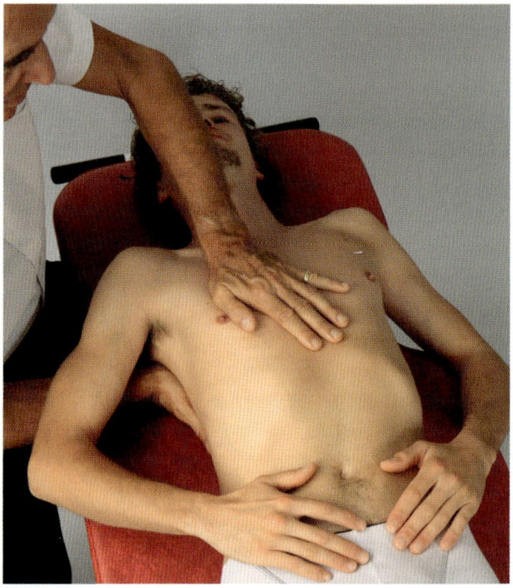

Abb. 7.51 Technik für den M. serratus anterior in Rückenlage

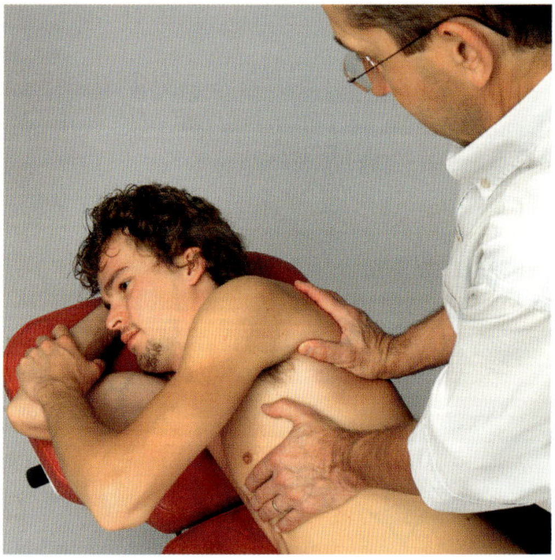

Abb. 7.52 Technik für den M. serratus anterior in Seitenlage

- Führen Sie mehrmals eine passive Kompression aus und schließen Sie die Technik mit einer mit beiden Händen ausgeführten Induktion ab (➤ Abb. 7.52).

Diese Technik ist sehr kräftig, aber keineswegs schmerzhaft.

7.15 M. subscapularis

7.15.1 Anatomie und Funktion (➤ Abb. 7.53)

Ursprung

Der M. subscapularis entspringt
- an der Skapula,
- im ventralen Anteil der Fossa subscapularis und am spinalen Rand der Skapula.

Verlauf

Der Muskel verläuft nach lateral und kranial.

Ansatz

Der M. subscapularis endet
- am Tuberculum minus,
- am benachbarten Anteil der Crista tuberculi majoris,
- er teilt sich Fasern mit der Kapsel und verschmilzt mit dem Lig. glenohumerale medium.

Bursae synoviales

Zwischen dem M. subscapularis und der Gelenkkapsel liegt die Bursa subtendinea musculi subscapularis. Sie steht mit der Bursa subcoracoidea, die zwi-

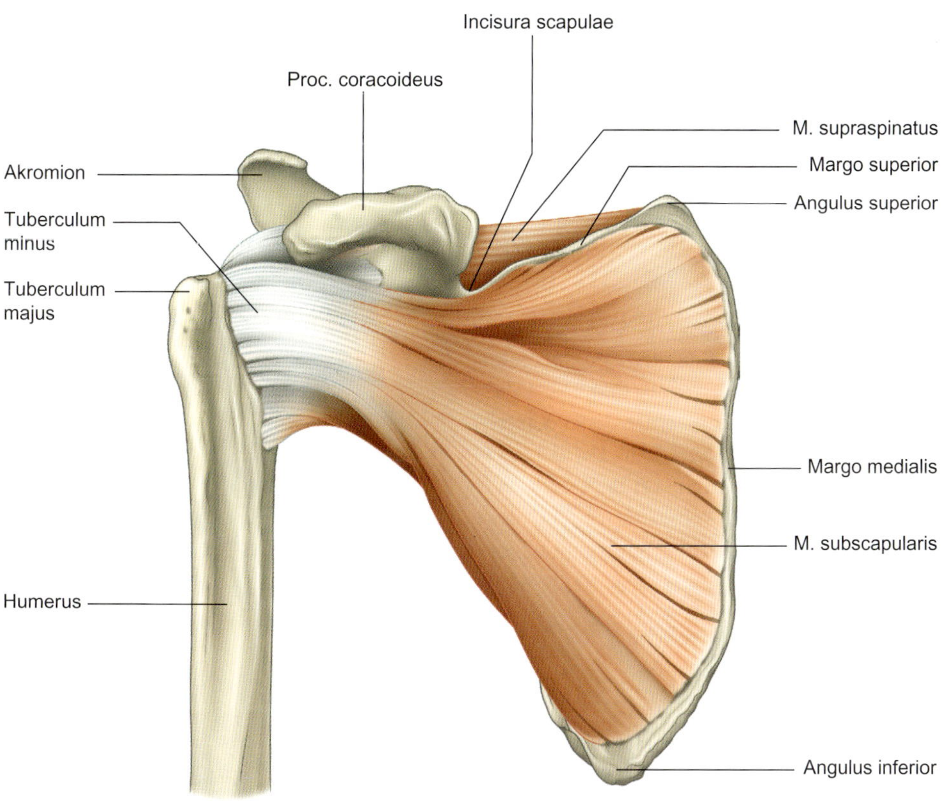

Abb. 7.53 M. subscapularis

schen dem Proc. coracoideus und dem M. subscapularis liegt, in Verbindung.

Innervation

Der M. subscapularis wird durch den N. subscapularis (C5–C8) innerviert.

Vaskularisation

Der M. subscapularis wird durch die A. subscapularis sowie einen ihrer Äste, der A. thoracodorsalis versorgt.

Funktion

Der M. subscapularis

- verstärkt und dehnt die Kapsel,
- drückt den Humeruskopf in die Gelenkpfanne,
- ist an Innenrotation, Retroversion und Adduktion des Humerus beteiligt,
- ist einer der Muskeln der Rotatorenmanschette,
- ist medialer Spanner des Lig. transversum humeri.

Hinweis

Der *M. subscapularis ist der einzige Innenrotator der Rotatorenmanschette.* Er muss sich alleine der Aktion der drei Außenrotatoren widersetzen.

Die Ligg. glenohumeralia superius und medium werden durch einen Spalt getrennt, durch den die Sehne des M. subscapularis Fasern mit der Kapsel austauschen kann.

Das Lig. glenohumerale inferius zwängt sich zwischen die Ansätze des M. subscapularis und des M. teres minor und zieht anschließend zum Collum chirurgicum weiter.

Viszerale Beziehung

Der M. subscapularis ist ein „viszeraler" Muskel, der mit dem Herz, den Lungen und der Brust in Verbindung steht.

Hinweise

- Der Muskel hat Bezüge zum Plexus brachialis sowie zur A. und V. axillaris.
- Der M. subscapularis teilt sich Nervenfasern mit den Mm. latissimus dorsi und teres major.

7.15.2 Techniken

Seitenlage

- Stellen Sie sich hinter den Patienten.
- Der Patient liegt auf seiner gesunden Seite, in der klassischen Position, bei der die Hand in Pronationsstellung auf dem Unterarm des anderen Arms liegt. Die Technik kann in zwei Varianten ausgeführt werden:

Variante 1 (> Abb. 7.54)

- Legen Sie einen Daumen an den axillaren Rand der Skapula. Bitten Sie den Patienten, seine Schulter bei leicht gebeugtem Schultergelenk nach vorne zu drücken (Anteversion), um die Fasern des M. subscapularis zu dehnen. Je nach Verspannung bzw. Schmerzsituation können Sie die Bewegung vergrößern.
- Umgreifen Sie mit einer Hand das Tuberculum minus und bringen Sie den Arm in Anteversion, der Patient beteiligt sich an der Bewegung, mobilisieren Sie mit der anderen Hand die Skapula.

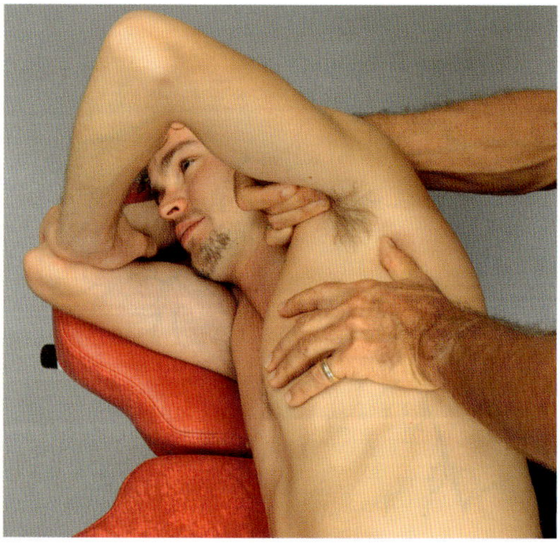

Abb. 7.54 Technik für den M. subscapularis in Seitenlage (Variante 1)

Variante 2

Der Patient bewegt seinen Arm weiter in Abduktion, während Sie den axillaren Rand der Skapula mit Ihren Fingern nach medial drücken.

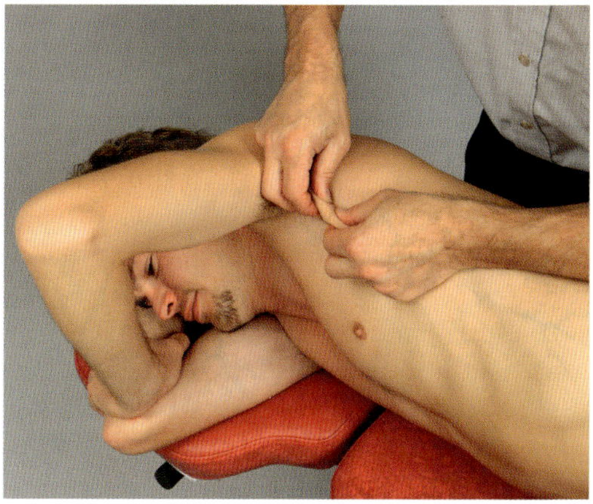

Abb. 7.55 Hauttechnik für den M. subscapularis

Hauttechnik (➤ Abb. 7.55)

- Nehmen Sie eine Hautfalte am lateralen Rand des M. subscapularis zwischen Ihre Finger. Vorsicht, hier treten oft Schmerzen auf, seien Sie sanft und gehen Sie sehr langsam vor.
- Die Haut steht in Verbindung mit der Brust, den Lungen und auf der linken Seite mit dem Herz. Die Wirkung wird über die Nn. intercostobrachiales erzielt.

7.16 M. omohyoideus

7.16.1 Anatomie und Funktion (➤ Abb. 7.56)

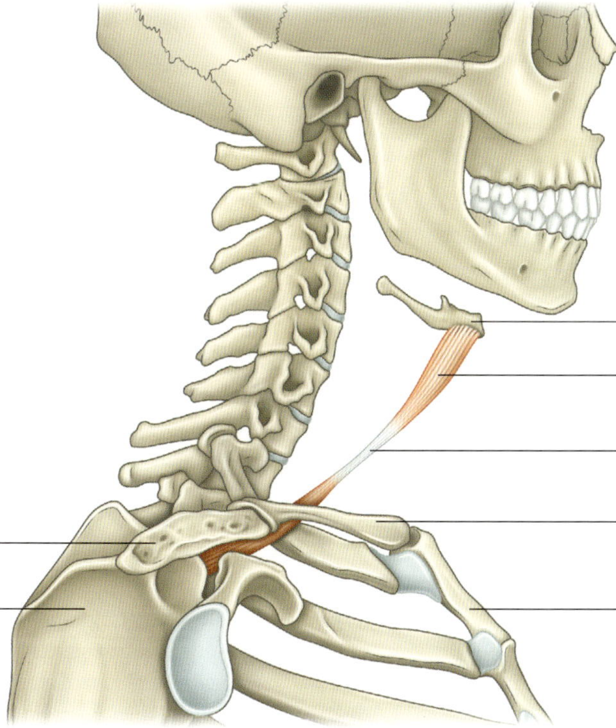

Abb. 7.56 M. omohyoideus

Ursprung und Ansatz

Der M. omohyoideus verfügt über zwei Muskelbäuche, die durch eine Zwischensehne verbunden werden:

- Der Venter superior setzt am Unterrand des Os hyoideum, im lateralen Drittel, an.
- Der Venter inferior entspringt am Oberrand der Skapula medial der Incisura scapulae.

Verlauf

Der M. omohyoideus verläuft nach lateral und kaudal.

Innervation

Der M. omohyoideus wird durch die Ansa cervicalis profunda (C1–C3) innerviert.

Vaskularisation

Der Muskel wird durch Äste des Truncus thyreocervicalis versorgt.

Funktionen

- Reguliert den venösen Druck des Halses, insbesondere den Druck in der V. jugularis interna.
- Überträgt die negativen Drücke des Thorax bei der Inspiration auf den venösen Kreislauf von Kopf und Hals.
- Spannt die Aponeurosen des Halses und insbesondere die Lamina praetrachealis.
- Hält die Halsvenen offen. Seine gefäßerweiternde Wirkung auf die V. jugularis interna unterstützt den venösen Rückfluss aus dem Kopf und dem Hals in Richtung V. cava superior.

Hinweis

Für den französischen Anatomen Léo Testut ist der M. omohyoideus der Muskel, der uns daran erinnert, dass wir wahrscheinlich von den Vögeln abstammen. Der M. omohyoideus stellt auch eine Verbindung zwischen den Halseingeweiden, der Schilddrüse und der Schulter her. Somit ist er ein guter Indikator für vaskuläre Probleme im Halsbereich, für Nasen- und Rachenentzündungen sowie für Zahnprobleme und kraniale Störungen.

Palpation

Der Muskelbauch des M. omohyoideus lässt sich außerhalb der Pars clavicularis des M. sternocleidomastoideus (kaudales Drittel) zwischen letztgenanntem Muskel und dem M. trapezius ertasten.

Um den Muskel besser spüren zu können, bittet man den Patienten, den Mund mehrmals zu öffnen und zu schließen oder zu gähnen.

Den Ansatz des Muskels an der Skapula ertastet man unmittelbar medial der Incisura scapulae. Erinnern wir an dieser Stelle daran, dass die Incisura scapulae durch das Lig. transversum scapulae superius abgeschlossen wird und der N. suprascapularis unter diesem Band verläuft.

Merke

Anfänger verwechseln den M. omohyoideus oft mit dem Plexus brachialis und umgekehrt.

7.16.2 Techniken

Der Patient befindet sich in Rückenlage (➤ Abb. 7.57).

- Setzen Sie sich an das Kopfende der Behandlungsliege und legen Sie Ihren Daumen etwas medial der Incisura scapulae auf die Skapula und den anderen Daumen flach gegen den lateralen Rand des Zungenbeins.
- Der Daumen medial der Incisura scapulae liegt auch medial des N. suprascapularis und des Lig. transversum scapulae superius, für die es eine eigene Technik gibt.
- Bitten Sie den Patienten, mehrmals den Mund zu öffnen und wieder zu schließen oder zu gähnen, um die Spannung im Bereich der Ansätze am Os hyoideum gut zu spüren.
- Wir glauben nicht, dass die Behandlung des M. omohyoideus großen Einfluss auf Schmerzen oder Steifigkeit in der Schulter hat. Sie wirkt sich

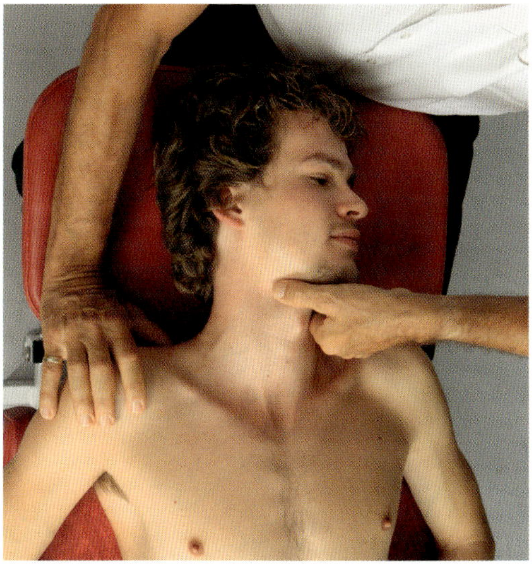

Abb. 7.57 Technik für den M. omohyoideus in Rückenlage

vielmehr auf den venösen Abfluss des Halses und auf die mittlere Halsfaszie aus.

- Allerdings ist der M. omohyoideus ein besonders guter Indikator für Dysfunktionen im Hals oder im Gesicht, die zu Problemen in der Skapula führen können.

Beim Ecoute und sofern der M. omohyoideus in Spannung ist, spürt man, ob die Finger nach kranial und medial oder nach kaudal und lateral gezogen werden.

Wenn Ihre Hand beim Ecoute nach kranial gezogen wird, sollten Sie auch die Lymphknoten am Hals palpieren. Sie liegen in einem von der Halswirbelsäule, der Klavikula und der Skapula gebildeten Dreieck sowie in der Regio infraoccipitale.

7.17 M. subclavius

7.17.1 Anatomie und Funktion (> Abb. 7.58)

Ursprung

Der M. subclavius entstammt der Knorpel-Knochen-Grenze der 1. Rippe.

Verlauf

Er zieht nach lateral und etwas nach kranial.

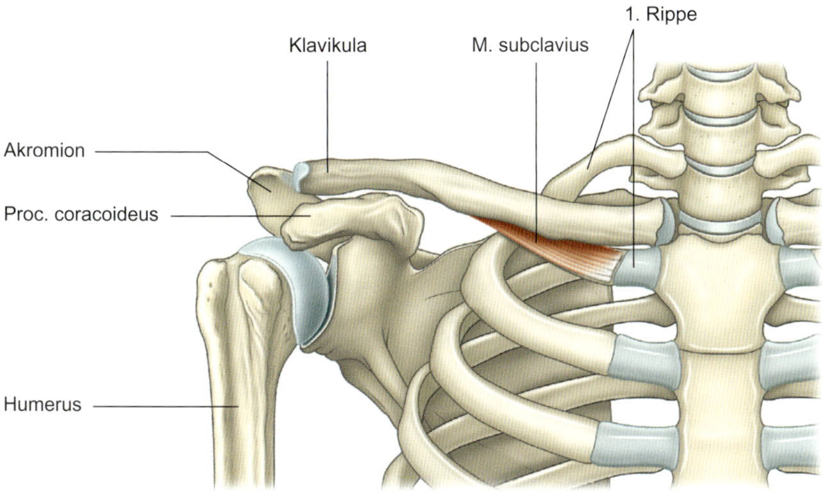

Abb. 7.58 M. subclavius

Ansatz

Der Muskel inseriert an der Unterfläche der Klavikula, im Bereich des Sulcus m. subclavius.

Innervation

Der M. subclavius wird durch den N. subclavius (C5–C6) innerviert, der eine Anastomose mit dem N. phrenicus bildet.

Vaskularisation

Er wird durch die A. thoracoacromialis, einem Ast der A. axillaris, versorgt.

Funktion

- Schließt den kostoklavikulären Winkel.
- Spielt eine Rolle als Inspirationshilfsmuskel.
- Verstärkt das Sternoklavikulargelenk.
- Verstärkt die Aktion des Lig. conoideum und des Lig. trapezoideum.
- Trägt zur proximalen Stabilität des Schulterkomplexes bei.
- Spielt eine Rolle als aktiver Spanner der Pleura.
- Ist indirekt, über seine Wirkung auf die Klavikula und die Ligg. coracoclaviculares, an Läsionen der Skapula und des Humerus beteiligt.

Hinweis

Der M. subclavius teilt sich Fasern mit folgenden Bändern:
- Lig. conoideum
- Lig. trapezoideum
- Lig. costoclaviculare

Spannungen dieses Muskels können die Gefäß- und Nervenstrukturen in der oberen Thoraxapertur belasten.

Viszerale Beziehung

Aufgrund der Anastomose zwischen dem N. subclavius und dem N. phrenicus können Erkrankungen der Thoraxorgane (Herz, Lunge) oder der unmittelbar unter dem Diaphragma liegenden Organe (Leber) zu Verkrampfungen, Verspannungen und Fibrosen im M. subclavius führen.

Im Rahmen unserer Tätigkeit in einer pneumologischen Abteilung konnten wir feststellen, dass chronische Störungen von Pleura und Lunge zu Fibrose und sogar Sklerose des M. subclavius führen können. Die permanente Spannung des Muskels belastet die durch die obere Thoraxapertur ziehenden Gefäße und Nerven.

Da die Leberkapsel und die Ligg. triangulares hepatis durch den N. phrenicus innerviert werden, besteht also eine neurale Verbindung zwischen der Leber und dem M. subclavius.

7.17.2 Techniken

Seitenlage (> Abb. 7.59)

- Der Patient nimmt die klassische Seitenlageposition ein, dreht dabei die auf der Behandlungsliege ruhende Hand in Supination, sodass die Handfläche nach oben schaut.
- Stellen Sie sich hinter den Patienten, greifen Sie mit einer Hand unter seinem Arm durch und le-

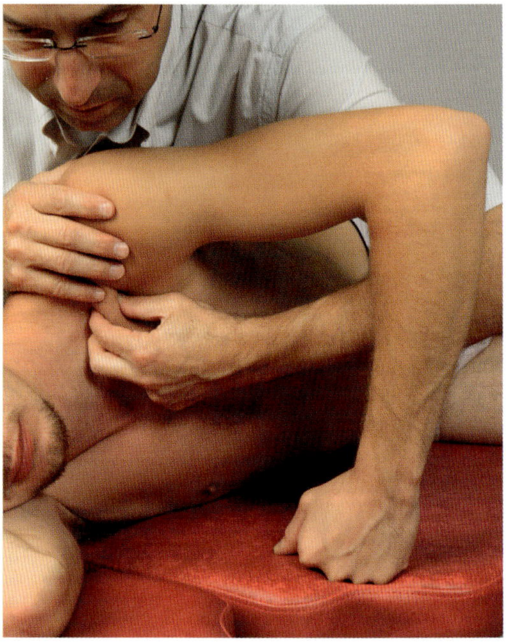

Abb. 7.59 Technik für den M. subclavius in Seitenlage

gen Sie zwei Finger hinter die Klavikula und den Daumen vor die Klavikula.

- Mit der anderen Hand oder Ihrem Brustkorb drücken Sie die Schulter zunächst nach ventral und anschließend nach kranial. Wenn die Gewebe dieser Bewegung zu viel Widerstand entgegensetzen, bitten Sie den Patienten, seine Schulter Richtung Wange anzuheben, damit Ihre Finger leichter in die Thoraxapertur eindringen können.
- Die Finger hinter der Klavikula versuchen den Daumen zu erreichen, der zwischen der 1. Rippe und der Klavikula liegt. Folgen Sie unter der Klavikula allen Fasern des M. subclavius. Man kann sogar die Muskelfasern von der den Muskel umgebenden Aponeurose trennen.
- Suchen Sie nach rauen und fibrösen Zonen und bearbeiten Sie diese mit einer Dehnungs-Induktionstechnik.
- Mit etwas Übung kann man auch die kleinen Nervenfasern des N. subclavius spüren, die durch Induktion behandelt werden.

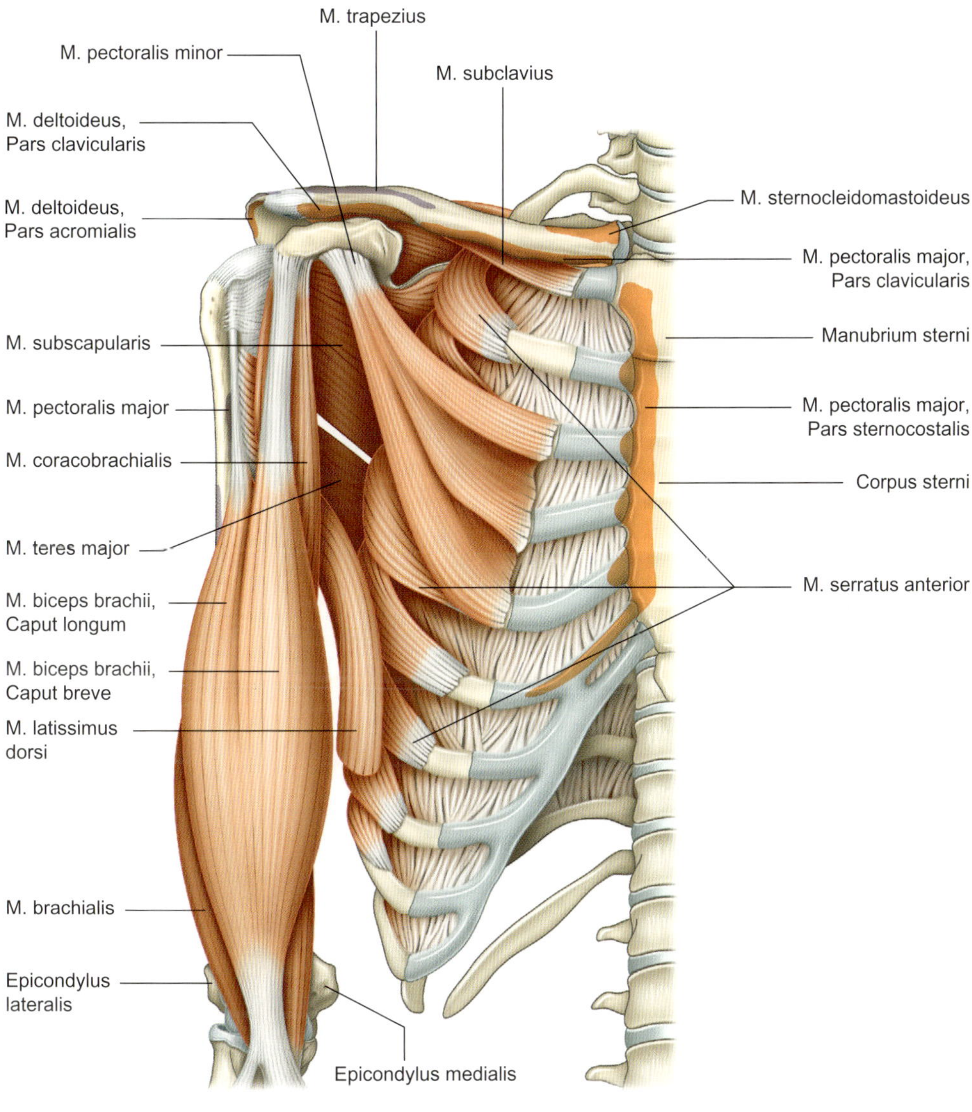

Abb. 7.60a Ursprung und Ansatz des M. deltoideus

7.18 M. deltoideus

7.18.1 Anatomie und Funktion (➤ Abb. 7.60a, ➤ Abb. 7.60b)

Hinweis

So wie der M. trapezius und der M. sternocleidomastoideus hat auch der M. deltoideus nur wenige spezifische Fixierungen. Seine Behandlung dient mehr dem allgemeinen Wohlbefinden als der präzisen Behandlung zur Linderung von Schmerzen.

Zwei Zonen können jedoch dennoch manipuliert werden:

- Der Ansatz am Humerus unter dem Tuberculum majus. In dieser Zone befindet sich die *Bursa subdeltoidea,* ein wichtiger Gleitraum für die Beweglichkeit der Schulter.
- Die Zone, in der sich der perforierende Ast des N. axillaris befindet.

Wir werden uns nicht mit allen Ansätzen des Muskels befassen, sondern nur auf den Ansatz an der Tuberositas deltoidea, im kranialen Anteil des Humerus, eingehen. Der Muskel wird innerviert vom

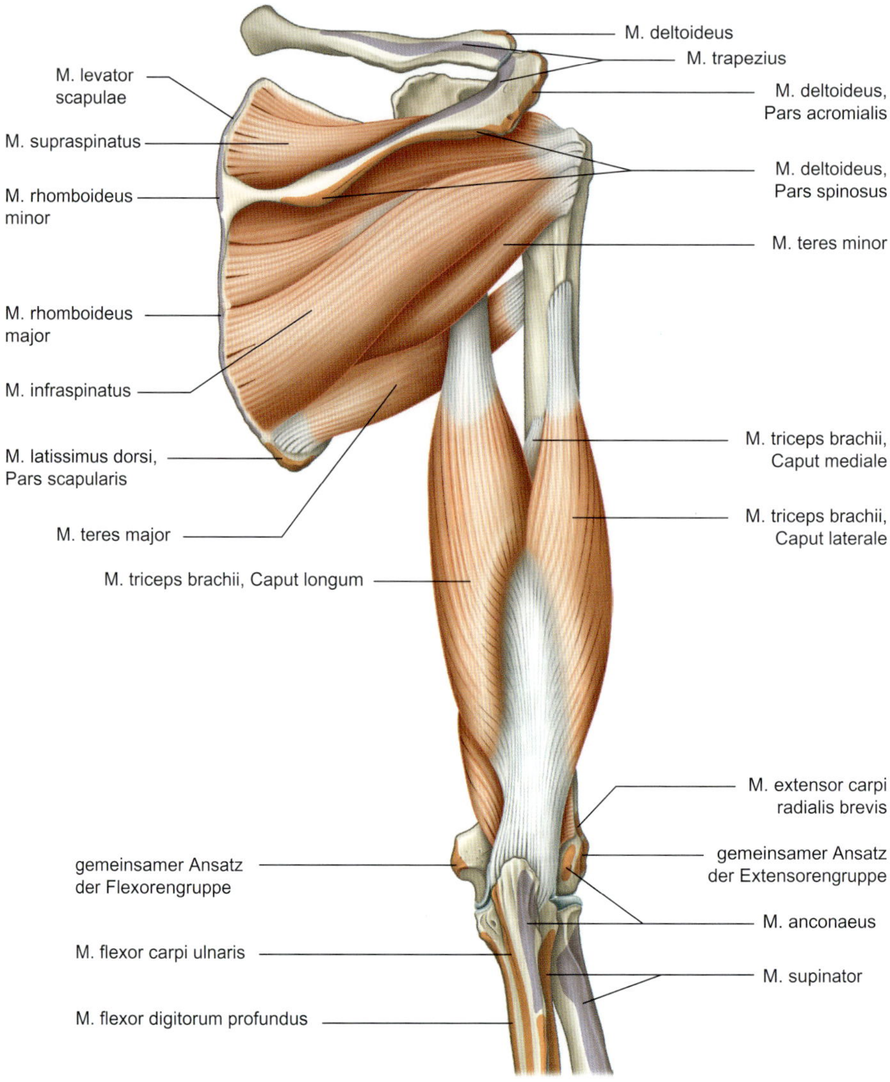

Abb. 7.60b Ursprung und Ansatz des M. deltoideus

- N. axillaris (C4–C6) und den
- Rr. pectorales (C4–C5).

Der N. accessorius gibt einen Ramus perforans ab, dessen Ursprung in der Medulla oblongata und im Rückenmark liegt, auf den wir im Folgenden noch genauer eingehen werden.

7.18.2 Techniken

Seitenlage (➢ Abb. 7.61)

- Stellen Sie sich hinter den Patienten. Dieser nimmt die klassische Seitenlageposition ein, er liegt dabei auf der schmerzfreien Seite, die Hand der schmerzhaften Schulter liegt, je nach Beweglichkeit, auf der Liege oder auf dem Oberschenkel.
- Legen Sie Ihre beiden Daumen auf den lateralen Anteil der Tuberositas deltoidea und zwei oder drei Finger auf den medialen Anteil.
- Dehnen Sie den Ansatzbereich des M. deltoideus mehrfach nach lateral und medial. Versuchen Sie dabei den Ansatzbereich zu verschieben, so als wollten Sie ihn am Humerus hin- und herbewegen.
- Zur Behandlung des Schleimbeutels hebt man den Ansatz einige Sekunden ab. Das ist, je nach Morphologie des Patienten mehr oder weniger leicht durchführbar.
- Achten Sie darauf, dass Sie die Dehnung langsam und schrittweise und ohne Schmerzen auszulösen durchführen.

Hauttechnik (➢ Abb. 7.62)

Exzellente Ergebnisse können bei chronischen Schulterschmerzen erzielt werden, indem man die Verbindung zwischen Dermis und Subkutis im Bereich der Schulterwölbung löst.

Wir bereits erwähnt, ist es schwierig bis unmöglich in dieser Region eine Hautfalte zu bilden.

- Man verwendet beide Daumen und verschiebt die verschiedenen Hautschichten gegeneinander.
- Diesen Effekt erreicht man über den N. cutaneus brachii lateralis superior, einem Ast des N. axillaris.
- Konzentrieren Sie sich v. a. auf den lateralen und kranialen Anteil der Schulterwölbung und auf die Achsellücken.

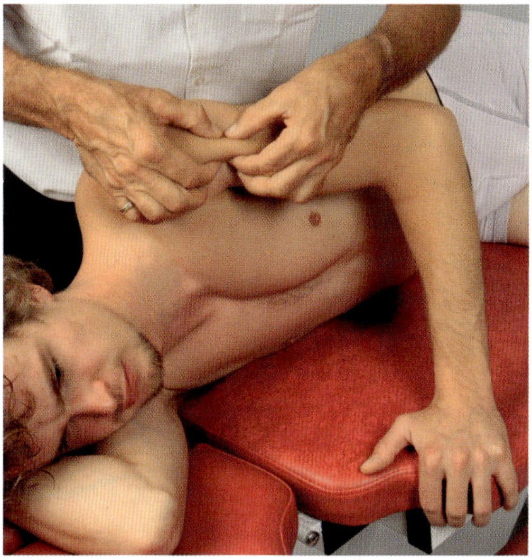

Abb. 7.61 Technik für den M. deltoideus in Seitenlage

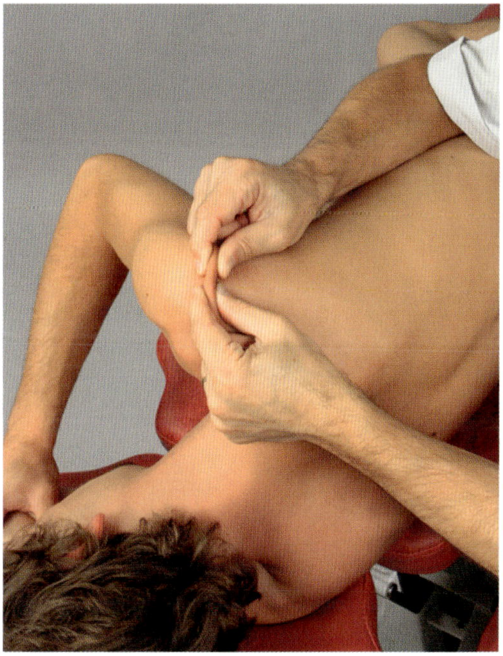

Abb. 7.62 Hauttechnik für den M. deltoideus

KAPITEL

8 Manuelle Behandlung der passiven Schulterstabilisatoren

8.1 Lig. coracohumerale

8.1.1 Anatomie und Funktion

Ursprung

Das Lig. coracohumerale entspringt in einem breiten, dicken, fibrösen und widerstandsfähigen Streifen an der Basis des Proc. coracoideus, unmittelbar unterhalb des Lig. coracoacromiale, es dient der Verstärkung der Kapsel.

Verlauf

Das Band zieht von seinem Ursprung quer nach lateral und leicht nach kaudal und distal.

Ansatz

Es inseriert am Humerus an Tuberculum majus und minus.

Funktion

- Als Bestandteil des posterioren Anteils der Vagina tendinis intertubercularis, unterstützt es durch die Dehnung des Sehnenkanals die Gleitbewegung der Bizepssehne.
- Das Ligament verstärkt und spannt die Kapsel des Glenohumeralgelenks und strahlt mit einigen Fasern in den kranialen Anteil der Kapsel ein.

Praxistipp

Für die Behandlung sind insbesondere die querverlaufenden Fasern wichtig.

Hinweis

Es wird vermutet, dass dieses Ligament ein Rudiment des M. pectoralis minor ist. Erwähnenswert ist in diesem Zusammenhang, dass sich im Laufe der Evolution des Menschen und v. a. durch die Aufrichtung in den Zweifüßerstand, zahlreiche Muskeln zu Bändern umgewandelt haben.

8.1.2 Technik

Diese Bandtechnik wirkt auch auf die Gelenkkapsel, die von diesem Band nicht strikt getrennt werden kann.

Im Sitzen

Die Technik dient zur Dehnung der querverlaufenden Fasern des Lig. coracohumerale (➤ Abb. 8.1).

- Stellen Sie sich hinter den Patienten, der seinen Ellenbogen an den Brustkorb legt.

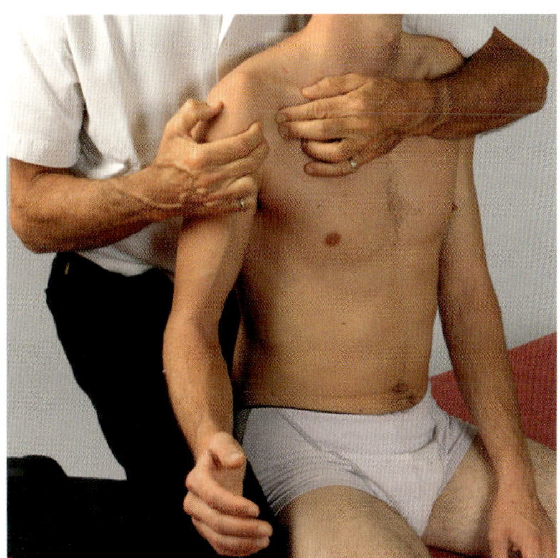

Abb. 8.1 Technik für das Lig. coracohumerale im Sitzen

- Während der Patient kleine Außenrotationsbewegungen ausführt, legen Sie einen Daumen auf den Proc. coracoideus und den anderen auf den Humeruskopf.

Seitenlage

Variante 1 (> Abb. 8.2)

Der Patient liegt auf der gesunden Seite, seine Hand wird in Pronationsstellung auf den anderen Unterarm gelegt, der wiederum auf der Behandlungsliege ruht.

- Legen Sie den Daumen medial des Proc. coracoideus auf das obere Ende des Sulcus deltoideopectoralis. Der zweite Daumen wird zwischen Tuberculum majus und Tuberculum minus auf den Humerus gelegt.
- Dehnen Sie den Humeruskopf nach distal und lateral, während der Patient mit kleinen Abduktions- und Adduktionsbewegungen die Bewegung unterstützt.

Variante 2

- Der Patient befindet sich wieder in Seitenlage und legt die Hand der betroffenen Schulter auf seinen Oberschenkel. Je nach Schmerzsituation kann der Patient seinen Unterarm auch auf Ihrem Arm ablegen.

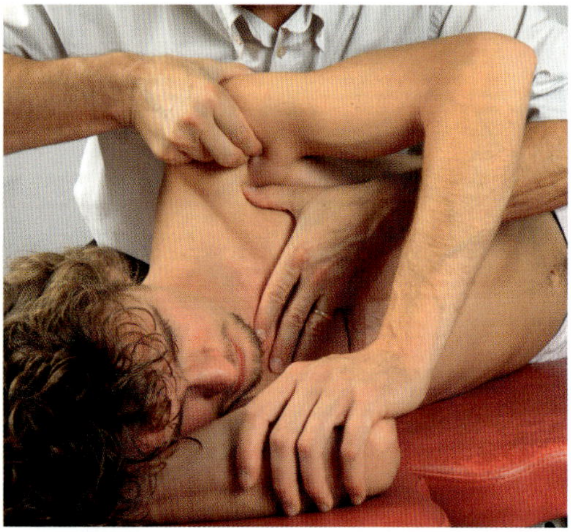

Abb. 8.2 Technik für das Lig. coracohumerale in Seitenlage (Variante 1)

- Bitten Sie den Patienten, seine Hand entlang des Oberschenkels nach distal gleiten zu lassen und dehnen Sie gleichzeitig den Humeruskopf, zunächst nach lateral und anschließend nach distal.

> **Hinweis**
> Am Tuberculum majus hat man einen besseren Kontakt als auf dem Tuberculum minus.

8.2 Kapsel

Es ist schwierig, die Kapselbehandlungen von den Behandlungen der glenohumeralen Bänder zu unterscheiden. Deshalb beschreiben wir nachstehend Techniken, die sowohl für die Kapsel als auch für die glenohumeralen Bänder Verwendung finden.

8.2.1 Anatomie und Funktion

Ursprung

Die Kapsel entspringt an der Skapula, am lateralen Labrum und am angrenzenden Anteil des Collums. Sie verschmilzt mit der Ansatzsehne des langen Trizepskopfs, mit dem sie sich im kaudalen Anteil der Sehne verbindet.

Im kranialen Anteil, dehnt sich ihr Ursprung bis zur Basis des Proc. coracoideus aus.

Ansatz

Die Kapsel endet am Humerus, auf dem Tuberculum majus und dem Tuberculum minus und reicht bis zum Collum chirurgicum.

In ihrem kaudalen Anteil bildet sie, bei herabhängendem Arm, den Recessus axillaris. In ihrem kranialen Anteil wird sie, v. a. bei herabhängendem Arm, durch das Lig. coracohumerale verstärkt.

Ausläufer der Kapsel umhüllen den intrakapsulären Anteil der Sehne des langen Bizepskopfs und bilden seine Synoviahülle. Sie verwandeln den knöchernen Sulcus intertubercularis in einen osteofibrösen Kanal.

Spezielle Merkmale

Die Kapsel ist schlaff und könnte alleine die Gelenkflächen nicht stabilisieren. Sie steht in engem Bezug mit den Sehnen jener Muskel, die auf dem Tuberculum majus und dem Tuberculum minus ansetzen:

- M. subscapularis
- M. supraspinatus
- M. infraspinatus
- M. teres minor
- M. triceps brachii
- M. biceps brachii

Die Kapsel verschmilzt mit den Sehnen dieser Muskeln. Behandlungen dieser Sehnen wirken sich somit sowohl auf die Kapsel als auch auf die Muskeln aus.

Hinweis

Die Kapselfasern und die glenohumeralen Bänder sind in Abduktion-Innenrotation entspannt und in Abduktion-Außenrotation gespannt. Die Kapselansätze reichen bis zur Basis des Proc. coracoideus. Zur bestmöglichen Entspannung der Kapsel sollte man also auch die Behandlung der am Proc. coracoideus ansetzenden Fasern mit einbeziehen.

Techniken

Die Kapseltechniken werden gemeinsam mit den Techniken der glenohumeralen Bänder beschrieben.

8.3 Ligg. glenohumeralia

Unter diesem Begriff werden verschiedene, die Kapsel verstärkende fibröse Bänder zusammengefasst, die palpatorisch nicht unterscheidbar sind. Im Vergleich zu den anderen Bändern der Schulter handelt es sich um relativ schwache Bänder.

Man unterscheidet drei Bänder: Ligg. glenohumeralia superius, medium und inferius.

8.3.1 Lig. glenohumerale superius

Es verläuft vor und unterhalb des Lig. coracohumerale.

Ursprung

Das Band entspringt an der Skapula, auf dem Labrum glenoidale und im anschließenden Knochengebiet.

Verlauf

Es zieht quer nach lateral und überspannt den Sulcus intertubercularis.

Ansatz

Das Band endet am Humerus in einer Einkerbung zwischen dem Humeruskopf und dem Tuberculum majus

Hinweis

Das Lig. glenohumerale superius bildet den vorderen Anteil der Gleitschiene des Sulcus intertubercularis, die durch das Lig. transversum humeri gebildet wird. Es ist über einige Fasern mit dem Lig. coracohumerale verbunden.

8.3.2 Lig. glenohumerale medium

Ursprung

Das Lig. glenohumerale medium entspringt am Labrum glenoidale.

Verlauf

Das Band verläuft schräg nach kaudal und lateral.

Ansatz

Es endet am Tuberculum majus, unmittelbar unterhalb der Ansatzsehne des M. subscapularis mit der es verschmilzt.

Hinweis

Die Ligg. glenohumeralia superius und medium werden durch ein Interstitium getrennt. Über diesen Zwischenraum kann die Sehne des M. subscapularis Fasern mit der Kapsel und ihrem Ansatz am Humerus austauschen.

8.3.3 Lig. glenohumerale inferius

Dieses Band ist das längste, stabilste und breiteste der drei Ligg. glenohumeralia.

Ursprung

Das Lig. glenohumerale inferius entspringt an der Skapula, am Labrum glenoidale und am anschließenden Teil des Collum scapulae.

Verlauf

Das Ligament verläuft schräg nach kaudal und lateral.

Ansatz

Das Band endet am Humerus, im anterioren und kaudalen Anteil des Collum chirurgicum, zwischen den Ansatzzonen des M. subscapularis und des M. teres minor.

8

8.3.4 Techniken

Die Techniken für die Ligg. glenohumeralia dienen auch zur Behandlung der Gelenkkapsel.

Seitenlage (> Abb. 8.3)

- Der Patient liegt in der klassischen Seitenlageposition auf der schmerzfreien Seite. Seine Hand liegt diesmal auf dem homolateralen Oberschenkel, genauer am Trochanter major.
- Stellen Sie sich hinter den Patienten und legen Sie Ihre beiden Daumen auf den kranialen Anteil des Humeruskopfs, einen Daumen auf das Labrum, den anderen auf das Tuberculum majus.
- Bitten Sie den Patienten, seine Hand am Oberschenkel nach unten gleiten zu lassen und seinen Arm nach distal zu dehnen.
- Begleiten Sie diese Bewegung mit Ihren beiden Daumen. Die Technik ist im Wesentlichen die Gleiche wie für das Lig. coracohumerale. Der einzige Unterschied besteht darin, dass zuerst der Humeruskopf nach lateral gedehnt wird.
- Man kann auch das Labrum mit einem oder zwei Fingern fixieren und mit dem Daumen der anderen Hand die distale Dehnbewegung begleiten und einige Innen- und Außenrotationsbewegungen des Arms hinzufügen.

Rückenlage

Der Ellenbogen des Patienten liegt auf der Behandlungsliege, die Hand auf dem Abdomen. Diese Technik wird durch den M. deltoideus und den M. pectoralis major durchgeführt.

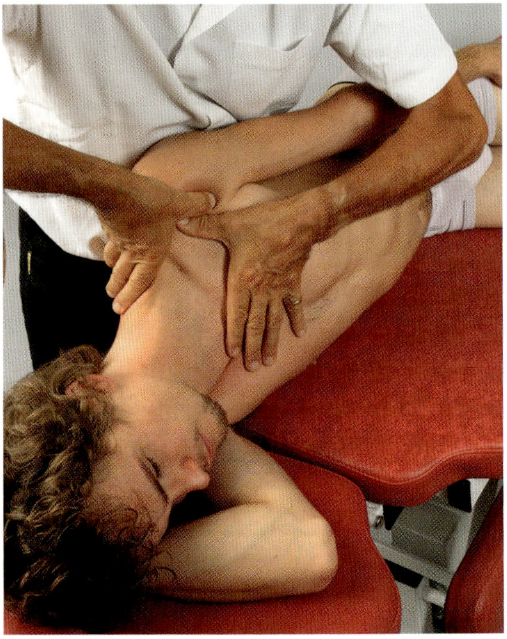

Abb. 8.3 Technik für die Ligg. glenohumeralia und die Gelenkkapsel in Seitenlage

Variante 1

- Legen Sie einen Daumen in den Sulcus deltoideopectoralis in Richtung Glenohumeralgelenk und M. biceps. Die Finger der anderen Hand üben weiter lateral und dorsal Gegendruck aus und umschließen dabei auch den kranialen Anteil des M. triceps.
- Halten Sie die Kapsel und die Ligg. glenohumeralia fest und bitten Sie den Patienten, kleine Innen- und Außenrotationsbewegungen zu machen.
- Erhöhen Sie langsam die Amplitude dieser Bewegungen und verstärken Sie damit die Spannung an Kapsel und Bändern. Bei Schmerzen kann der Patient selbst die Amplitude kontrollieren und selbst entscheiden, ob er ggf. die Bewegung beenden will.

Variante 2

Änderung der Fingerstellung. Legen Sie zwei oder drei Finger jeder Hand über den anteromedialen Anteil des Glenohumeralgelenks und die Daumen auf den posterolateralen Anteil des Gelenks (➤ Abb. 8.4).

Im Sitzen

In dieser Position wird der Humeruskopf von der Pfanne getrennt und dadurch die Kapsel und die Ligg. glenohumeralia gespannt. Wir erinnern daran, dass die distale Dehnung den intraartikulären Druck noch negativer macht und damit eine bessere Zirkulation der intraartikulären Flüssigkeiten ermöglicht.

- Stellen Sie sich hinter den Patienten, umgreifen Sie mit einer Hand den Humeruskopf und drehen Sie mit der anderen Hand den Kopf und den Hals des Patienten in eine leichte Rotation zur Gegenseite.
- Fixieren Sie diese Position.

Variante 1

- Bewegen Sie die Schulter mehrmals nach kaudal, lateral und dorsal. Bei einer schmerzhaften Schulter kann das Gelenk anterior nicht aufgeklappt werden.
- Unser Ziel ist es, diese Bewegung schrittweise und ohne Schmerzen auszulösen, wiederherzustellen.

Diese Technik sollte am Ende der Behandlung ausgeführt werden.

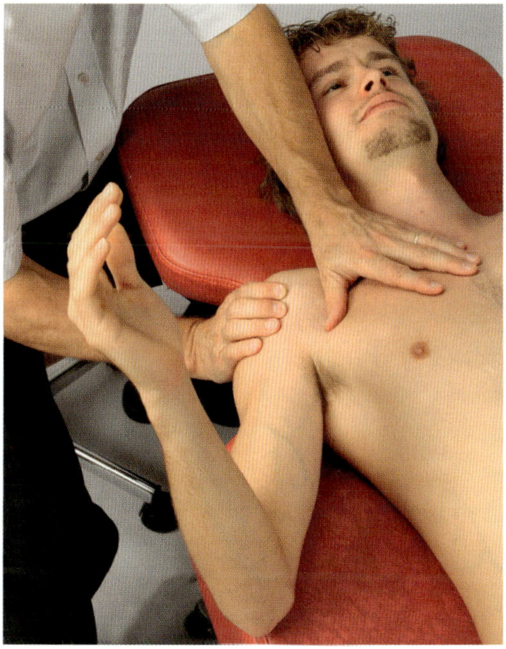

Abb. 8.4 Technik für die Ligg. glenohumeralia und die Gelenkkapsel in Rückenlage

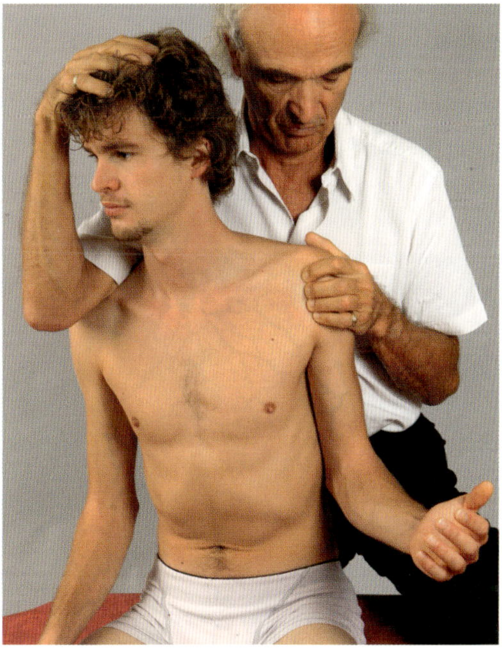

Abb. 8.5 Technik für die Ligg. glenohumeralia und die Gelenkkapsel im Sitzen

Variante 2

Der Patient belässt seinen Ellenbogen in Körperkontakt und begleitet die Bewegung während der Behandlung durch eine Außenrotation (➤ Abb. 8.5).

Hinweis

Sobald das Schultergelenk anterior wieder aufgeklappt werden kann, hat die Schulter ihre volle Beweglichkeit wieder erlangt.

KAPITEL

9 Manuelle Behandlung des Gleitapparats

9.1 Synovialmembran des Schultergelenks

Die Synovialmembran des Schultergelenks kleidet die Innenseite der Kapsel kranial und kaudal aus und bildet eine Umschlagfalte. Sie setzt sich über die Öffnungen der Kapsel in den Schleimbeuteln zwischen den Sehnen der periartikulären Muskeln und der Schulterkapsel fort.

9.1.1 Anatomie und Funktion

Ausläufer der Synovialmembran

Bursa subtendinea musculi subscapularis

Dieser Schleimbeutel befindet sich zwischen den Ligg. glenohumeralia superius und medium, in diesem Zwischenraum liegt der wichtigste Ausläufer der Synovialmembran.

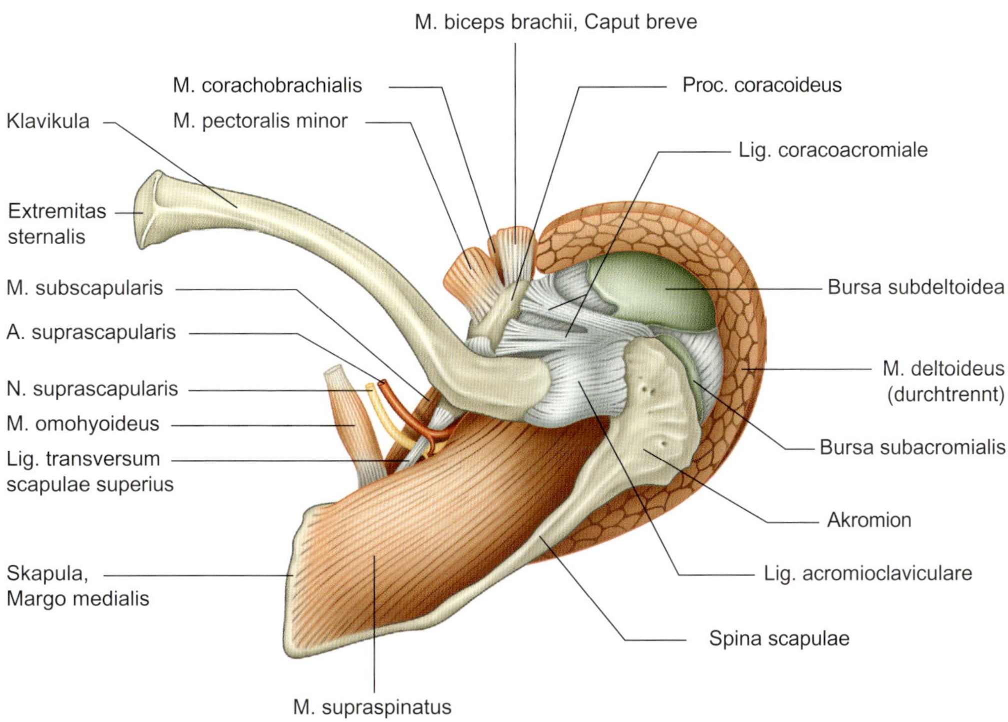

Abb. 9.1 Bursa subacromialis

Vagina tendinis intertubercularis

Sie bildet eine zylindrische Sehnenscheide für die Sehne des M. biceps brachii, die bis zu den Ansatzzonen des M. pectoralis major und des M. latissimus dorsi reicht.

Der Kanal für den M. biceps wird ventral durch das Lig. glenohumerale superius und dorsal durch das Lig. coracohumerale gebildet. Interessant ist, dass sich der Ausläufer der Synovialmembran bis in den Sulcus intertubercularis fortsetzt.

Weitere Schleimbeutel

Bursa subdeltoidea und Bursa subacromialis (➤ Abb. 9.1)

Diese beiden Schleimbeutel, die meist miteinander in Verbindung stehen, liegen zwischen folgenden Strukturen, zwischen

- dem kranialen Anteil der Gelenkkapsel,
- der kaudalen Fläche des Akromions,
- dem kaudalen Anteil des Lig. coracoacromiale,
- dem kaudalen Anteil des M. deltoideus.

Bursa subcoracoidea

Dieser Schleimbeutel liegt zwischen der Unterfläche des Proc. coracoideus und der Kapsel. Es handelt sich um eine Fortsetzung der Synovialmembran für den M. subscapularis.

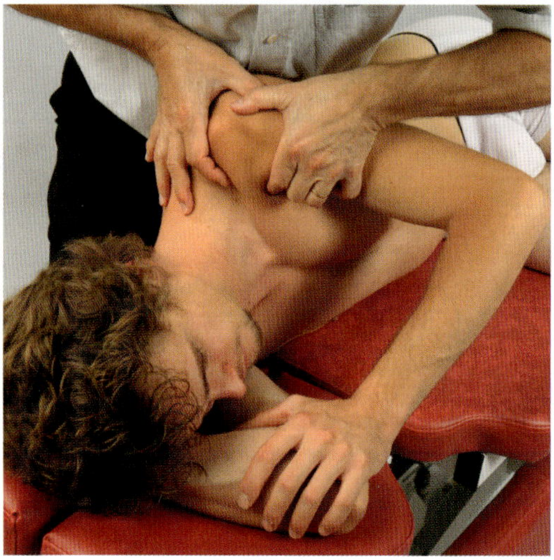

Abb. 9.2 Technik für die Bursa subacromialis

Bursa coracobrachialis

Diese Bursa findet man medial des M. coracobrachialis, zwischen der Sehne des M. subscapularis und dem Plexus brachialis.

Bursa des M. teres major

Sie befindet sich zwischen dem M. triceps brachii und dem M. teres major.

Bursa des M. latissimus dorsi

Sie liegt zwischen folgenden Muskeln:

- M. teres major und M. latissimus dorsi
- M. latissimus dorsi, M. coracobrachialis und M. biceps brachii, Caput breve
- M. biceps brachii, Caput longum und den Ligg. coracoclaviculares

9.1.2 Techniken

Im Abschnitt über den M. deltoideus haben wir bereits eine Technik für die Bursa subdeltoidea kennengelernt. Im Folgenden werden wir zwei weitere Techniken präsentieren.

Bursa subacromialis (➤ Abb. 9.2)

- Sie stehen hinter dem Patienten, der in klassischer Position auf der schmerzfreien Seite liegt. Die Hand der zu behandelnden Schulter liegt in Pronationsstellung auf dem Unterarm, der wiederum auf der Behandlungsliege ruht.
- Lassen Sie einen Daumen vom Humeruskopf zum Akromion gleiten. Drücken Sie das Akromion nach kranial und mit der anderen Hand den Humeruskopf nach kaudal.
- Üben Sie gleichzeitig mit Ihrem Brustkorb einen allgemeinen Druck auf die Schulter des Patienten aus.

- Halten Sie diese Dehnung einige Sekunden aufrecht, wiederholen Sie die Dehnung mehrmals und schließen Sie die Behandlung mit einer Induktion ab.

Bursa subcoracoidea

- Sie stehen hinter dem Patienten, der in klassischer Position auf der schmerzfreien Seite liegt. Lassen Sie einen Daumen in Richtung Proc. coracoideus gleiten.
- Erzeugen Sie abwechselnd medialen und lateralen Druck, den Sie mit dem Daumen und dem Brustkorb aufrechterhalten.
- Gehen Sie dabei sehr vorsichtig vor, um Schmerzen zu vermeiden.

Hinweis

Die Behandlungen der Vagina tendinis intertubercularis, der Bursa coracobrachialis, der Bursa des M. teres major erfolgen gemeinsam mit den Techniken für die Mm. biceps brachii und coracobrachialis. Wichtig ist dabei nur, dass die Dehnung ca. 15 Sekunden aufrechterhalten wird. Ziel dieser Intervention sind in diesem Fall nicht die Mechanorezeptoren, vielmehr soll der Schleimbeutel entlastet werden.

Wir glauben, dass durch diese Techniken die Produktion der Synovialflüssigkeit angeregt wird. Ohne Synovialflüssigkeit in entsprechender Qualität kommt es zu Reizungen des Knorpels, des Labrums, der Kapsel und Sehnen. Belastungen der Schleimbeutel sind sicherlich auch an der Entstehung von Einrissen und Mikrorupturen an den Sehnen der periartikulären Muskeln beteiligt.

9.2 Labrum glenoidale

9.2.1 Anatomie und Funktion (> Abb. 9.3)

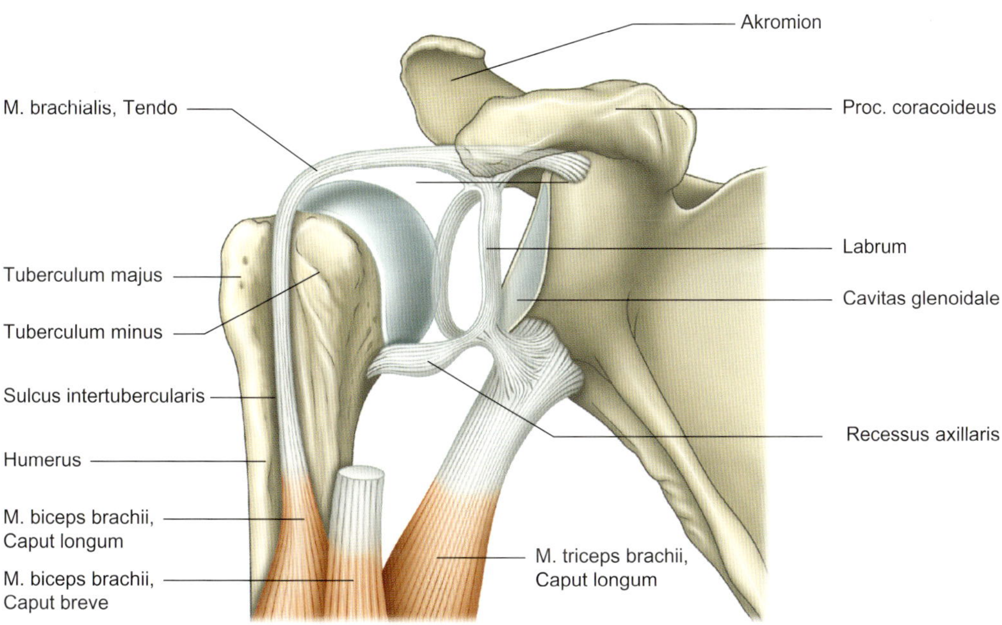

Abb. 9.3 Labrum glenoidale

Spezielle Merkmale

Das Labrum ist ein Faserknorpelring, der den Rand der Gelenkpfanne der Skapula umgibt.

Seine Form ist im Querschnitt dreieckig. Beschrieben werden folgende drei Ränder und drei Seiten:
- Artikuläre, freie Facies lateralis
- Facies medialis, zur Pfanne gerichtet, an der sie an manchen Bereichen anhaftet
- Periphere Seite, die an der Kapsel ansetzt

Das Labrum vergrößert die Gelenkfläche des Glenohumeralgelenks, da es die in der Skapula liegende Gelenkpfanne vertieft.

Vaskularisation

Die mikroskopische Vaskularisation des Labrums erfolgt zentripetal über ein Arteriennetz, das sich aus der A. suprascapularis, der A. circumflexa scapulae (A. subscapularis) und der A. circumflexa posterior humeri zusammensetzt.

Dieses Arteriennetz ist an der Peripherie des Labrums sehr dicht. Gleichzeitig werden die superioren Anteile und der zentrale Anteil des Labrums weniger gut versorgt. Die Peripherie des inferioren Anteils ist der am besten versorgte Bereich.

Innervation

Das Labrum enthält in seinen Randbezirken zahlreiche freie Nervenendigungen. Allerdings verfügt es weder über Paccini-Körperchen noch über Ruffini-Körperchen, im Gegensatz zu den umliegenden Strukturen, wie die Gelenkkapsel, die Ligg. glenohumeralia und die Sehnen, die diese Rezeptoren in großer Menge aufweisen. Es scheint, als gäbe es im Bereich des Labrums keine Propriozeption. Allerdings gibt es zahlreiche nozizeptive Nervenendigungen, die bei Schulterproblemen die Ursache von Schmerzen sein können.

Biomechanische Rolle des Labrums

Das Labrum ist eines der entscheidenden Elemente für die Stabilität und die Mobilität der Schulter. Es trägt zur Verteilung der periartikulären Spannungen bei und unterstützt die Zirkulation der Synovialflüssigkeit. Aufgrund seiner Form, seiner Lage, seiner Zusammensetzungen und des synovialen Umfelds, lässt sich die biomechanische Rolle des Labrums wie folgt beschreiben.

Saugglockeneffekt

Dieser Effekt wird durch den Unterdruck erzeugt, der durch den dichten Verschluss zwischen Labrum und Humeruskopf entsteht. Das hier zur Anwendung gebrachte Prinzip entspricht dem eines Kolbens in einem Vakuum.

Der Unterdruck im Glenohumeralgelenk kann –32 mmHg erreichen. Eine axiale Traktion entlang der oberen Extremität erhöht den intraartikulären Unterdruck. Der Saugglockeneffekt ist ein Beweis für die Widerstandsfähigkeit des Gelenks gegenüber Zugkräften.

Kapillareffekt

Die Adhäsion der kongruenten Gelenkflächen wird durch die Synovialflüssigkeit ermöglicht, die einen dünnen, spannungsaktiven Film mit hoher Viskosität erzeugt. Diese Kohäsion ist proportional zur Oberfläche, der sich in gegenseitigem Kontakt befindlichen Flächen. Das Labrum verstärkt diesen Mechanismus. Der Kapillareffekt ermöglicht den Widerstand gegen Scherkräfte.

Meniskuseffekt

Dadurch, dass das Labrum die Tiefe der Gelenkpfanne erhöht und ihre Oberfläche vergrößert, trägt es zur Verringerung der auf die Gelenkflächen einwirkenden Drücke bei. Dieser Meniskuseffekt, der die Widerstandsfähigkeit gegenüber Kompressionskräften verbessert, scheint v. a. im postero-inferioren Anteil eine Rolle zu spielen.

Segmentale biomechanische Eigenschaften

- Der *anterokaudale Anteil* des Labrums ist für die anteriore Stabilität der Schulter von größter Bedeutung, sie wird vom Lig. glenohumerale inferius unterstützt.
- Der *kaudale Anteil* des Labrums ist an der inferioren Stabilität der Schulter beteiligt, hier liegt ein

Prellbockeffekt vor (Verhinderung einer *Luxatio erecta*).
- Der *posterokaudale Anteil* wirkt an der posterioren Stabilität der Schulter mit, während der Humerus in Innenrotation und Anteversion steht. Auch in diesem Fall besteht eine positive Synergie mit dem Lig. glenohumerale inferius.

Verbindungen

- *Mechanische Effekte der Muskeln:* Die folgenden Muskeln haben direkt oder indirekt einen mechanischen Effekt auf das Labrum:
  - M. biceps brachii, der über den kranialen Anteil des Caput longum ein Kontinuum mit dem Labrum bildet
  - M. supraspinatus
  - M. subscapularis
  - M. triceps, dessen Caput longum mit seinem kranialen Ansatz, ähnlich wie der M. biceps, ein Kontinuum mit dem Labrum bildet.
- *Ernährung und Elastizität:* Die Kapsel und die Ligg. coracohumerale und glenohumerale inferius spielen eine wichtige Rolle für das Labrum und tragen zu seiner Ernährung und Elastizität bei.

Hinweis

Die besten Ergebnisse erzielt man durch die Behandlung der kranialen Ansätze der Mm. biceps brachii und triceps brachii.

9.2.2 Techniken

Seitenlage

Variante 1 (➤ Abb. 9.4)

- Stellen Sie sich hinter den Patienten, der wieder in der klassischen Position, also auf der gesunden Körperseite liegt. Die Hand der schmerzhaften Schulter liegt auf dem homolateralen Trochanter major.
- Legen Sie einen Daumen in Richtung des Tuberculum supraglenoidale, nahe an den Proc. coracoideus und den anderen auf das Tuberculum infraglenoidale am kranialen Ende des lateralen Skapularands.

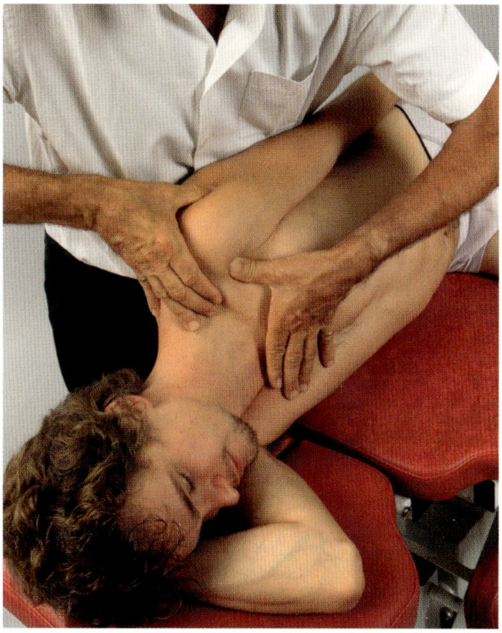

Abb. 9.4 Technik für das Labrum glenoidale in Seitenlage (Variante 1)

- Versichern Sie sich, dass Ihre Daumen an der richtigen Stelle liegen und bitten Sie den Patienten, den M. biceps und den M. triceps leicht anzuspannen.
- Fixieren Sie die Daumen und bitten Sie den Patienten, seinen Arm nach distal gleiten zu lassen. Dadurch wird das Labrum in Spannung gesetzt.
- Mithilfe Ihrer Daumen können Sie das Kontinuum zwischen dem Labrum und den Sehnen des M. biceps und des M. triceps auch durch Induktion behandeln.

Variante 2 (➤ Abb. 9.5)

- Stellen Sie sich hinter den Patienten und stützen Sie Ihren Ellenbogen an Ihrem Körper ab.
- Positionieren Sie beide Daumen flach auf dem dorsolateralen Rand des Labrums, gehen Sie dabei vom Tuberculum infraglenoidale aus.
- Drücken Sie Ihre Daumen schrittweise und ohne dabei Schmerzen auszulösen mithilfe Ihres Brustkorbs nach medial und etwas nach kaudal und versuchen Sie dabei den Abstand zwischen den Daumen etwas zu vergrößern, achten Sie darauf, dass Ihre Daumen nicht weggleiten.

9

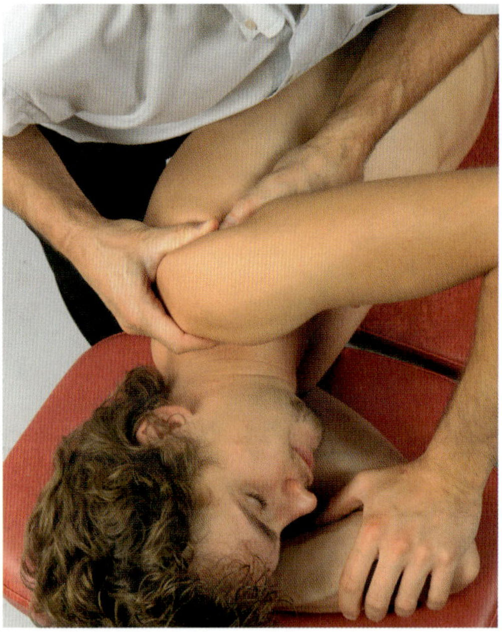

Abb. 9.5 Technik für das Labrum glenoidale in Seitenlage (Variante 2)

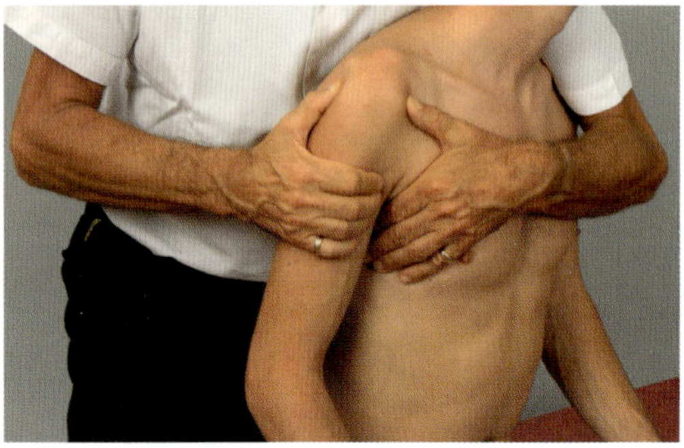

Abb. 9.6 Technik für das Labrum glenoidale im Sitzen

Kehren Sie zum Ausgangspunkt zurück und wiederholen Sie die Technik mehrmals.

Diese Technik ist sehr effizient, sollte aber niemals schmerzhaft sein. Sie beeinflusst v. a. die Elastizität des Labrums.

Im Sitzen (➤ Abb. 9.6)

- Stellen Sie sich schräg hinter den Patienten. Legen Sie Ihre Daumen wieder auf die kranialen Ansätze des M. biceps brachii und des M. triceps brachii.

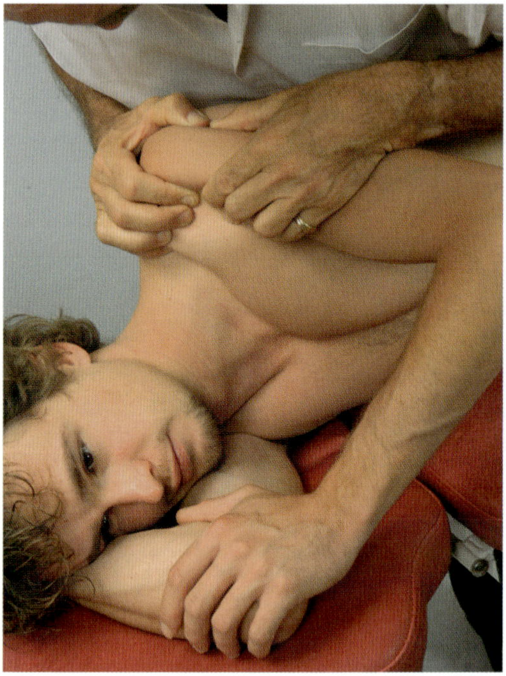

Abb. 9.7 Technik zur Glättung der Gelenkflächen in Seitenlage

- Während der Patient seinen Arm senkt, erhöhen Sie die Dehnung und konzentrieren den Druck Ihrer Daumen in kranialer Richtung.

9.3 Knorpel

9.3.1 Techniken

Glätten des Knorpels

Seitenlage (➤ Abb. 9.7)

Das Labrum und der Knorpel des Schultergelenks werden nach einem Trauma oder aufgrund von Arthrose manchmal rau und unregelmäßig.

- Bei der Glättungstechnik wird der Humeruskopf gegen das Labrum und den Knorpel gedrückt und mobilisiert, um die Gelenkflächen zu glätten. Der Patient liegt auf der gesunden Seite, sein Arm liegt entlang des Körpers.

- Legen Sie Ihre Daumen gegen den lateralen Anteil des Humeruskopfs, die Finger gegen die Medialseite. Nehmen Sie mit Ihrem Brustkorb Kontakt mit Ihren Daumen und Fingern auf und üben Sie eine Kompression auf den Humeruskopf und gegen die Gelenkpfanne aus. Führen Sie kleine Gleitbewegungen in kranialer und kaudaler Richtung aus, um die kleinen Unregelmäßigkeiten im Gelenk zu glätten.
- Sie können den Patienten bitten, die distale Gleitbewegung selbst auszuführen, sodass er die Bewegung besser kontrollieren kann. Diese Technik ist allerdings nur selten schmerzhaft.
- Am Ende des distalen Gleitens bringen Sie die Schulter in ihre Ausgangsstellung zurück, halten dabei aber die Kompression aufrecht.

Praxistipp

Wiederholen Sie die Technik ca. zehn Mal. Diese Technik ist sehr effizient und daher sehr zu empfehlen.

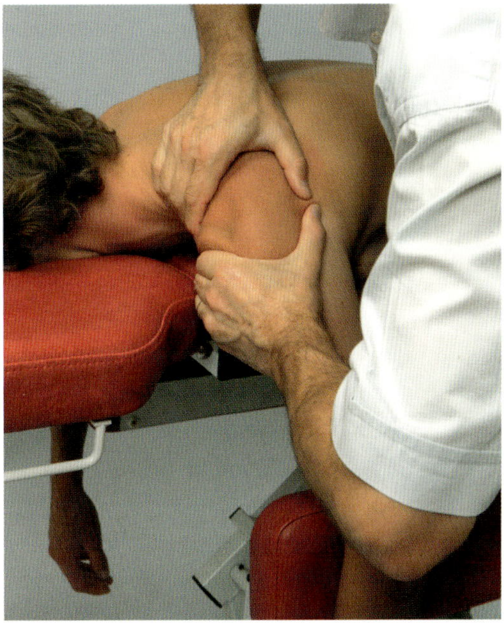

Abb. 9.8 Technik zur Glättung der Gelenkflächen in Bauchlage

Bauchlage (> Abb. 9.8)

- Der Patient liegt flach auf dem Bauch, der Arm der betroffenen Schulter hängt über die Kante der Liege hinaus.
- Bitten Sie den Patienten, seinen Arm leicht hin- und herzuschwingen. Palpieren Sie mit einer Hand die Skapula, während Sie mit der anderen den Humeruskopf vorsichtig und schrittweise der Pfanne annähern und damit die Gelenkflächen glätten.

KAPITEL

10 Behandlung der knöchernen Strukturen

10.1 Knochen

Es sind v. a. die Röhrenknochen, die die Kollisionskräfte absorbieren müssen. Der Humerus ist hierfür ein gutes Beispiel. Wir behandeln ihn durch eine Kompressions-Induktionstechnik bzw. einer Dekompressions-Induktionstechnik. Allerdings ist auch das Schulterblatt oft von traumatischen Verletzungen betroffen. Deshalb sollten auch dieser Knochen – v. a. das Akromion und der Proc. coracoideus – auf seine Verformbarkeit untersucht werden.

10.1.1 Techniken

Für den Humerus (➤ Abb. 10.1)

- Der Patient liegt auf dem Rücken. Er beugt seinen Ellenbogen und stützt ihn auf der Behandlungsliege ab.
- Legen Sie Ihre Handfläche auf den Humeruskopf, genauer gesagt auf den Bereich zwischen Collum anatomicum und Humeruskopf.
- Legen Sie die andere Handfläche im Bereich der Trochlea humeri unter den Ellenbogen. Machen Sie einen Ecoute und komprimieren Sie den Humerus mit beiden Händen und versuchen Sie eventuell vorhandene härtere Zonen wahrzunehmen.
- Wiederholen Sie diese Kompressions-Dekompressions-Induktionstechnik mehrmals.

Für die Skapula

Im Sitzen (➤ Abb. 10.2)

- Stellen Sie sich seitlich neben den Patienten und umgreifen Sie die Schulter des Patienten von anterior und posterior. Legen Sie den Unterrand Ihrer posterioren Handfläche auf die Spina scapulae und den posterioren Rand des Akromions.
- Legen Sie den Hypothenar der anterioren Hand genau auf den Proc. coracoideus. Verschränken Sie Ihre Finger über der Schulterwölbung und erzeugen Sie dadurch ein Fulcrum.
- Komprimieren Sie Ihre Hände vorsichtig und schrittweise und lassen Sie anschließend langsam los. Achten Sie darauf, dass durch den Druck auf den Proc. coracoideus keine Schmerzen ausgelöst werden.
- Achten Sie auf die Deformierung, die Sie auf das Knochengewebe ausüben. Mit etwas Übung spürt man die fixierten Zonen sehr genau.
- Konzentrieren Sie Ihre Kompression auf die festen Zonen und bearbeiten Sie diese durch Induk-

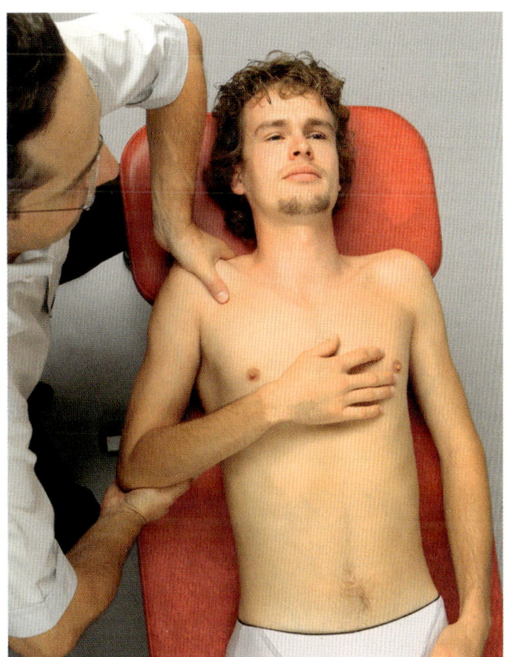

Abb. 10.1 Intraossäre Technik für den Humerus

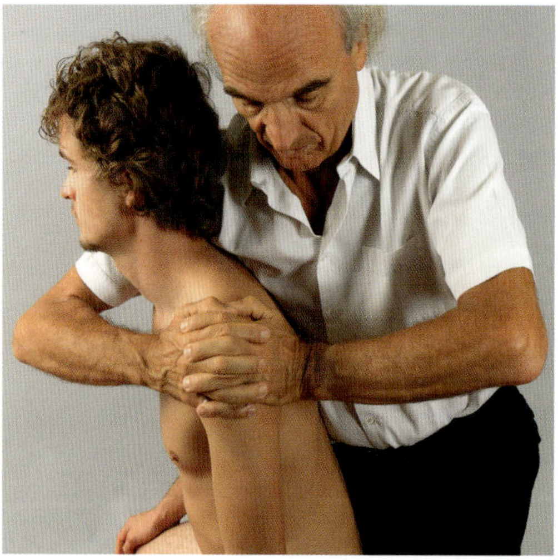

Abb. 10.2 Intraossäre Technik für die Skapula im Sitzen

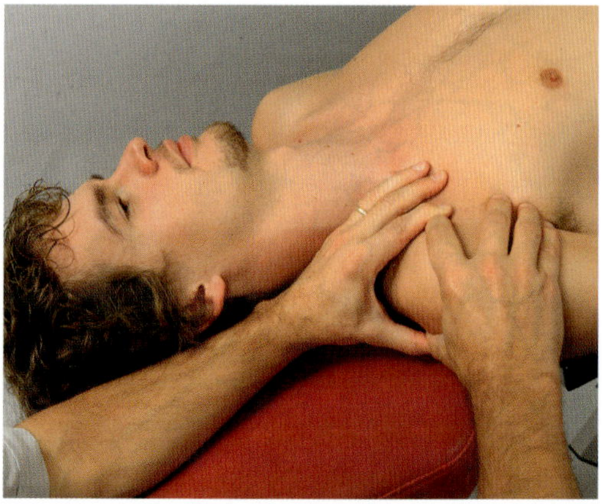

Abb. 10.3 Intraossäre Technik für die Skapula in Rückenlage

tion, wechseln Sie dabei zwischen Kompression und Dekompression ab. Versuchen Sie die gute Verformbarkeit des Knochens wiederherzustellen.

- Die Technik ist beendet, wenn Sie spüren, dass Sie mit Ihren beiden Händen eine homogene Deformierung der Skapula erzeugen können.

Rückenlage

- Legen Sie Ihre beiden Daumen auf der Rückseite der Schulter auf die Spina scapulae und auf das Akromion.
- Legen Sie Ihre beiden Zeigefinger (oder Ihre beiden Mittelfinger, je nach Größe der Schulter) genau auf den Proc. coracoideus.
- Komprimieren und dekomprimieren Sie wie vorhin beschrieben mit beiden Daumen und beiden Zeigefingern die Knochenstrukturen, die zwischen Ihren Fingern liegen. Gehen Sie langsam vor und achten Sie darauf, dass Sie am Proc. coracoideus keinen zu starken Druck erzeugen, da diese Region oft sensibel ist.
- Bearbeiten Sie die fixierten Zonen durch Induktion, wobei Sie jeweils zwischen Kompression und Dekompression wechseln (➤ Abb. 10.3).

Die Technik in Rückenlage ist weniger kräftig als die Technik im Sitzen, sie kann allerdings mit mehr Präzision ausgeführt werden und gerade Anfänger spüren in dieser Position oft mehr.

KAPITEL

11 Manipulation der Nervenstrukturen der Schulter

11.1 Posteriore Achsellücken

Im menschlichen Körpers gibt es zahlreiche Schlüsselzonen, an denen sich Muskel- und Aponeurosefasern kreuzen und damit einen Raum umgrenzen. In diesen Räumen verlaufen Nerven, Arterien, Venen und Lymphgefäße und machen aus diesen Räumen strategische Zonen für die Manipulation.

Im Bereich der Schulter unterscheiden wir dorsal die folgenden vier Räume, die es zu untersuchen und zu behandeln gilt:

- Laterale Achsellücke (Foramen axillare laterale)
- Mediale Achsellücke (Foramen axillare mediale)

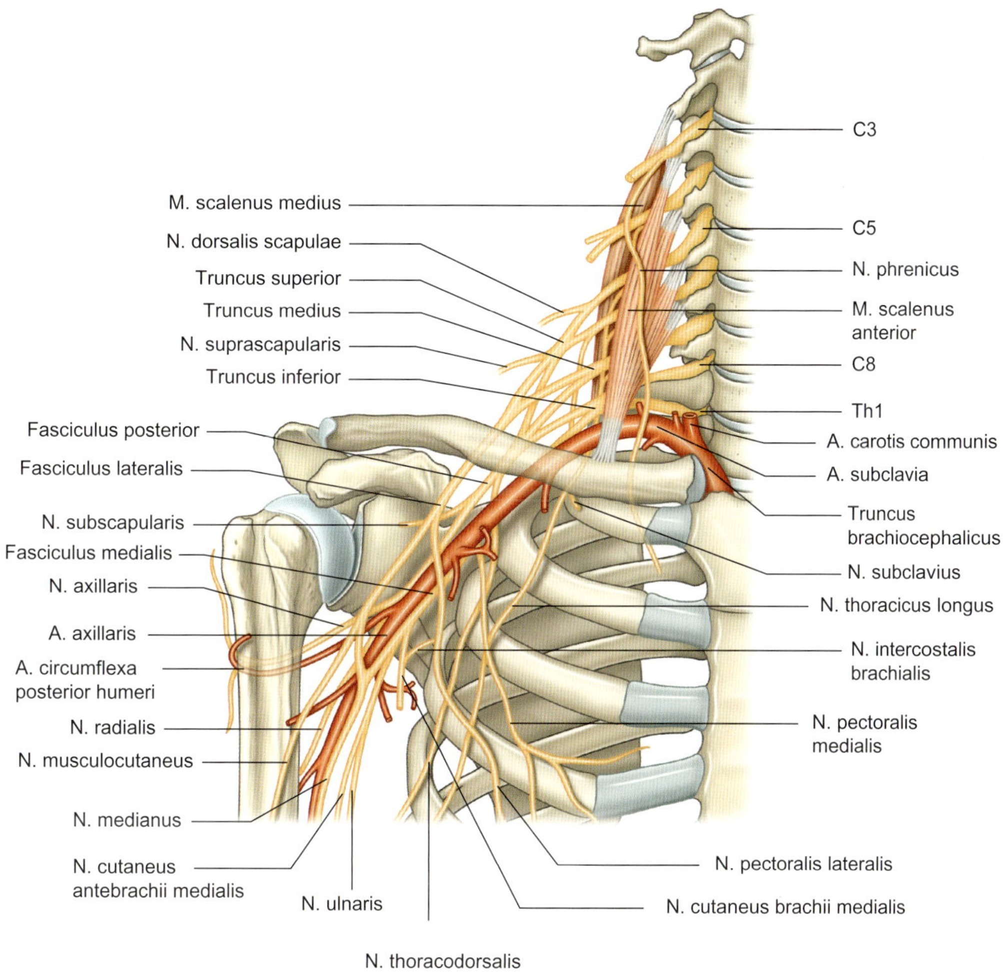

Abb. 11.1 Plexus brachialis und Nerven der Schulterregion

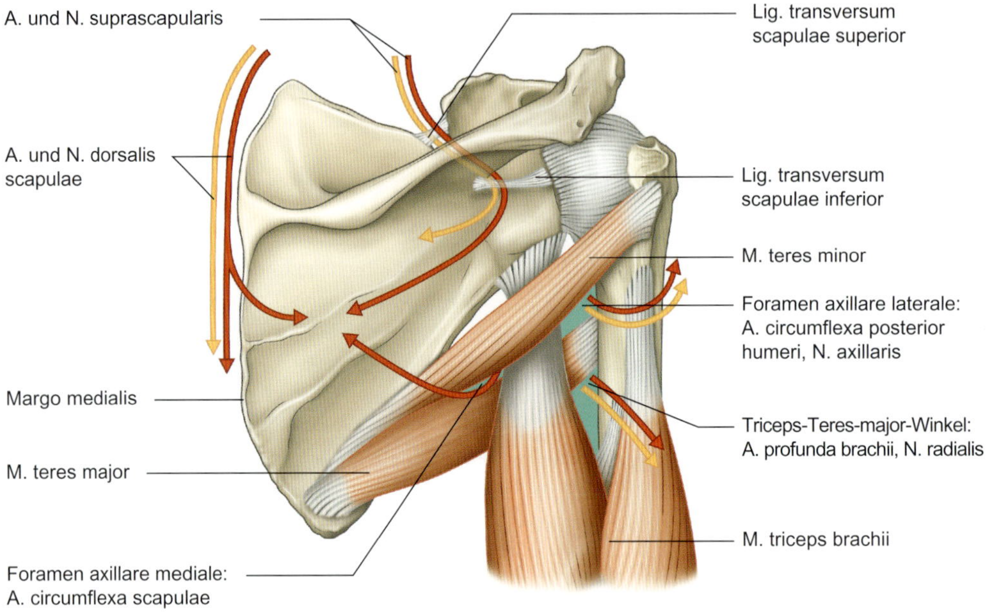

Abb. 11.2 Posteriore Achsellücken

- Triceps-Teres-major-Winkel
- Humerus-Triceps-Dreieck

In den neueren Anatomiebüchern werden nur die ersten beiden Räume beschrieben und das Humerus-Triceps Dreieck wird in die mediale Achsellücke subsumiert.

In unserem Bemühen um Präzision und um unseren Patienten bestmöglich helfen zu können, scheint es uns wichtig, diese Räume getrennt anzuführen, um die durchlaufenden Gefäß- und Nervenstrukturen noch besser behandeln zu können und um nicht einzelne Strukturen zu vergessen (➤ Abb. 11.1 und ➤ Abb. 11.2).

11.2 Laterale Achsellücke

11.2.1 Anatomie und Funktion

Begrenzungen

Das Foramen axillare laterale wird wie folgt begrenzt:

- Kranial durch den M. teres minor
- Kaudal durch den M. teres major
- Lateral durch den Humerus
- Medial durch den M. triceps brachii, Caput longum

Inhalt der lateralen Achsellücke

Durch die laterale Achsellücke ziehen folgende Strukturen:

- N. axillaris
- A. axillaris und A. circumflexa posterior humeri und die begleitenden Venen

Der N. axillaris innerviert über die Rr. musculares die Mm. teres minor und deltoideus. Er versorgt über den N. cutaneus brachii lateralis superior das Hautareal über dem M. deltoideus. Die Bedeutung dieses Nervs bei Schulterluxationen haben wir bereits erwähnt. Ein Sensibilitätsverlust in der Schulterwölbung deutet auf ein neurologisches Problem hin und erfordert weitergehende Untersuchungen.

Zur umfassenden Behandlung des N. axillaris sollten auch die Hauttechniken in den kranialen und lateralen Anteilen des Oberarms ausgeführt werden.

Syndrom der lateralen Achsellücke

Nach manchen Schulterverletzungen fibrosieren die muskulären Ränder der lateralen Achsellücke und komprimieren den N. axillaris und seiner Äste. Ähnliche Symptome findet man auch bei Personen, die Krafttraining betreiben oder schwere körperliche Arbeiten verrichten.

Diese Kompression führt zur Hypotrophierung des M. teres minor und wirkt sich auch auf die anderen Muskeln der Rotatorenmanschette aus. Dabei wird v. a. die Außenrotation eingeschränkt.

11.2.2 Techniken

Rückenlage (> Abb. 11.3)

Der Patient liegt auf der Behandlungsliege, sein Unterarm ruht auf dem Abdomen.

- Stellen Sie sich schräg hinter die Schulter des Patienten.
- Positionieren Sie einen oder zwei Finger einer Hand in der lateralen Achsellücke und tasten Sie nach kleinen verhärteten Zonen.
  Um den Zugang zur lateralen Achsellücke zu erleichtern, suchen Sie sich zunächst den Ursprung des Caput longum des M. triceps auf dem Tuberculum infraglenoidale, ein Punkt, der leicht zu finden ist, da die Finger nicht weiter nach oben bewegt werden können. Bewegen Sie Ihren Finger nun etwas nach kaudal um in die laterale Achsellücke zu gelangen.
- Normalerweise ist der Inhalt der lateralen Achsellücke nicht sehr sensibel, bei Schulterproblemen kann die Region allerdings sehr schmerzhaft sein.
- Sie können den Nerv entweder direkt mit einer leichten Kompressions-Induktionstechnik behandeln oder Sie trennen die Muskelfasern des M. teres major und des M. teres minor.
- Dadurch reduzieren Sie die Belastung der Muskel- und Faszienstrukturen auf die durch diesen Raum ziehenden Gefäß- und Nervenstrukturen.
- Mit der anderen Hand mobilisieren Sie die obere Extremität des Patienten über kleine Außenrotationsbewegungen. Dadurch vergrößern Sie die la-

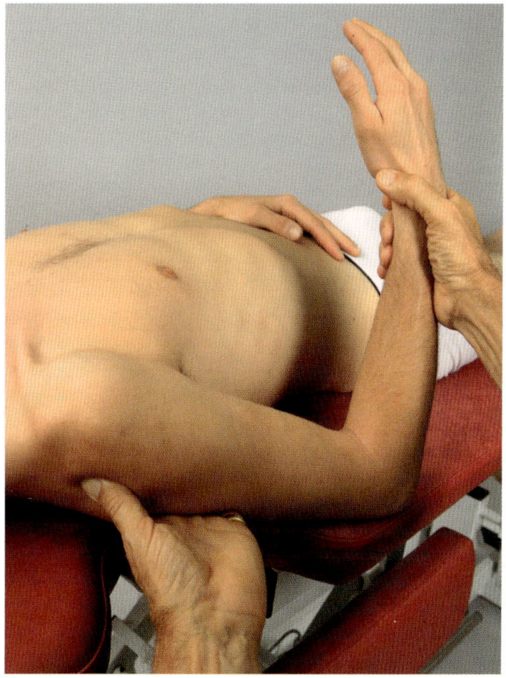

Abb. 11.3 Technik für die laterale Achsellücke in Rückenlage

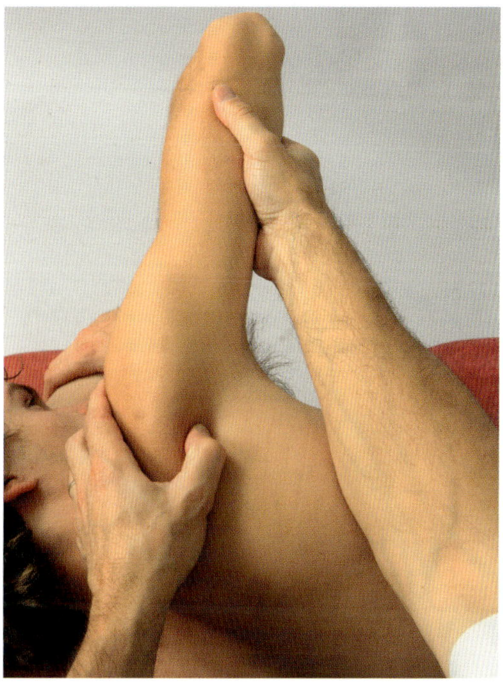

Abb. 11.4 Technik für die laterale Achsellücke in Seitenlage

terale Achsellücke und können besser in den Raum eindringen.
- Behandeln Sie die verhärteten Zonen durch Induktion.

Praxistipp

Wir empfehlen diese Technik zur Behandlung des N. axillaris. Sie ist sehr effizient und hat auch einen positiven Effekt auf die Kapsel, die Synovialmembran und die Mm. teres minor und deltoideus.

- Legen Sie einen Daumen in die laterale Achsellücke und die andere Hand auf den Oberarm des Patienten.
- Der Daumen manipuliert durch Induktion die Begrenzungsstrukturen und den Inhalt der lateralen Achsellücke, während die andere Hand den Arm in eine leichte Flexion und Anteversion bewegt.
- Es ist wichtig, die Sehne des M. triceps vom M. teres minor zu trennen, um diesen Raum zu öffnen.

Seitenlage (> Abb. 11.4)

- Der Patient befindet sich in der klassischen Position und liegt auf der gesunden Seite, seine Hand liegt in Pronationsstellung auf dem auf der Auflage ruhenden Unterarm. Stellen Sie sich hinter den Patienten.

Technik für das Hautareal

Der Patient befindet sich in Seitenlage, die zu behandelnde Seite oben.

Nachstehend beschreiben wir jene Zonen, bei denen diese Behandlungen besonders effizient sind:

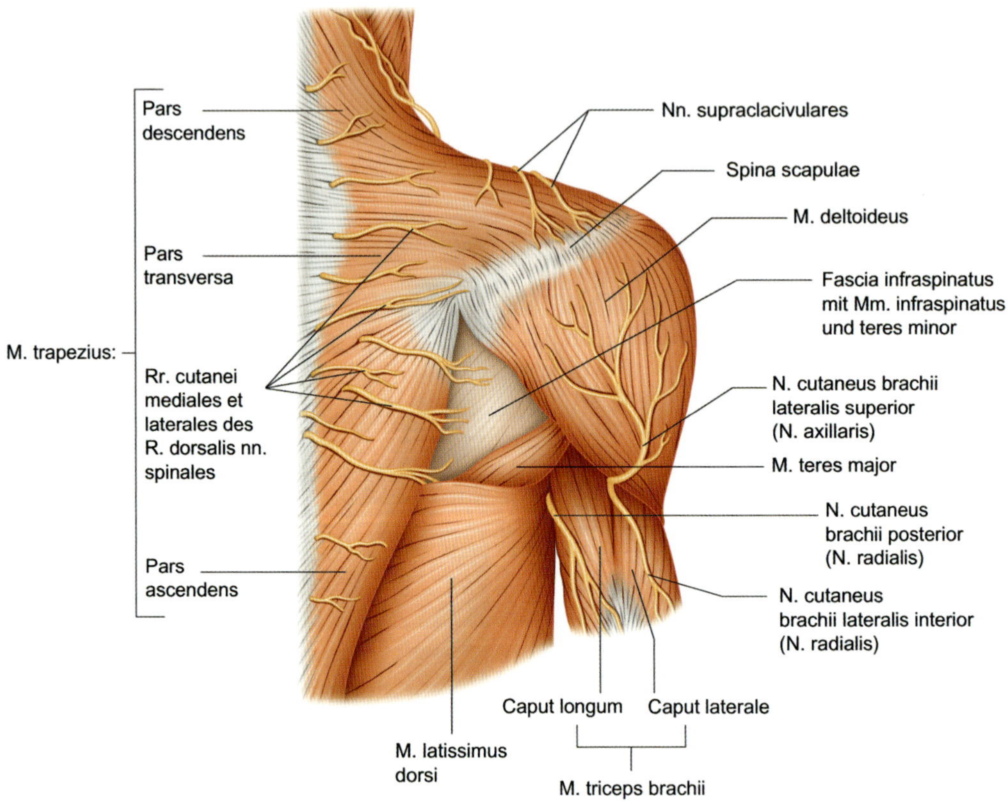

Abb. 11.5 Austrittspunkte der Hautnerven im dorsalen Schulterbereich

- *Austrittspunkt des N. cutaneus brachii lateralis superior:* Dieser Ast des N. axillaris tritt im Sulcus deltoideotricipitalis aus, der sich zwischen dem langen und dem lateralen Trizepskopf befindet. Um ihn zu erreichen, muss man die Region unter dem kaudalen Anteil des M. deltoideus palpieren.
- *Austrittspunkt des N. cutaneus brachii posterior, einem Ast des N. radialis:* Im Unterschied zu der für das Triceps-Teres-major-Dreieck verwendeten Technik bleiben die Finger bei dieser Technik im subkutanen Bereich, dringen also nicht zwischen die Mm. latissimus dorsi, teres major und triceps ein.
- *Austrittspunkt der Rr. cutanei des R. posterior der Spinalnerven:* Sie treten im Bereich des Muskel-Sehnen-Übergangs des M. trapezius aus (➤ Abb. 11.5).

11.3 Mediale Achsellücke

11.3.1 Anatomie und Funktion (➤ Abb. 11.6)

Begrenzungen

Die mediale Achsellücke bildet ein Dreieck mit medialer Spitze, dessen Strukturen, wie folgt begrenzt werden.

- Basis: durch den M. triceps brachii (Caput longum) gebildet wird
- Seitenflächen: durch die Mm. teres major und teres minor gebildet werden

Inhalt der medialen Achsellücke

Durch diesen Raum ziehen die A. circumflexa scapulae, die mit der A. suprascapularis anastomiert. In

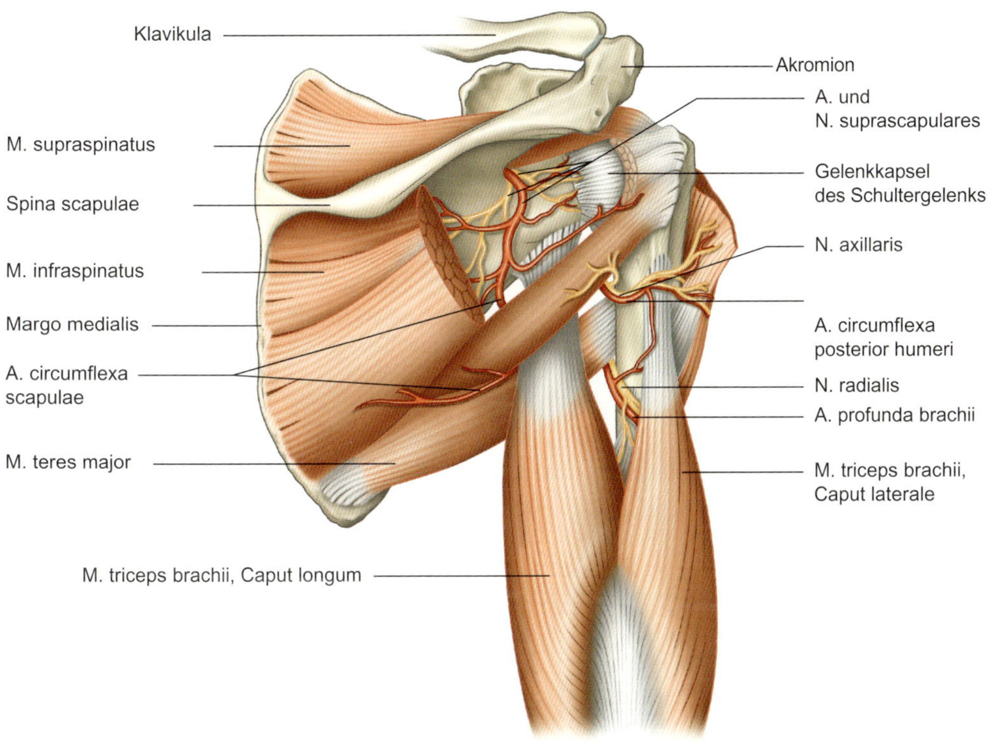

Abb. 11.6 Inhalt der posterioren Achsellücken der Schulter

der Tiefe verläuft der Nerv für den M. teres major, ein Ast des N. subscapularis.

11.3.2 Technik

- Die Technik kann in Rücken- oder Seitenlage ausgeführt werden. Das Vorgehen entspricht demjenigen der lateralen Achsellücke, allerdings legt man den Finger medial neben den M. triceps.
- Sobald Sie das Tuberculum infraglenoidale spüren, bewegen Sie Ihren Finger leicht nach kaudal und anschließend nach medial. Die mediale Achsellücke befindet sich medial des M. triceps.

In der ersten Phase der Technik werden die Fasern des M. teres minor von den Fasern des M. teres major und des M. triceps getrennt, um den Nerven und Gefäßen in der Achsellücke mehr Raum zu verschaffen. In der zweiten Phase führt man eine leichte Kompressions-Induktionstechnik am Nerv des M. teres major aus.

11.4 Triceps-Teres-major-Winkel

11.4.1 Anatomie und Funktion

Begrenzungen

Dieser Raum wird wie folgt begrenzt:
- Medial durch den M. teres major
- Lateral durch das Caput longum des M. triceps brachii

Dieser Raum hat keine konstante Basis, sie variiert mit dem Abduktionswinkel des Arms.

Inhalt des Triceps-Teres-major-Winkels

Durch diesen Winkel ziehen folgende Nerven:
- N. subscapularis, der N. des M. teres major
- N. radialis, der N. des M. triceps brachii

Diese beiden Nerven sind Äste des N. subscapularis.

11.4.2 Technik

- Gleiten Sie in dem von den Mm. teres major und triceps gebildeten Raum mit einem Finger so weit wie möglich nach oben.
- Suchen Sie eine besonders sensible Nervenfaser des N. subscapularis.
- Der Finger führt eine Kompressions-Induktionstechnik aus und bleibt dabei kranial in gutem Kontakt mit dem Nerv.

11.5 Humerus-Triceps-Dreieck

Dieses Dreieck wird üblicherweise als Teil der lateralen Achsellücke beschrieben. Wir ziehen eine getrennte Beschreibung vor, um die Behandlung seines neurovaskulären Inhalts nicht zu vergessen.

11.5.1 Anatomie und Funktion

Begrenzungen

Das Humerus-Triceps-Dreieck wird wie folgt begrenzt:
- Lateral durch das Caput laterale des M. triceps brachii und den Humerus.
- Medial durch das Caput mediale des M. triceps brachii.
- Seine Spitze wird durch die Verbindung der beiden Trizepsköpfe gebildet.
- Seine Basis durch den M. teres major.

Inhalt des Humerus-Triceps-Dreiecks

Das Humerus-Triceps-Dreieck folgende anatomischen Strukturen:
- N. radialis
- A. profunda brachii

11.5.2 Technik

Gehen Sie so vor wie bei der Behandlung der lateralen Achsellücke (➤ Kap. 11.2.2), nur dass Sie diesmal Ihren Finger weiter nach distal bis über den M. teres major gleiten lassen.

Im Allgemeinen ist diese Technik dann am effizientesten, wenn man tatsächlich einen Schmerzpunkt findet, der meist einer sensiblen Nervenfaser entspricht. Denken Sie bei all diesen Techniken immer auch an die Dehnung der Muskel- und Faszienfasern, die diese verschiedenen Achsellücken bilden.

Spasmen oder Fibrosen dieser Muskeln können die Gefäß- und Nervenstrukturen der Schulter beeinträchtigen und immer wiederkehrende Gelenkschmerzen zur Folge haben.

Hinweis

Bei der Epicondylitis lateralis sucht man nach eventuell vorhandenen Verhärtungen oder Fixierungen des N. radialis im Humerus-Triceps-Dreieck und im Bereich der Frohse-Arkade, die aus den beiden Muskelbäuchen des M. supinator gebildet wird (➤ Kap. 16.6).

11.6 Incisura scapulae

11.6.1 Anatomie und Funktion

Die Incisura scapulae befindet sich auf halber Strecke zwischen dem lateralen Ende des Akromions und dem Angulus superior der Skapula. Durch diesen Einschnitt verlaufen der N. suprascapularis sowie die A. und die V. suprascapularis.

Die Incisura wird durch das Lig. transversum scapulae superius kranial abgeschlossen. Manchmal wird die Incisura durch ein Foramen scapulae ersetzt. In diesem Fall kann der N. suprascapularis nicht palpiert werden.

11.6.2 Technik

- Der Patient befindet sich in Rückenlage. Sie sitzen schräg oder direkt hinter der betroffenen Schulter. Legen Sie einen Daumen Ihrer flachen Hand auf die Incisura und entspannen Sie zunächst das Lig. transversum scapulae superius.
- Anschließend führen Sie kleine sanfte Induktionen am N. suprascapularis aus (➤ Abb. 11.7).

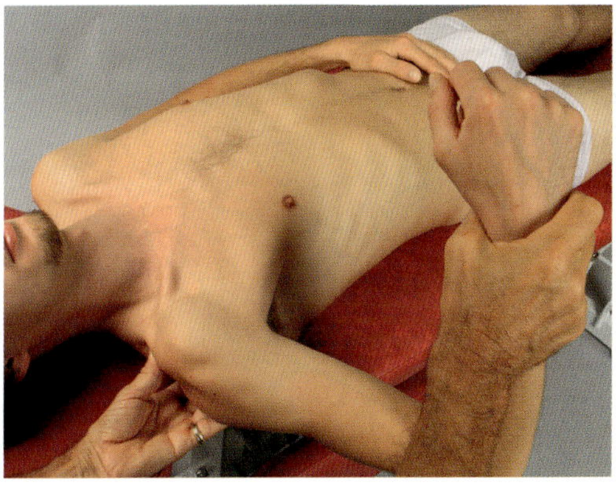

Abb. 11.7 Technik für die Incisura scapulae

Das ist eine exzellente Technik, um die Mm. supraspinatus und infraspinatus zu entspannen

11.7 N. perforans n. accessorius

11.7.1 Anatomie und Funktion

Dieser Nerv liegt subkutan ungefähr 1–2 Fingerbreit vom anterioren Rand des M. trapezius entfernt, auf halber Strecke zwischen der Halswirbelsäule und dem Akromioklavikulargelenk.

11.7.2 Technik

- Der Patient liegt auf der Behandlungsliege, die Hand der betroffenen Seite auf dem Abdomen.
- Fixieren Sie mit einer Hand das Okziput und kontaktieren Sie mit der anderen Hand den N. perforans, der Rest der Hand umgreift die Schulter.
- Führen Sie kleine Dehnbewegungen am N. perforans aus. Dieser Nerv ist fast immer sensibel, vergessen Sie dabei nicht, dass Nerven sehr sensibel auf Kompression reagieren. Dehnen Sie gleichzeitig die Schulter nach distal, dadurch werden der M. trapezius und der kleine, den Nerv umgebende Faszienring gespannt.
- Die Technik ist beendet, wenn der Schmerz nachlässt (➤ Abb. 11.8).

11

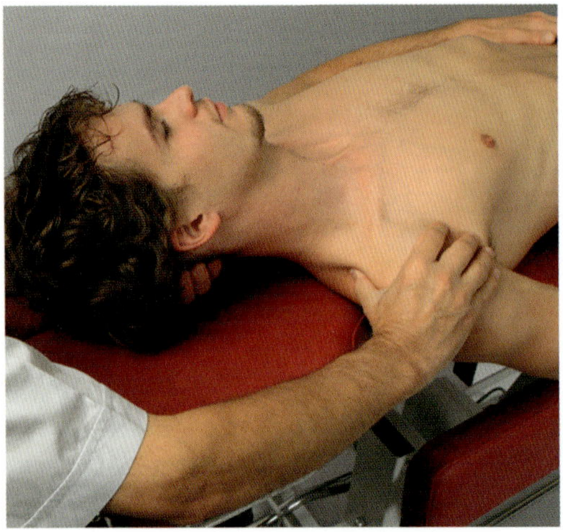

Abb. 11.8 Technik für den N. perforans n. accessorius

Praxistipp

Wenn der N. perforans zu schmerzempfindlich ist, behandelt man ihn zunächst indirekt, indem man die ihn umgebenden Faszien und Muskelfasern zu entspannen versucht und erst anschließend direkt an der Austrittstelle des Nervs.

KAPITEL

12 Manipulation der Gefäßstrukturen der Schulter

12.1 A. subclavia (> Abb. 12.1)

12.1.1 Anatomie und Funktion

Die Gefäßversorgung der Schulter wird durch die A. subclavia sichergestellt. In unserem Buch *Manipulation viszeraler Gefäße* haben wir die entsprechenden Techniken beschrieben.

Das Ziel dieser Techniken besteht darin, zunächst die obere Thoraxapertur (insbesondere den Bereich zwischen Skapula und Klavikula) zu entspannen und anschließend die A. subclavia in distaler Richtung zu dehnen.

12.1.2 Raum zwischen Skapula und Klavikula

- Der Patient liegt in der klassischen Seitenlageposition. Die Hand der betroffenen Schulter ruht auf der Liege.
- Stellen Sie sich hinter den Patienten und legen Sie die Finger einer Hand auf den anterioren Teil des kranialen Skapularands. Die Finger der anderen Hand liegen hinter der Klavikula.

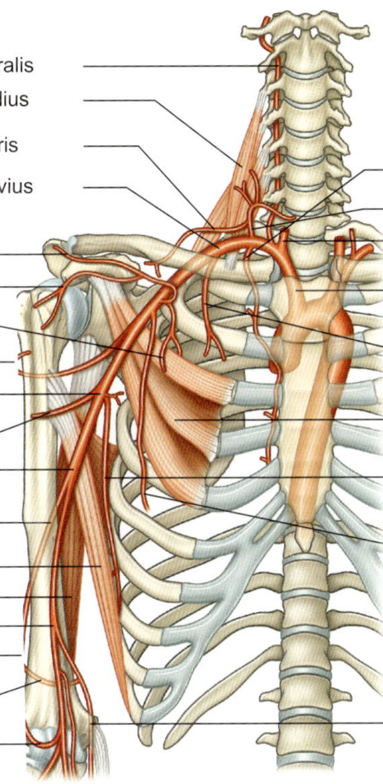

Abb. 12.1 Arterien der oberen Extremität

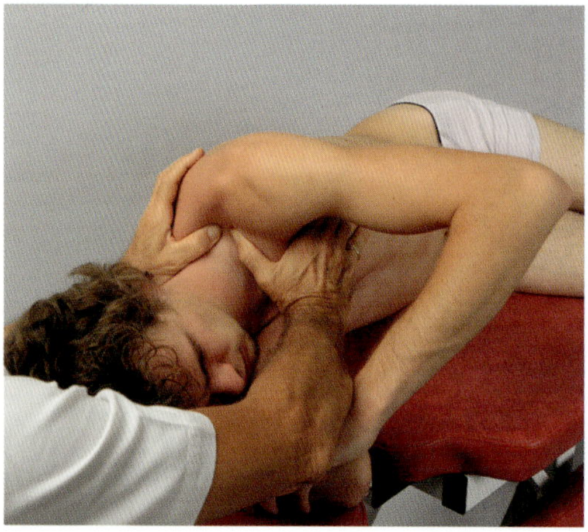

Abb. 12.2 Technik für den Raum zwischen Skapula und Klavikula in Seitenlage

- Drücken Sie zunächst mit Ihrem Thorax die Schulter nach ventral und anschließend nach kranial. Gleichzeitig versuchen Sie, den Raum zwischen Skapula und Klavikula zu vergrößern, indem Sie seine beiden Ränder auseinanderdehnen (➤ Abb. 12.2).
- Wiederholen Sie diese Technik mehrmals, bis Sie spüren, dass sich der Raum leichter öffnen lässt.

12.2 A. axillaris

Diese Arterie beginnt unterhalb des M. teres major und zieht unter dem M. teres minor nach lateral. Insbesondere hinter dem M. teres minor wird sie immer wieder beeinträchtigt. Im Abschnitt über dem M. pectoralis minor haben wir die entsprechende Technik beschrieben.

12.3 A. thoracoacromialis

12.3.1 Anatomie und Funktion

Diese Arterie beginnt unmittelbar über dem M. teres minor, sie verzweigt sich in mehrere Äste:

- R. clavicularis
- R. acromialis

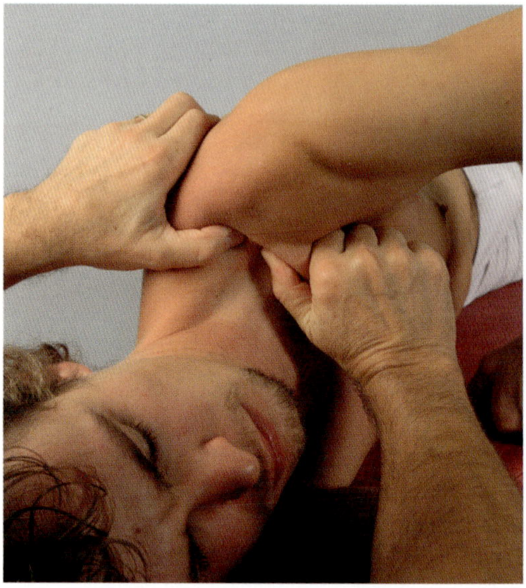

Abb. 12.3 Technik für die A. thoracoacromialis

- R. deltoideus
- Rr. pectorales
- A. thoracica lateralis (selten)

Die A. thoracoacromialis befindet sich zwischen dem M. subscapularis und dem M. pectoralis minor.

12.3.2 Technik

- Der Patient befindet sich wieder in der klassischen Seitenlage, er liegt auf der schmerzfreien Seite und die Hand der betroffenen Schulter liegt in Pronationsstellung auf dem Unterarm.
- Positionieren Sie einen Daumen im kranialen Abschnitt des Sulcus deltoideopectoralis, medial des Proc. coracoideus, am medialen Rand des M. pectoralis minor.
- Drücken Sie mit der anderen Hand die Schulter nach ventral und medial, während Sie gleichzeitig die Fasern des M. pectoralis minor mit Ihrem Daumen bewegen.
- Idealerweise erreichen Sie mit Ihrem Daumen den lateralen Rand des M. pectoralis minor und lassen ihn nach medial gleiten (➤ Abb. 12.3).
- Verbleiben Sie einige Sekunden in dieser Position, um die Blutzirkulation zu verbessern.

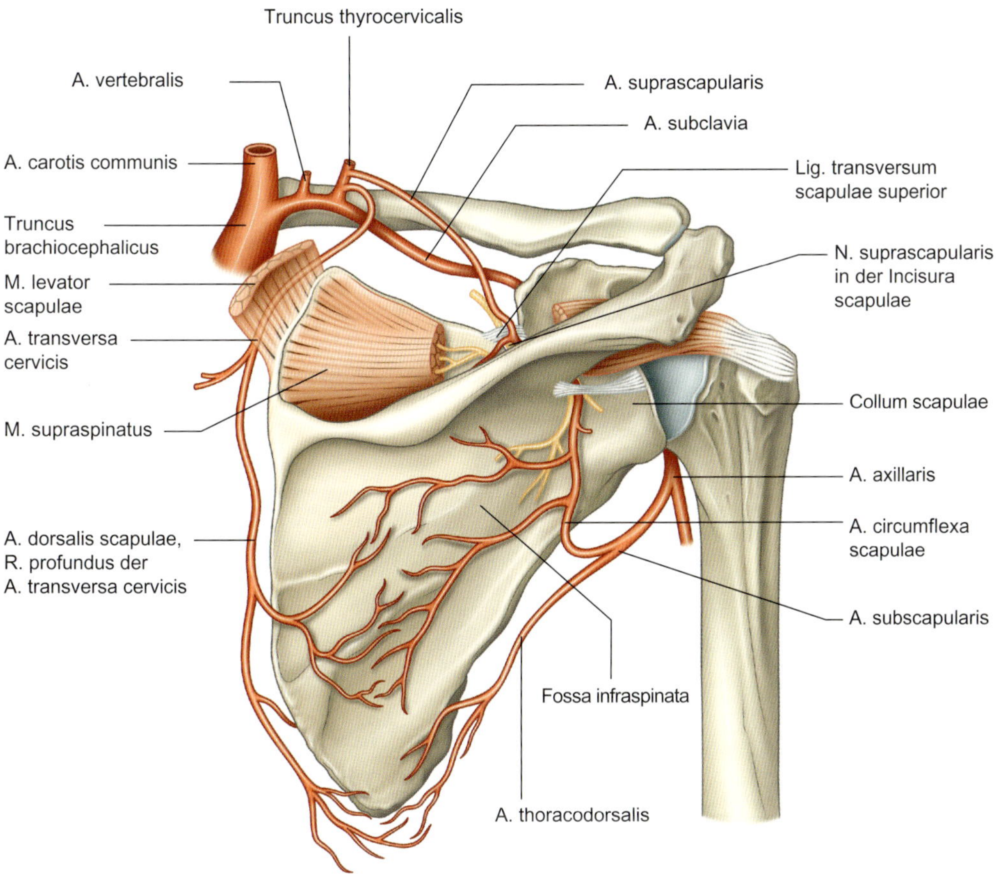

Abb. 12.4 Vaskularisation der posterioren Schulterregion

12.4 A. circumflexa posterior humeri

Im Abschnitt über die Achsellücken haben wir gesehen, dass die A. circumflexa posterior humeri die laterale Achsellücke durchquert (➤ Abb. 12.4). Diese Arterie ist ein Ast der A. axillaris und entspringt zwischen dem M. pectoralis minor und dem M. teres major.

Zur Anwendung kommt die gleiche Technik wie für den N. axillaris, nur dass man für diese Arterie v. a. die Lücke zu vergrößern sucht, um mögliche Belastungen der Arterie zu lösen, sodass der Puls besser zu erspüren ist.

Gedehnt werden diejenigen Muskeln, die diesen Raum bilden:

- M. teres minor
- M. teres major
- M. triceps (Caput longum und Caput laterale)

Hinweis

Die Techniken für die A. circumflexa anterior humeri haben für uns nicht die gewünschten Ergebnisse gebracht.

12.5 A. subscapularis

Diese Arterie beginnt unterhalb des M. pectoralis minor und liegt dem M. subscapularis auf.

Eingesetzt wird die zur Behandlung des M. pectoralis minor beschriebene Technik (➤ Kap. 7.12). Zusätzlich lässt man den Finger in kaudomedialer Richtung über die A. axillaris gleiten.

KAPITEL

13 Schulter: emotionale Aspekte

Auf emotionaler Ebene besteht oft ein Zusammenhang zwischen Schulter und Thorax. Es ist also schwierig, diese beiden Elemente klar voneinander zu trennen. Auf emotionaler Ebene unterscheiden wir die Schulter vom Ellenbogen und der Hand. Natürlich wirkt sich eine Einstellung auch auf die gesamte obere Extremität aus. Die emotionale Schulter entspricht den „seelischen Zuständen" und wird von den Einstellungen und Haltungen des Patienten geprägt. Die Körperhaltung ist gewissermaßen die Verstärkung der Einstellung.

Die unten wiedergegebene Liste der emotionalen Projektionen beruht auf der Beobachtung von mehreren Tausend Patienten. Diese Liste ist natürlich unvollständig, dennoch spiegelt sie auch die Situation jener Patienten wider, die uns aufgrund eines Schulterproblems konsultieren.

13.1 Nach vorne gezogene Schultern

Ein Patient der seine Schultern nach vorne zieht, drückt mehr oder weniger Folgendes aus:

- Introvertiertheit
- (Seelische) Verstimmung
- Gefühl von Minderwertigkeit
- Selbstunterschätzung
- Traurigkeit
- Enttäuschung
- Resignation
- Mangel an Reaktionsfähigkeit
- Pessimismus
- Übertriebene Selbstverteidigung
- Paranoia
- Unterwerfung
- Furcht
- Nichteinnahme des eigenen Territoriums

Diese Einstellungen „schwächen" bestimmte Zonen seiner Schulter und belasten besonders die posterioren Weichgewebe. Diese Patienten laufen Gefahr sich bei einem Sturz die Schulter zu luxieren, die Mm. supraspinatus, triceps, teres minor und teres major zu überdehnen.

Ein Patient mit nach vorne gezogenen Schultern hat die Fäuste halb geschlossen und seine gesamte obere Extremität befindet sich mehr in einer Innenrotationsposition.

13.2 Gerade oder nach hinten gezogene Schultern

Ein Patient, der seine Schulter sehr (oder zu) gerade hält oder nach hinten zieht, drückt Folgendes aus:

- Dominanz
- Selbstvertrauen
- Stolz
- Handlungsbedarf
- Großzügigkeit
- Enthusiasmus
- äußeres Erscheinen
- Energie
- Gute Selbstverteidigung
- Reaktivität
- Extrovertiertheit
- Eine manchmal zu starke Besetzung des eigenen Territoriums.

Diese Patienten tendieren bei Aktivitäten oder Stürzen dazu, die anterioren Strukturen ihrer Schulter, die Kapsel, die Mm. biceps und coracobrachialis und die Ligg. coracoacromiales zu verletzen.

Eine dominante Persönlichkeit hat tiefstehende und nach rückwärts gezogene Schultern, aber auch gestreckte Ellenbogen, geöffnete Hände und eine Außenrotation in der gesamten oberen Extremität.

13.3 Richtige Haltung

Wie gehen wir damit um? Wir wollen hier nicht auf die Lösung von Emotionen eingehen, denn dies ist ein zu umfassendes und sensibles Thema, das den Rahmen dieses Buches sprengen würde. Allerdings können wir unseren Patienten helfen, indem wir ihnen Ratschläge für ihre Haltung geben. Diese ist als Verstärker unserer inneren Einstellungen zu werten. Den Patienten dabei zu helfen, die richtige Haltung zu finden, hilft ihnen nicht nur ihre Gelenkfunktionen zu verbessern, sondern auch ihre Gelenk in Zukunft besser zu schützen.

III Ellenbogen

KAPITEL

14 Funktionelle Anatomie des Ellenbogens

14.1 Aufbau und Organisation des Ellenbogengelenks

Der Ellenbogen ist das „Zwischengelenk“ der oberen Extremität, das die Längenregulierung des Arms sicherstellt.

14.1.1 Knöcherne Elemente (➤ Abb. 14.1a+b)

Das Ellenbogengelenk besteht aus drei Knochenstrukturen: Humerus, Radius und Ulna.

- Das distale Ende des Humerus hat die Form eines Steigbügels. Es ist von dorsal nach ventral abgeflacht und weist an den Seiten Knochenvorsprünge (Epicondylus lateralis und medialis) auf, zwischen denen sich eine Gelenkfläche (Trochlea humeri) befindet.
- Die Ulna trägt die nach vorne und oben gerichtete Incisura trochlearis. Sie entspricht der Trochlea humeri und bildet einen Knorpelbogen von 180 Grad.
- Der Radius folgt bei Flexions- und Extensionsbewegungen des Ellenbogens der Ulna, bei der Pronations- und Supinationsbewegung ist er unabhängig.

Im Gegensatz zu den Schulterstrukturen verfügen die Knochenstrukturen des Ellenbogens über eine gute Stabilität.

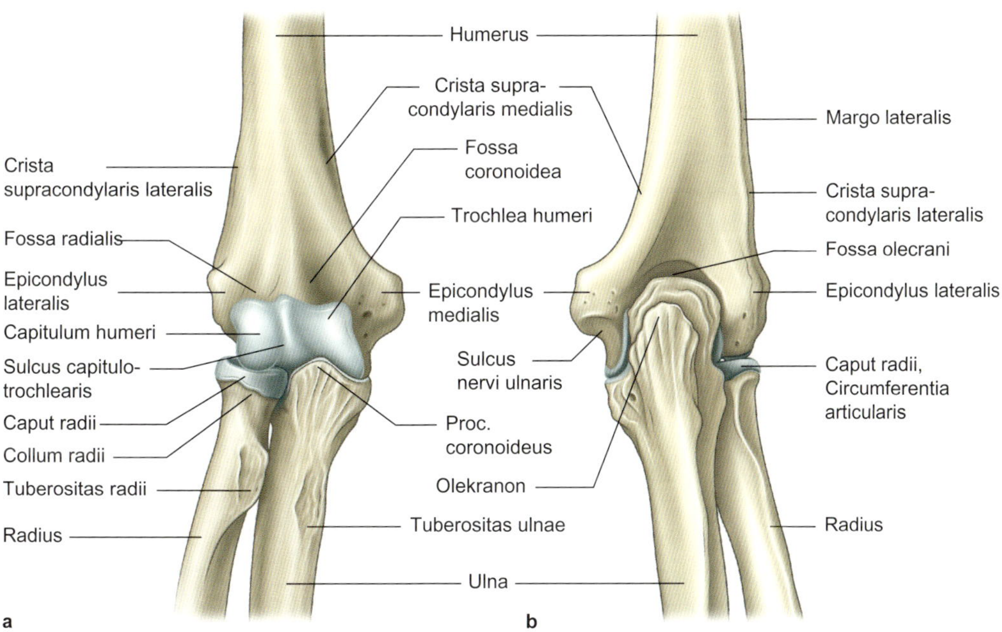

Abb. 14.1a+b Knochenverbindungen des Ellenbogengelenks

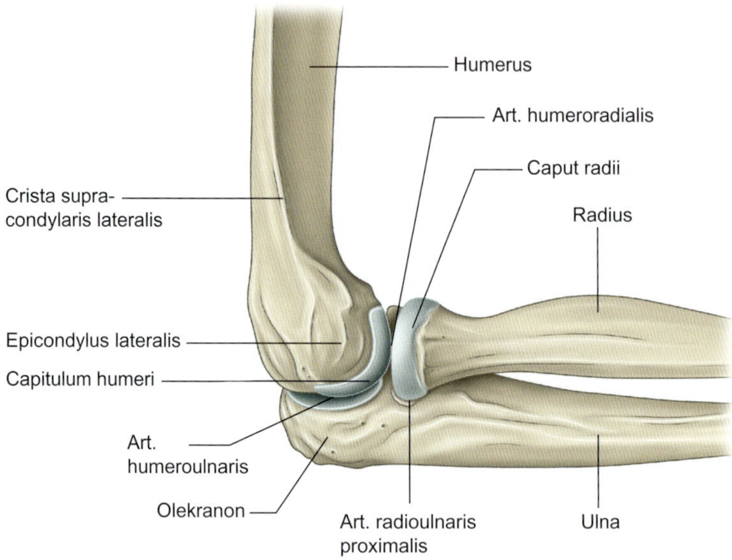

Abb. 14.1c Knochenverbindungen des Ellenbogengelenks

14.1.2 Artikuläre Elemente (➤ Abb. 14.1c)

Auf artikulärer Ebene beschreibt man eine einzige Gelenkhöhle mit drei Gelenken:

- Art. humeroulnaris, das Hauptgelenk des Ellenbogens
- Art. humeroradialis
- Art. radioulnaris proximalis, das Verbindung hat zur Art. radioulnaris distalis

Durch die spezielle Anordnung des Ellenbogengelenks lassen sich nicht nur die Wechselwirkungen zwischen den Bewegungen der einzelnen Gelenkkomponenten erklären, sondern auch die mechanischen Auswirkungen bei Pathologien.

14.1.3 Knochenstrukturen (➤ Abb. 14.1d)

Humerus

Beim Humerus werden zwei, proximal des Capitulum humeri und der Trochlea humeri liegende Epikondylen beschrieben. Der Epicondylus medialis ist größer und erhabener. Oberhalb der Trochlea und des Capitulum liegende drei Vertiefungen:

- Fossa radialis: an der Ventralseite des Humerus unmittelbar oberhalb des Capitulum gelegen, die kleinste Fossa
- Fossa coronoidea: unmittelbar über der Trochlea gelegen
- Fossa olecrani: auf der Dorsalseite des Ellenbogens, unmittelbar oberhalb der Trochlea

Radius

Beim Radius unterscheidet man Caput, Collum und Tuberositas radii:

- Das Radiusköpfchen ist gelenkig mit dem Capitulum humeri verbunden. Sein medialer Rand ist breit und gelenkig mit der Incisura radialis ulnae verbunden.
- Die Tuberositas radii bildet die Ansatzzone für die Sehne des M. biceps brachii.

Ulna

Sie besteht aus dem Olekranon, dem Proc. coronoideus, der Incisura trochlearis, der Incisura radialis ulnae und der Tuberositas ulnae:

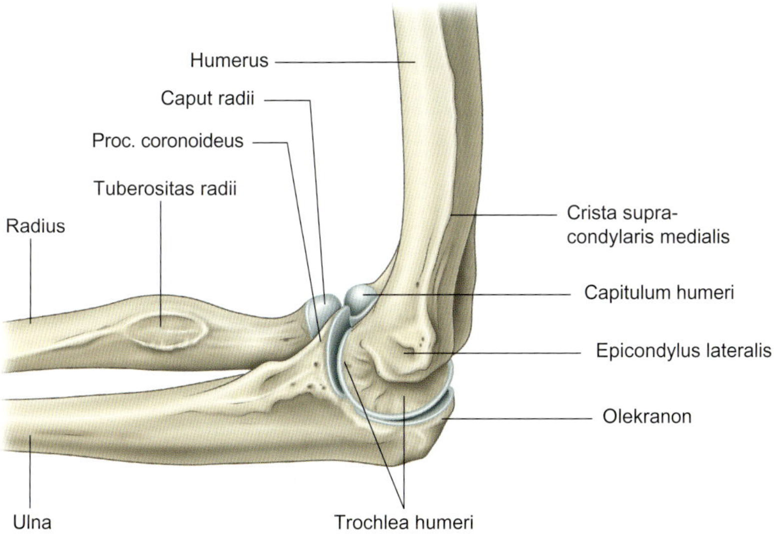

Abb. 14.1d Knochenverbindungen des Ellenbogengelenks

- Das Olekranon befindet sich auf der Dorsalseite der Ulna und ist an der Bildung der Incisura trochlearis beteiligt.
- Der Proc. coronoideus, dessen superolaterale Fläche Teil des Gelenks ist, bildet gemeinsam mit dem Olekranon die Incisura trochlearis.

Die laterale Seite der Ulna trägt die Incisura radialis, die dem Radiusköpfen als Pfanne dient. An der Facies anterior, unmittelbar distal des Proc. coronoideus inseriert der M. brachialis.

14.1.4 Gelenkkapsel

Die dünne und schlaffe Gelenkkapsel des Ellenbogengelenks wird von vier Nerven versorgt:

- N. radialis
- N. musculocutaneus
- N. medianus
- N. ulnaris

Die schlaffe Kapsel bildet anterior und posterior verformbare Falten, seitlich wird sie durch Bänder verstärkt. Im Bereich des Collum radii wird die Kapsel zum Recessus sacciforme erweitert, der die Rotation des Radiusköpfens ermöglicht. Die Kapsel wird über die Mm. brachialis, teres pronator und triceps brachii gespannt.

14.1.5 Synovialmembran

Die Membrana synovialis wird durch in den Fossae coronoidea, olecrani und radii eingebettetes Fettgewebe von der Membrana fibrosa getrennt. Dieses Gewebe bremst Bewegungen ab und verteilt den auf die Kapsel lastenden Druck während der Ellenbogenbewegungen, v. a. während der Hyperextension.

Ohne diese Fettpolster wäre wahrscheinlich bereits ein einfaches Aufstützen auf dem Ellenbogen problematisch und die Gefahr von Olekranonfrakturen sehr hoch.

14.1.6 Fettgewebe

Fettgewebe findet man v. a. am dorsalen Anteil des Gelenks, auf Höhe des Olekranons. Während der Extensionsbewegung federt es die auf das Olekranon einwirkenden Drücke ab.

14.1.7 Aktive Stabilisatoren

Nachstehend betrachten wir einige Muskeln, die als Haltestrukturen und für die Propriozeption des Ellenbogens eine wichtige Rolle spielen. Diese Muskeln begrenzen das Gelenk vornehmlich seitlich, haben teilweise eine direkte Verbindung zur Kapsel oder verbinden sich mit den Bändern bzw. der Fascia antebrachii.

„Ligamentäre" Muskeln

Zu diesen gehören im Wesentlichen:
- M. extensor digitorum
- M. extensor carpi radialis brevis
- M. anconaeus
- M. supinator

„Kapsuläre" Muskeln

Der M. brachialis und der M. triceps brachii sind wichtige Kapselspanner. Die Muskeln halten die Kapselspannung bei allen Bewegungen aufrecht, wobei der anteriore Anteil der Kapsel durch den M. biceps und der posteriore Anteil durch den M. triceps brachii gespannt wird. Damit wird verhindert, dass die dünne und schlaffe Kapsel bei bestimmten Bewegungen zwischen den Gelenkpartnern des Ellenbogens eingeklemmt wird.

Fascia antebrachii

Die Unterarmfaszie übernimmt eine wichtige Rolle für den Unterarm, die Hand und den Ellenbogen. Sie hat eine muskuläre und eine zirkulatorische Aufgabe, da sie den Druck im Unterarm gleichmäßig verteilt.

Zu den Muskeln, die die Fascia antebrachii spannen, gehören:
- M. biceps brachii
- M. triceps brachii
- M. extensor digitorum

14.1.8 Artikuläre Stabilität

Allgemein und abgesehen von einem schweren Trauma, sind es v. a. die Muskelansätze an den Epikondylen, die Schmerzen in den Ellenbogengelenken erzeugen. Das Ellenbogengelenk ist insgesamt ein Gelenk mit guter Stabilität.

14.1.9 Humeroulnargelenk

Aufgrund der perfekten Kongruenz von Olekranon und Proc. coronoideus sowie der Form des Gelenks, ist die Art. humeroulnaris ein stabiles Gelenk, das nur wenige Probleme verursacht.

Tatsächlich wird das Lig. collaterale ulnare nur von wenigen Muskeln verstärkt.

14.1.10 Humeroradialgelenk

Dieses Gelenk ist weniger stabil, es dient v. a. der Mobilität. Das Lig. collaterale radiale wird durch die Mm. anconaeus, supinator, extensor carpi radialis brevis und extensor digitorum verstärkt. Die aktive Stabilität wird v. a. durch die Mm. anconaeus und supinator ermöglicht, die die funktionelle Koaptation der Art. humeroradialis und der Art. humeroulnaris sicherstellen.

KAPITEL

15 Diagnostik

15.1 Ellenbogenschmerzen

15.1.1 Allgemeine Anmerkungen

Nur wenige Patienten konsultieren uns wegen Ellenbogenproblemen, es sei denn, sie leiden unter Epicondylitis lateralis oder medialis . Schmerzen in dieser Region entwickeln sich häufig nach Überlastung des Gelenks, als Folge einer Zervikobrachialgie, nach langer Medikamenteneinnahme, aufgrund eines Stoffwechselproblems oder einer Neuropathie.

Durch die Sensibilisierung des Nervensystems werden Kapsel und Muskeln des Ellenbogens leichter irritierbar, sodass bereits die geringste Aktivität Schmerzen verursachen kann. Da der Ellenbogen zwischen Schulter und Handgelenk liegt, muss er häufig auch zur Entlastung der beiden anderen Gelenke behandelt werden. Mangelnde Kenntnis ist der häufigste Grund warum Therapeuten das Ellenbogengelenk vernachlässigen.

15.1.2 Ätiologie der Ellenbogenschmerzen

Ellenbogenschmerzen sind nicht immer mechanischen Ursprungs. Sie können auch ein Hinweis auf andere Pathologien sein. Im Folgenden werden die Hauptursachen von Schmerzen aufgeführt.

Neurogene Ursachen

- Zervikobrachialgien mit mechanischen, traumatischen, arthrosebedingten oder, seltener, tumorbedingten Ursachen, Zusammenhang mit folgenden Zervikalsegmenten:
  - C6 – bei ventralen Schmerzen
  - C7 – bei dorsalen Schmerzen
  - C8 – bei medialen Schmerzen
- Kompression des N. ulnaris am Ellenbogen mit:
  - Schmerzen vom Ellenbogen zur medialen Handkante
  - Parästhesien im 4. und 5. Finger
  - Atrophie der Mm. interossei als Folge starker Nervenkompression
- Kompression des Plexus brachialis im Verbindung mit einem Thoracic-Outlet-Syndrom (Adson-Wright-Test, eventuell Blutdruckdifferenz zwischen rechtem und linkem Arm)
- Algodystrophie (Morbus Sudeck), am Ellenbogen selten.

Metastasen

Im Wesentlichen handelt es sich um Knochentumoren, die speziell bei älteren Menschen auftreten und häufig Nachtschmerz verursachen. Tumoren in intra- und extrathoraxalen Organen führen weniger häufig zu Metastasen im Ellenbogen.

Kompressionen: Hygrom am Ellenbogen

Dabei handelt es sich um einen Erguss nach einer Schleimbeutelentzündung, der nach einem Trauma oder wiederholten Mikrotraumata oder, seltener, nach einer Sepsis (Bakterieninfektion) entsteht.

In diesem Zusammenhang sollte nicht vergessen werden, dass es auch bei Gicht zu einer Ansammlung von Harnsäure im Ellenbogengelenk kommen kann. Da die Gicht heutzutage zunimmt, sollte man bei Schmerzen am Olekranon bzw. einer Bursitis ohne traumatische Vorgeschichte eine Gichterkrankung in Betracht ziehen. Denken Sie auch daran, die Ohrmuschel und die Finger nach dem Vorhandensein eines Gichttophus zu untersuchen.

Wir hatten allerdings auch mehrere Patienten, deren Harnsäurewerte normal waren und deren Ellenbogenschmerzen durch den Druck des Ergusses entstanden. Eine genaue Diagnose war in diesen Fällen nur durch eine Punktion möglich.

Ähnliche Probleme treten im Übrigen auch an der Achillessehne auf.

Praxistipp

Geben Sie Gicht-Patienten folgende Ernährungsempfehlungen:

- Absoluter Verzicht auf Alkohol, Purine, Innereien, Wild, Meeresfrüchte, fetthaltige Fische, Wurstwaren, Sauerampfer, Spinat und Spargel.
- Meiden von Schokolade und Milchprodukten.
- Über den Tag verteilt immer wieder kleine Mengen Wasser trinken.

Entzündungen

- Rheuma: Der Ellenbogen ist nur selten das erste betroffene Gelenk, sondern begleitet eine bekannte entzündliche rheumatische Erkrankung.
- Sepsis: Die Symptome sind so offensichtlich, dass man sich kaum täuschen kann:
  - Akuter schlafraubender Nachtschmerz
  - Funktionelle Behinderung
  - Fieber

Lokale Arthrose

Arthrose im Ellenbogengelenk tritt häufig nach einer Fraktur oder einer Luxation auf. Man findet sie auch bei Schwerarbeitern, die wiederholten Mikrotraumata ausgesetzt sind.

15.2 Epikondylitis

In der Literatur wird oft nicht genau zwischen einer Epikondylalgie, eines Sehnen- und Muskelschmerzes und einer Epikondylitis mit Entzündung des Knorpels, unterschieden. Wir verwenden ausschließlich den Begriff Epikondylitis. Dabei handelt es sich um die häufigsten Beschwerden am Ellenbogen, die wir in unserer Praxis zu behandeln haben. Ihre Behandlung ist manchmal sehr langwierig und kann sich über mehrere Jahre hinziehen. Meist treten die Beschwerden nach einer Überbeanspruchung der oberen Extremität und nach forcierten und schlecht ausgeführten Bewegungen auf.

Zudem konnte eine Verbindung zwischen der Epikondylitis und einer bereits vorher bestehenden Fixierung in der Halswirbelsäule hergestellt werden. Golfspieler im Anfangsstadium, die Kraft mit Muskelkoordination verwechseln, kennen diese Art der Sehnenentzündung, ebenso wie Tennisspieler, Maler, Bodybuilder und all jene, die einer Arbeit nachgehen, bei der die oberen Extremitäten beachtlichen physischen Belastungen ausgesetzt werden.

15.2.2 Schmerzen

Die Schmerzen treten an den Ansätzen der Extensoren oder Flexoren auf. Sie führen zur Entzündung der Muskelfasern und ihren Ansätzen am Periost, manchmal verbunden mit einer auch radiologisch sichtbaren Schwellung des Periosts:

- Bei Tennisspielern tritt der Schmerz häufiger bei den Extensoren auf und wird durch den Faustschluss verstärkt.
- Golfspieler leiden häufiger an Schmerzen in den Flexoren.

15.2.3 Formen der Epikondylitis

Die beiden Epikondylen gehören nicht zur Gelenkkapsel.

Epicondylitis lateralis

Von der Epicondylitis lateralis sind folgende Muskeln am Epicondylus lateralis betroffen:

- M. extensor carpi radialis brevis
- M. extensor carpi radialis longus
- M. brachioradialis (weniger häufig betroffen)
- M. supinator
- M. extensor digitorum
- M. extensor digiti minimi

- M. extensor carpi ulnaris
- M. anconaeus

Charakteristisch sind Schmerzen im lateralen Anteil des Ellenbogens beim Handgeben, beim Tragen oder bei bestimmten Sportarten wie dem Tennis (deshalb spricht man gerne vom Tennisellenbogen). Der Schmerz kann provoziert werden durch den

- Druck auf den Epicondylus lateralis, durch
- Extension und Supination des Handgelenks gegen Widerstand sowie durch
- einfaches Händedrücken.

Am Epicondylus lateralis setzen acht verschiedene Muskeln an, deren Fasern in das Lig. collaterale radiale und das Lig. anulare radii einstrahlen. Deshalb ist die Behandlung der Epicondylitis lateralis oft sehr langwierig. Die Reizung beeinträchtigt das Humeroradialgelenk und strahlt auf die Bänder und indirekt auch auf die Kapsel aus.

Epicondylitis medialis

Von der Epicondylitis medialis sind folgende Muskeln betroffen:

- M. pronator teres
- M. flexor digitorum superficialis
- M. flexor carpi radialis
- M. palmaris longus
- M. flexor carpi ulnaris

Im Gegensatz zum Epicondylus lateralis strahlen die Muskeln des Epicondylus medialis nicht in das Lig. collaterale ulnare ein. Deshalb ist die Epicondylitis medialis, relativ gesehen, leichter zu behandeln.

Die Epicondylitis medialis erzeugt Schmerzen an der Innenseite des Ellenbogens, sie betrifft v. a. Heimwerker, Handwerker und Golfspieler (Golfellenbogen). Der Schmerz kann durch Druck auf den Epicondylus medialis und durch eine Flexions- und Pronationsbewegung gegen Widerstand ausgelöst werden.

15.2.4 Andere Tendinopathien

Tendinitis der Bizepssehne

Diese Sehnenerkrankung findet man insbesondere bei Bodybuildern und bei all den Menschen, die plötzlich und ruckartig ein schweres Gewicht anzuheben versuchten. Der Schmerz tritt an der Vorderseite des Ellenbogens auf, kann durch Druck auf die Bizepssehne und auf die Aponeurosis musculi bicipitis (Lacertus fibrosus) sowie durch eine Beugung gegen Widerstand ausgelöst werden.

Tendinitis der Trizepssehne

15

Sie zeigt sich durch Schmerzen an der Rückseite des Ellenbogens, im Ansatzgebiet des M. triceps am Olekranon. Sie tritt weniger häufig auf als die Tendinitis der Bizepssehne, beeinträchtigt allerdings auch den Schleimbeutel und das Fettgewebe in der Fossa olecrani, sodass es zu Verhärtungen und Fibrose kommen kann.

Der Schmerz kann durch Druck auf die Sehne und durch Streckung des Arms gegen Widerstand ausgelöst werden.

Praxistipp

- Geben Sie Patienten, die an Epikondylitis oder Tendinitis leiden auch Ernährungsratschläge (➤ Kap. 15.1.2).
- Überprüfen Sie auch die andere Seite. Immer wieder gibt es auch dort eine asymptomatische Entzündung. Das Gehirn kann nicht zwei Schmerzen gleichzeitig integrieren und gibt daher immer dem größeren Schmerz den Vorzug, obwohl die weniger symptomatische Seite zur Chronizität der schmerzhaften Seite beiträgt.

15.2.5 Traumatische Läsionen des Ellenbogens

Läsionen entstehen v. a. durch Kompression, bei einem Sturz auf die Hand oder direkt auf den Ellenbogen. Die traumatischen Kräfte konzentrieren sich zunächst auf die Membrana interossea, dann auf die Ulna und schließlich auf den Humerus. Wenn der Läsionsschock den Ellenbogen übersteigt, wird die Kraft auf die Schulter, die Klavikula, die erste Rippe oder die Halswirbelsäule weitergeleitet.

Häufig treten gemeinsam mit Fixierungen des Ellenbogens auch Blockaden in der Halswirbelsäule und der ersten Rippe auf. Bewegungsinduzierte Läsionen des Ellenbogens entstehen oft durch Flexions- und Pronationsbewegungen.

15.2.6 Veränderungen in der Gelenkamplitude

Wir unterscheiden zwei Arten:

- Entweder der Ellenbogen wird steif, in diesem Fall sind unsere Techniken wenig effizient. Bei steifen Ellenbogen nach Ruhigstellen des Gelenks kommt es zur Verdickungen der Kapsel, des Fettgewebes und der Synovialmembran, zu Mikronarben, zu Verklebungen der Aponeurose oder der Sehne und zu Osteomen.
- Oder der Ellenbogen wird überbeweglich, in diesem Fall versucht man, mit unterschiedlichem Erfolg, auf die Propriozeption einzuwirken.

Praxistipp

Vorsicht bei Hämophilie-Patienten, die im Ellenbogenbereich eine spezielle Gefäßschwäche aufweisen mit der Gefahr von intraartikulären oder intramuskulären Hämatomen. Bei diesen Patienten sollte man auf die Mobilisation des Ellenbogengelenks verzichten oder nur mit ganz kleinen Amplituden und mit Induktion arbeiten.

KAPITEL

16 Manuelle Behandlung der aktiven Stabilisatoren des Ellenbogengelenks

16.1 M. brachialis

16.1.1 Anatomie und Funktion (➢ Abb. 16.1)

Ursprung

Der M. brachialis entspringt an der Vorderfläche des Humerus, distal der Tuberositas deltoidea.

Verlauf

Der Muskel zieht nach kaudal.

Ansatz

Der Muskel inseriert an:
- der Tuberositas ulnae,
- der Gelenkkapsel des Ellenbogens, man könnte ihn als Kapselmuskel bezeichnen.

Innervation

Er wird innerviert durch
- den N. musculocutaneus (C5–C6),
- den N. radialis (C5–C6), der meist die lateralen Muskelbündel versorgt.

Vaskularisation

Der M. brachialis wird durch die A. brachialis und die A. recurrens radialis versorgt.

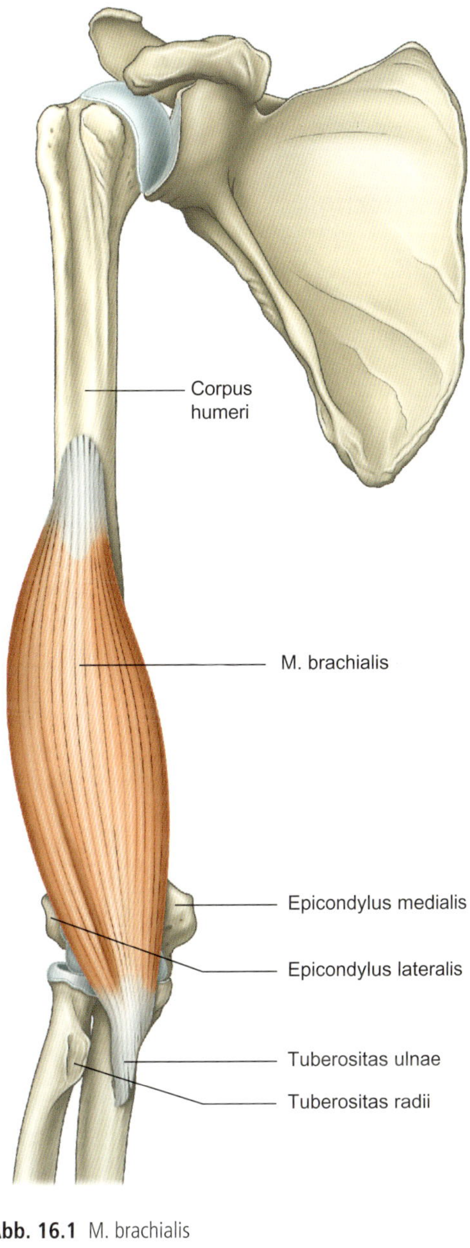

Abb. 16.1 M. brachialis

Funktion

- Flexion des Ellenbogens
- Spannung der Kapsel
- Retroversion der Schulter (geringe Beteiligung)

Hinweis

Der M. brachialis ist, wie bereits erwähnt, ein Kapselspanner. Er ist der Muskel, der gemeinsam mit dem M. biceps brachii beim Tragen schwerer Lasten gebraucht wird. Dabei besteht die Gefahr eines Muskelrisses. Der M. brachialis ist ein monoartikulärer Muskel.

16.1.2 Technik

Der Patient liegt auf dem Rücken. Er legt den leicht gebeugten Arm mit der Handfläche nach oben auf die Behandlungsliege. Der M. brachialis liegt hinter dem M. biceps und inseriert an der Ulna.

- Drücken Sie den medialen Rand des *Lacertus fibrosus* mit dem Daumen gegen den lateralen Rand des M. pronator teres und richten Sie den Druck auf die Tuberositas ulnae.
- Der andere Daumen übt den gleichen Druck am kaudalen Ende des *Lacertus fibrosus* aus.
- Versuchen Sie nun, Ihre Daumen der Tuberositas ulnae, die zwei Fingerbreit unterhalb der Ellenbogenbeuge liegt, anzunähern (> Abb. 16.2).

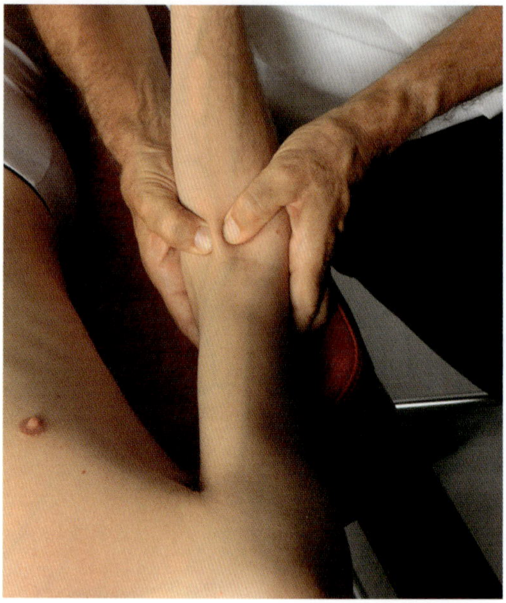

Abb. 16.2 Technik für den M. brachialis in Rückenlage

- Es ist auch möglich, die Ansatzsehne des M. brachialis mit dem Daumen zuerst nach medial und dann nach lateral zu bewegen. Zudem kann man versuchen, die Ansatzsehne in Seitneigung ventral abzuheben.

Ziel dieser Technik ist es, die Kapsel und die Synovialmembran zu entspannen.

16.2 M. biceps brachii

16.2.1 Anatomie und Funktion (> Abb. 16.3)

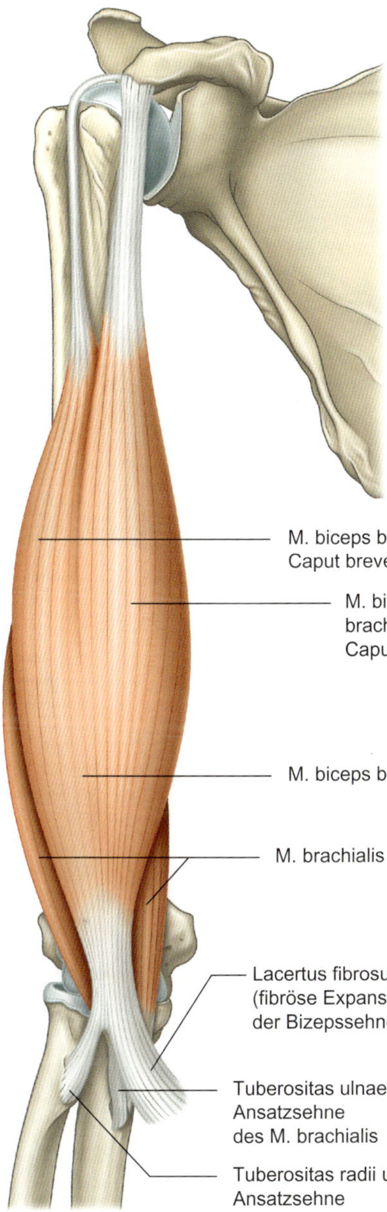

Abb. 16.3 M. biceps brachii

Ursprung

Der M. biceps brachii entspringt mit zwei Köpfen an der Skapula:

- das Caput longum am Tuberculum supraglenoidale
- das Caput breve am Proc. coracoideus

Verlauf

Der Muskel zieht nach kaudal, die beiden Bizepsköpfe vereinigen sich auf Höhe der Ansatzzone des M. deltoideus.

Ansatz

Er inseriert an

- der Tuberositas radii,
- der *Aponeurosis musculi bicipitis brachii (Lacertus fibrosus),* einer vom M. biceps brachii abzweigende oberflächliche Sehnenstreifen, der in die Fascia antebrachii einstrahlt.

Innervation

Der Muskel wird durch den N. musculocutaneus (C5–C6) innerviert. Die Spinalwurzel von C6 kann über den Bizepssehnenreflex getestet werden.

Vaskularisation

Er wird von der A. brachialis versorgt.

Funktion

Der M. biceps brachii ist bei gebeugtem Ellenbogen ein Beuger und Supinator. Der Muskel spannt die Fascia antebrachii.

Hinweis

Der biartikuläre Muskel ist, wie erwähnt, ein wichtiger Muskel für das Labrum und die Kapsel der Schulter. Das

Heben besonders schwerer Lasten kann einen Muskelriss verursachen. Der Patient entdeckt einen „Knoten" auf der Vorderseite des Oberarms. Meist muss dieser chirurgisch behandelt werden. Bei Patienten, die sich gegen eine Operation entschieden hatten, konnten wir allerdings feststellen, dass der M. biceps nach gewisser Zeit einen Teil seiner Funktion wiedererlangte.

16.2.2 Techniken

Diese Techniken können sowohl in Rücken- als auch in Seitenlage (Patient liegt auf der Seite des zu behandelnden Ellenbogens) ausgeführt werden.

Uns interessiert bei dieser Technik besonders der *Lacertus fibrosus* aufgrund seiner Wirkung auf die Fascia antebrachii und seiner räumlichen Nähe zum N. medianus und zur A. brachialis.

Das Sehnenband kann bei forcierten oder repetitiven Bewegungen gereizt werden. Die daraus resultierende Entzündung ist fast unerträglich. Sie kann zudem den N. medianus irritieren, der vom Ellenbogen zum Handgelenk und zur Hand zieht.

Rückenlage

Variante 1

Der Patient legt den leicht gebeugten Arm mit der Handfläche nach oben auf die Behandlungsliege.

- Ihre beiden Daumen gleiten am M. pronator teres entlang und bewegen sich zunächst nach distal und anschließend nach medial zu den Rändern des *Lacertus fibrosus.*
- Suchen Sie nach Adhäsionen und Unebenheiten und bearbeiten Sie diese durch Induktion. Der *Lacertus fibrosus* sollte auch in ventraler Richtung behandelt werden, um auf folgende zwei Strukturen einzuwirken:
  - N. medianus
  - M. pronator teres

Zur vollständigen Behandlung des M. biceps brachii, beachten Sie auch die bereits beschriebenen Techniken für den M. biceps brachii im Schulterbereich (➤ Kap. 7.9).

Variante 2

Der Patient liegt mit leicht angewinkeltem Ellenbogen auf der Behandlungsliege.

- Bitten Sie den Patienten, den Unterarm mehrmals in Flexion-Supination zu bewegen, damit Sie die Ansätze des M. biceps am Radius und an der Aponeurose klar unterscheiden können (➤ Abb. 16.4).
- Versuchen Sie den *Lacertus fibrosus* mit beiden Daumen anzuheben und mit Induktion zu be-

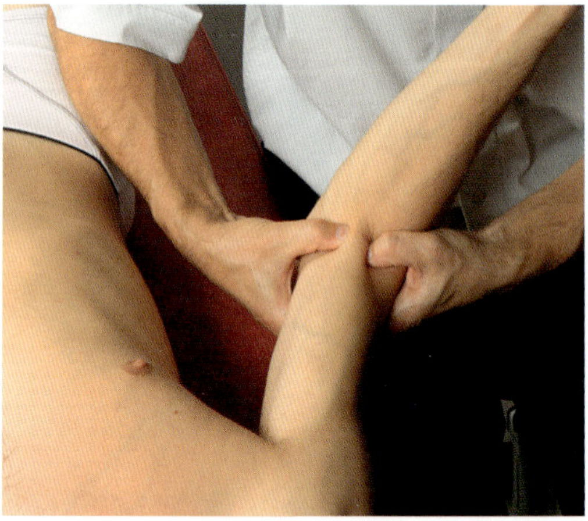

Abb. 16.4 Technik für den Lacertus fibrosus in Rückenlage

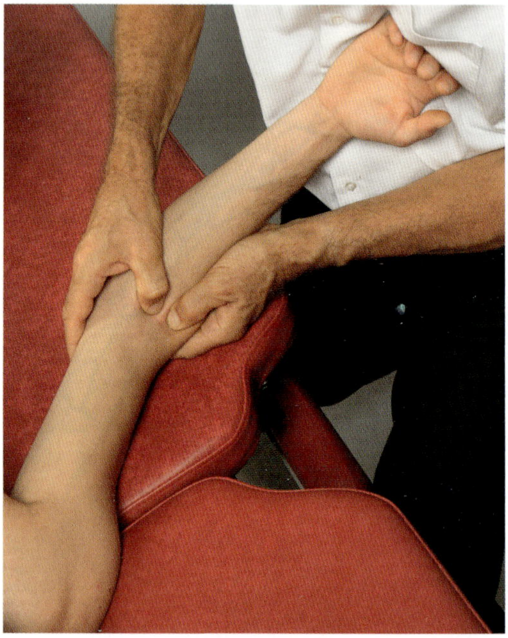

Abb. 16.5 Technik für den Lacertus fibrosus in Seitenlage

handeln. Führen Sie anschließend eine Trennungs-Induktionstechnik an der Bizepssehne und am Lacertus fibrosus aus.

Seitenlage

Der Patient liegt auf der Seite des zu behandelnden Ellenbogens. Sie stehen vor ihm.

- Führen Sie mit beiden Daumen eine Trennungs-Induktionstechnik an den distalen Ansätzen des M. biceps aus.
- Ein Daumen bewegt die Sehne an der Tuberositas radii nach lateral, während der andere den *Lacertus fibrosus* nach medial bewegt (➤ Abb. 16.5).

Praxistipp

Diese Technik wirkt sich auf den M. pronator teres und indirekt auf den N. medianus und die A. brachialis, die unmittelbar hinter dem Muskel liegen, aus. Sie hilft auch den Druck innerhalb der Flexorenloge des Ellenbogens zu verringern.

16.3 M. pronator teres

16.3.1 Anatomie und Funktion (➤ Abb. 16.6)

Ursprung

Der M. pronator teres entspringt am:

- Epicondylus medialis
- Septum intermusculare brachii mediale
- Proc. coronoideus

Verlauf

Der Muskel verläuft nach lateral und distal.

Ansatz

Er inseriert an der Tuberositas pronatoria des Radius.

Innervation

Er wird durch den N. medianus (C6–C7) innerviert.

Vaskularisation

Der Muskel wird durch die A. brachialis und die A. ulnaris versorgt.

Funktion

Der M. pronator teres ist für die Pronation des Unterarms zuständig.

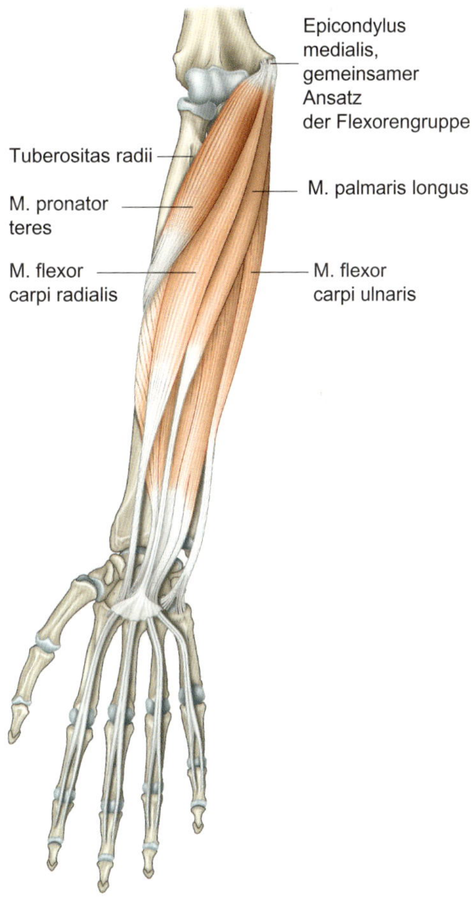

Abb. 16.6 M. pronator teres

16.3.2 Technik

Der Patient liegt mit leicht gebeugtem und in Supination gedrehtem Arm auf dem Rücken.

- Fixieren Sie mit Ihrer medialen Hand das proximale Ende der Ulna.
- Palpieren Sie die Muskelansätze am Radius und bitten Sie den Patienten, eine Supinationsbewegung auszuführen (➢ Abb. 16.7).

Durch diese Bewegung wird der M. pronator teres gedehnt.

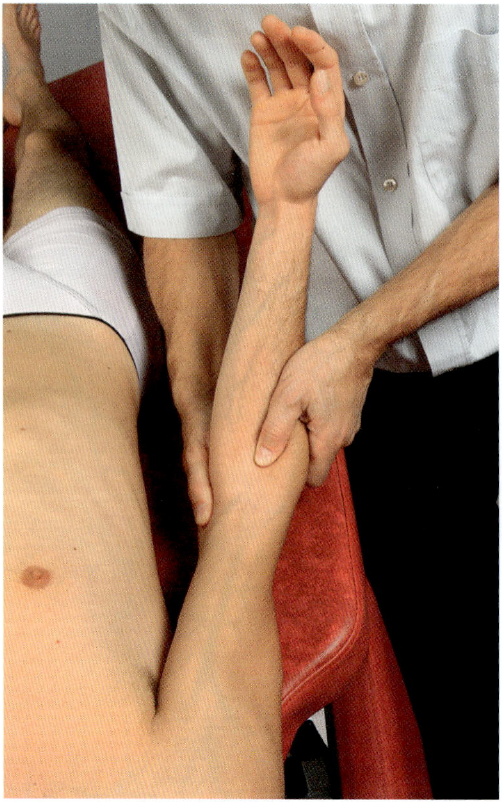

Abb. 16.7 Technik für den M. pronator teres

16.4 M. triceps brachii

16.4.1 Anatomie und Funktion (➢ Abb. 16.8)

Ursprung

Am M. triceps brachii unterscheidet man ein *Caput longum*, ein *Caput mediale* und ein *Caput laterale*.

- Das *Caput longum* hat seinen Ursprung am Tuberculum infraglenoidale der Skapula.
- Das *Caput mediale* entspringt distal vom Sulcus nervi radialis an der Hinterfläche des Humerus und den Septa intermuscularia brachii mediale und laterale.
- Das *Caput laterale* beginnt an der Seitenfläche des Humerus, proximal vom Sulcus nervi radialis.

Verlauf

Der Muskel zieht nach kaudal.

Ansatz

Der M. triceps brachii inseriert

- mit drei Sehnen am Olekranon,
- an der Fascia antebrachii.

Innervation

Er wird durch den N. radialis (C6–Th8) innerviert.

Vaskularisation

Er wird durch die A. profunda brachii und die A. collateralis radialis versorgt.

Funktion

- Extension des Ellenbogens
- Kapselspanner

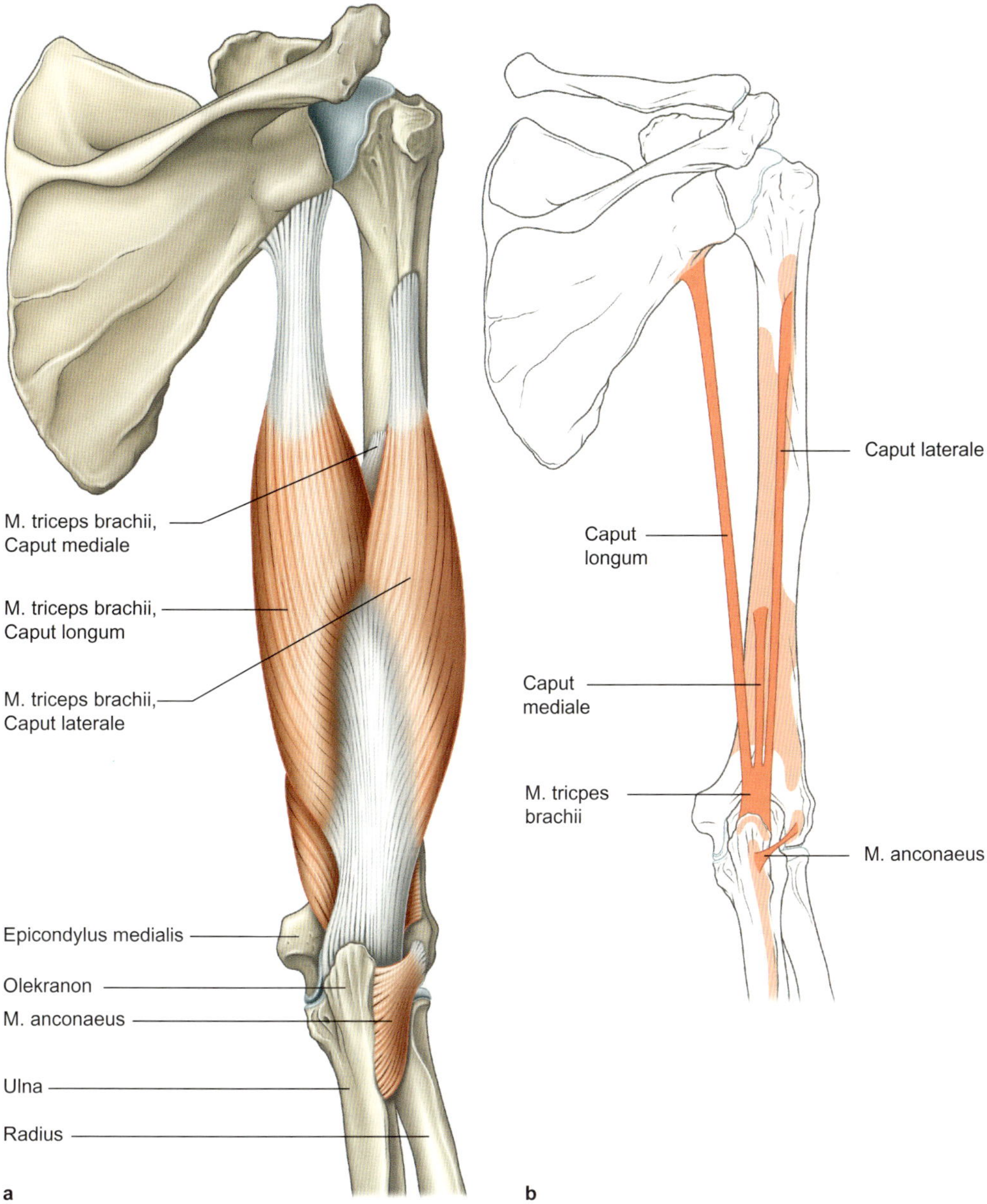

Abb. 16.8 M. triceps brachii

- Spanner der Fascia antebrachii
- Retroversion der Schulter
- Adduktion des Oberarms

Hinweis

Das Caput longum des M. triceps brachii macht aus diesem Muskel einen biartikulären Muskel. Die anderen beiden Trizepsköpfe sind monoartikuläre Muskeln. Das Caput longum hat gemeinsame Fasern mit dem M. latissimus dorsi.

16.4.2 Techniken

Die erste Technik betrifft das Fettgewebe im Bereich des Olekranons und kann in Bauchlage oder in Seitenlage – der Patient liegt auf der gesunden Seite – ausgeführt werden. Das Fettgewebe übernimmt auch eine propriozeptive und mechanorezeptive Rolle. Es kann sich verfestigen und fibrös werden und damit zu Reizungen im Gelenk führen.

Mobilisierung des Fettgewebes

- Beide Daumen bewegen die Ansatzsehne des M. triceps am Olekranon nach lateral und versuchen am Ende der Bewegung zwischen die Sehne und ihrem Ansatz am Olekranon zu gelangen.
- Das Fettgewebe befindet sich medial der Sehne, in der Fossa olecrani, es federt während der Streckung des Ellenbogens die Bewegung des Olekranons in der Fossa olecrani humeri ab.
- Mobilisieren Sie das Fettgewebe mit Induktion, machen Sie langsame Bewegungen und versuchen Sie schrittweise unter die Sehne des M. triceps zu gelangen.

Lösen der Mikroadhäsionen

Der M. triceps interessiert uns v. a. aufgrund seiner Beziehungen zur Kapsel und zur Fascia antebrachii.

- Der Patient liegt auf dem Bauch, sein Arm ruht mit den Handflächen nach unten auf der Behandlungsliege.
- Zu beiden Seiten der Sehne, auf dem Olekranon, Zonen mit Mikroadhäsionen aufsuchen, die durch Induktion gelöst werden.
- Zögern Sie nicht, wie oben beschrieben, Ihre Daumen unter die Sehne des M. triceps gleiten zu lassen, um auch das dort befindliche Fettgewebe zu behandeln (> Abb. 16.9).
- Lateral befindet sich der M. anconaeus, in den Fasern der Trizepssehne einstrahlen. Dieser Verbindungsbereich sollte genau untersucht werden, um eventuell vorhandene Fixierungen zwischen den beiden Muskeln aufzudecken und zu lösen.

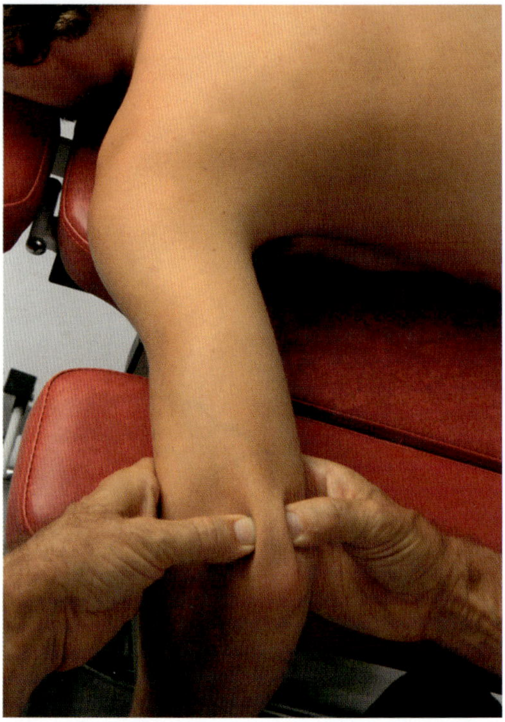

Abb. 16.9 Technik für den M. triceps brachii in Bauchlage

16.5 M. anconaeus

16.5.1 Anatomie und Funktion (> Abb. 16.10)

Ursprung

Der M. anconaeus entspringt auf der Dorsalseite des Humerus am

- Epicondylus lateralis,
- Lig. collaterale radiale.

Verlauf

Der Muskel zieht schräg nach kaudal und medial.

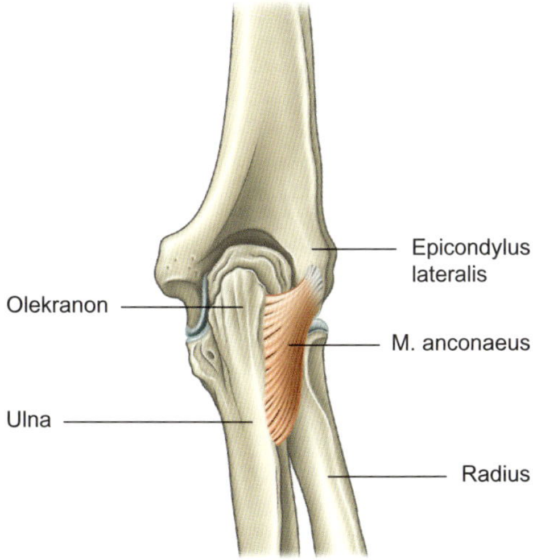

Abb. 16.10 M. anconaeus

Ansatz

Er inseriert an der Facies posterior der Ulna, etwas distal des Olekranons.

Innervation

Er wird durch den N. radialis (C7–C8) innerviert.

Vaskularisation

Er wird durch die A. recurrens radialis versorgt.

Funktion

- Extension des Ellenbogens
- Kapselspanner, gemeinsam mit dem M. triceps brachii

Hinweis

Der M. anconaeus spannt gemeinsam mit dem M. triceps den dorsalen Anteil der Kapsel, er hat eine Verbindung zum Caput mediale musculi tricipitis brachii.

16.5.2 Techniken

Bauchlage

Der Patient befindet sich in der gleichen Position wie für die Behandlung des M. triceps brachii (➤ Kap. 16.4).

- Legen Sie einen Daumen auf die Dorsalseite des Epicondylus lateralis und den anderen auf den lateralen Rand der Ulna (Fixpunkt).
- Führen Sie eine Dehnungs- und Induktionstechnik im Ansatzbereich des Epicondylus lateralis aus und spielen Sie mit der Flexionsbewegung des Unterarms (➤ Abb. 16.11).
- Diese Technik hat Einfluss auf das Lig. collaterale radiale und ist bei der Behandlung der Epicondylitis lateralis sehr hilfreich.

Seitenlage

Der Patient liegt auf der Seite.

- Der zu behandelnde Ellenbogen liegt oben, die Hand ist in Pronationsstellung.
- Führen Sie die gleiche Technik wie in Bauchlage (s. o.) aus, konzentrieren Sie sich besonders auf die Ansätze des M. anconaeus auf dem Epicondylus lateralis, die Sie mithilfe von Gleitbewegungen und Induktion behandeln (➤ Abb. 16.12).

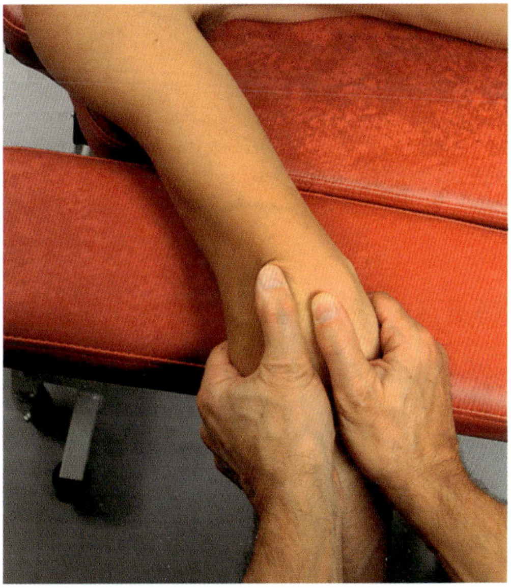

Abb. 16.11 Technik für den M. anconaeus in Bauchlage

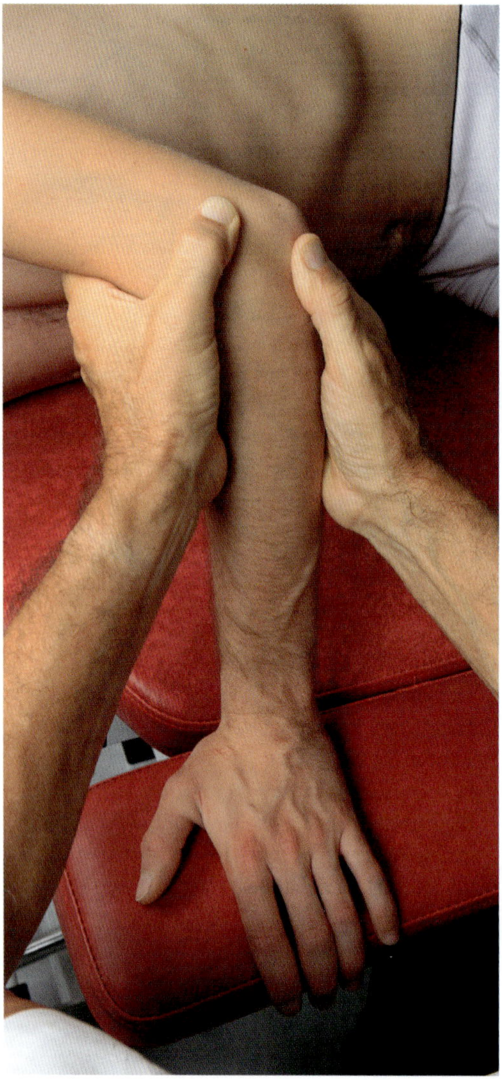

Abb. 16.12 Technik für den M. anconaeus in Seitenlage

16.6 M. supinator

16.6.1 Anatomie und Funktion (> Abb. 16.13)

Ursprung

Der M. supinator entspringt

- an der Crista musculi supinatoris der Ulna,
- am Epicondylus lateralis humeri,
- am Lig. collaterale radiale,
- am Lig. anulare radii.

Verlauf

Der Muskel verläuft schräg nach lateral und umgreift das proximale Drittel des Radius von hinten und lateral.

Ansatz

Er inseriert am Radius zwischen der Tuberositas radii und der Ansatzfläche des M. pronator teres.

Innervation

Er wird durch den R. profundus nervi radialis (C5–C6) innerviert.

Vaskularisation

Der Muskel wird durch die A. radialis versorgt.

Merke

- Wie bereits erwähnt, durchquert der R. profundus nervi radialis den M. supinator.
- Die im dorsalen Anteil des Lig. collaterale radiale entspringenden Fasern des M. supinator verlaufen oberflächlich. Sie bilden distal einen Sehnenbogen, der als *Frohse-Arkade* bezeichnet wird.
- Der R. profundus nervi radialis zieht hinter dieser Arkade in den Radialiskanal des M. supinator (Supinatorkanal). Durch die Entspannung der Frohse-Arkade kann auch das myofasziale Umfeld des Nervs von Spannungen befreit werden.

16.6.2 Technik

Der Patient liegt auf seiner gesunden Seite, sein Arm ruht seitlich am Körper des Patienten.

- Der M. supinator liegt tief medial der Mm. extensor carpi radialis und extensor digitorum, lateral des M. anconaeus und kranial des M. abductor pollicis longus.

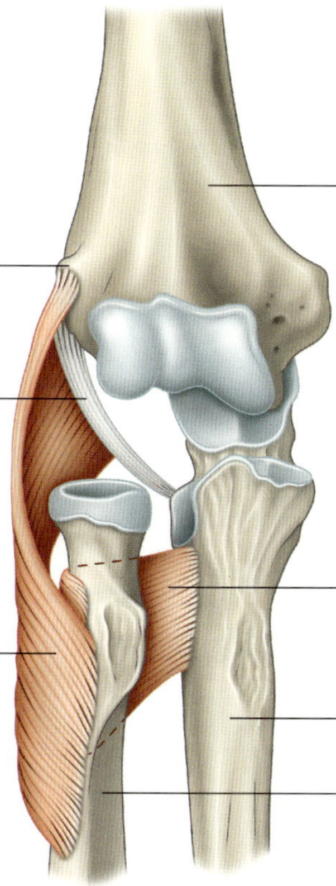

Abb. 16.13 M. supinator

- Verschieben Sie unmittelbar unterhalb der Rückseite des Epicondylus lateralis mithilfe der Finger die Mm. extensores carpi radialis nach lateral und spüren Sie den Raum zwischen Radius und Ulna (➤ Abb. 16.14).
- Fixieren Sie die Ulna und mobilisieren Sie den Radius in Pronation, um die Ansätze des M. supinator zu dehnen.
- Untersuchen Sie mit einem Daumen den lateralen und dorsalen Anteil der Ulna und mit dem

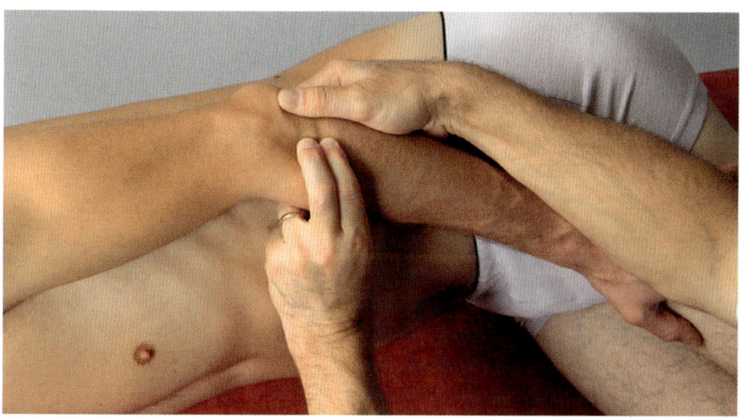

Abb. 16.14 Technik für den M. supinator in Seitenlage

anderen den dorsalen und leicht medialen Anteil des Radius.
- Behandeln Sie die Unebenheiten durch Induktion.

Ziel dieser Technik ist es, folgende Strukturen zu beeinflussen:
- Lig. collaterale radiale
- Lig. anulare radii, dorsaler Anteil
- R. profundus nervi radialis, der den Muskel durchzieht

16.7 M. extensor digitorum

16.7.1 Anatomie und Funktion (> Abb. 16.15)

Ursprung

Der M. extensor digitorum entspringt am:
- Epicondylus lateralis humeri
- Lig. collaterale radiale

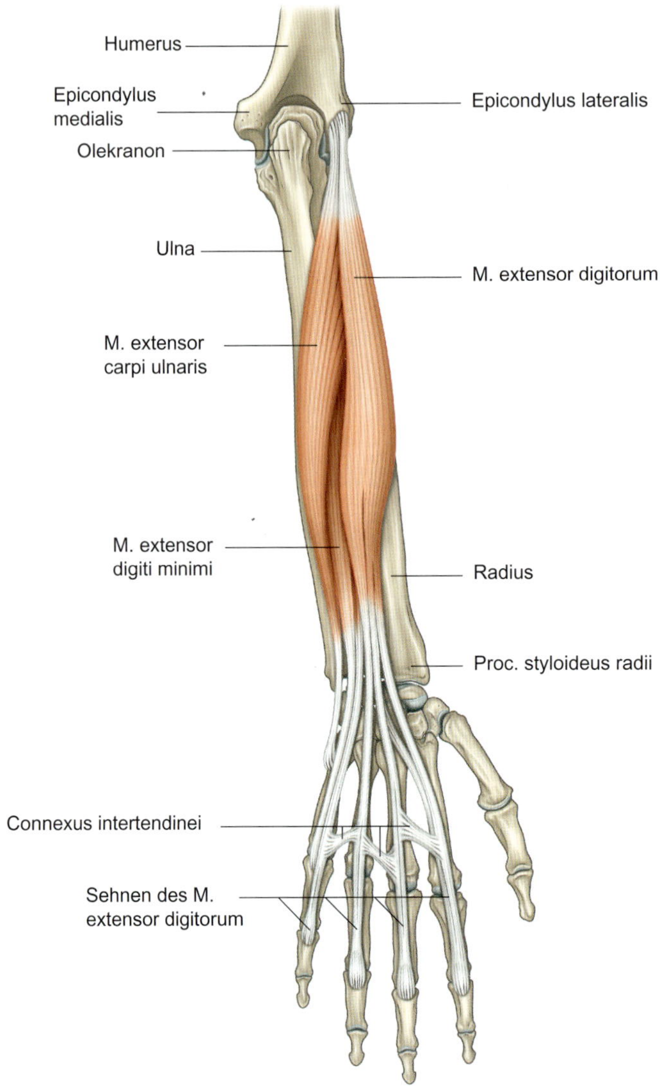

Abb. 16.15 M. extensor digitorum

- Lig. anulare radii
- an der Fascia antebrachii

Verlauf

Er verläuft vertikal nach distal, die Sehne des M. extensor digitorum zieht durch eine Rinne an der Dorsalseite des Radius.

Ansatz

Der Muskel inseriert an den Dorsalaponeurosen der Finger.

Innervation

Er wird durch den R. profundus nervi radialis (C6–C8) innerviert.

Vaskularisation

Der Muskel wird durch einen Ast der A. radialis versorgt.

Funktion

Extension der Finger, kräftigster Streckmuskel.

Hinweise

- An diesem Muskel interessieren uns v. a. die Ansätze am Lig. collaterale radiale, Lig. anulare radii und an der Fascia antebrachii.
- Die M. extensor digitorum, der M. extensor digiti minimi und der M. extensor carpi ulnaris verfügen über eine gemeinsame Ansatzsehne am Epicondylus lateralis humeri. Bei der Behandlung der Ansätze des M. extensor digitorum am Humerus werden also die anderen Muskeln mit behandelt.

16.7.2 Technik

Der Patient befindet sich in der gleichen Position wie für den M. supinator (➤ Kap. 16.6.2).

- Nehmen Sie Kontakt auf zur Rückseite des Epicondylus lateralis und bitten Sie den Patienten, die Finger zu strecken, um die Ansatzfasern am Epicondylus lateralis besser ertasten zu können.
- Behandeln Sie diese Ansätze durch Induktion.
- Verschieben Sie anschließend Ihre Finger etwas nach lateral in Richtung *Lig. anulare radii* auf der Suche nach kleinen Adhäsionszonen.
- Um die Spannung in den Ansatzfasern zu erhöhen, bitten Sie den Patienten, gleichzeitig eine Flexion der Hand auszuführen (➤ Abb. 16.16).

Mit dieser Technik beeinflusst man v. a. folgende Strukturen:

- Lig. collaterale radiale
- Lig. anulare radii
- Fascia antebrachii

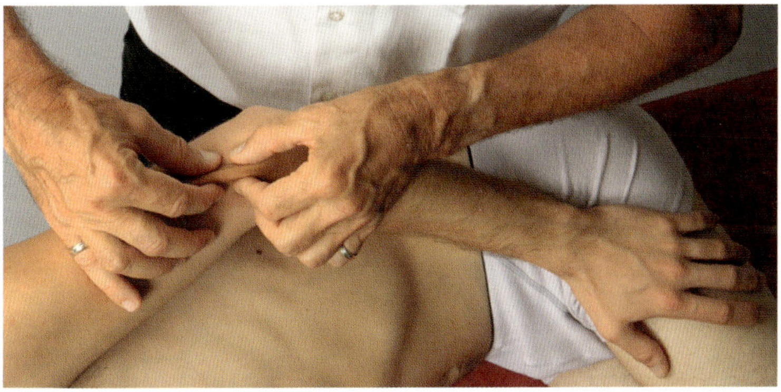

Abb. 16.16 Technik für den M. extensor digitorum in Seitenlage

16

16.8 Mm. extensores carpi radialis

16.8.1 M. extensor carpi radialis brevis (➤ Abb. 16.17)

Ursprung

Der M. extensor carpi radialis entspringt am:

- Epicondylus lateralis humeri
- Lig. collaterale radiale
- Lig. anulare radii

Verlauf

Er zieht nach distal, die Mm. extensores carpi radialis verlaufen in einer Rinne an der Dorsalseite des Proc. styloideus radii.

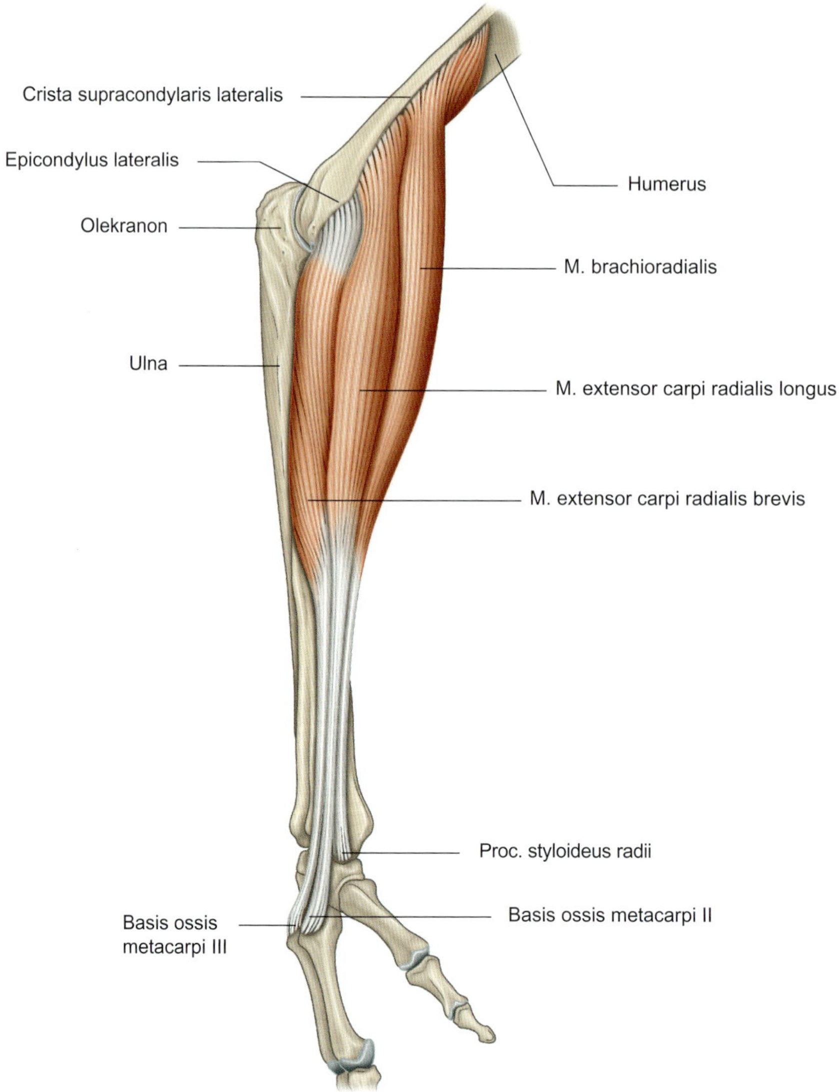

Abb. 16.17a Mm. extensores carpi radialis

Ansatz

Der Muskel inseriert an der Basis des Os metacarpale III.

Innervation

Er wird durch den R. profundus nervi radialis (C7) innerviert.

Vaskularisation

Er wird durch die A. radialis und die A. brachialis versorgt.

Funktion

- Extension der Hand
- Radiusabduktion

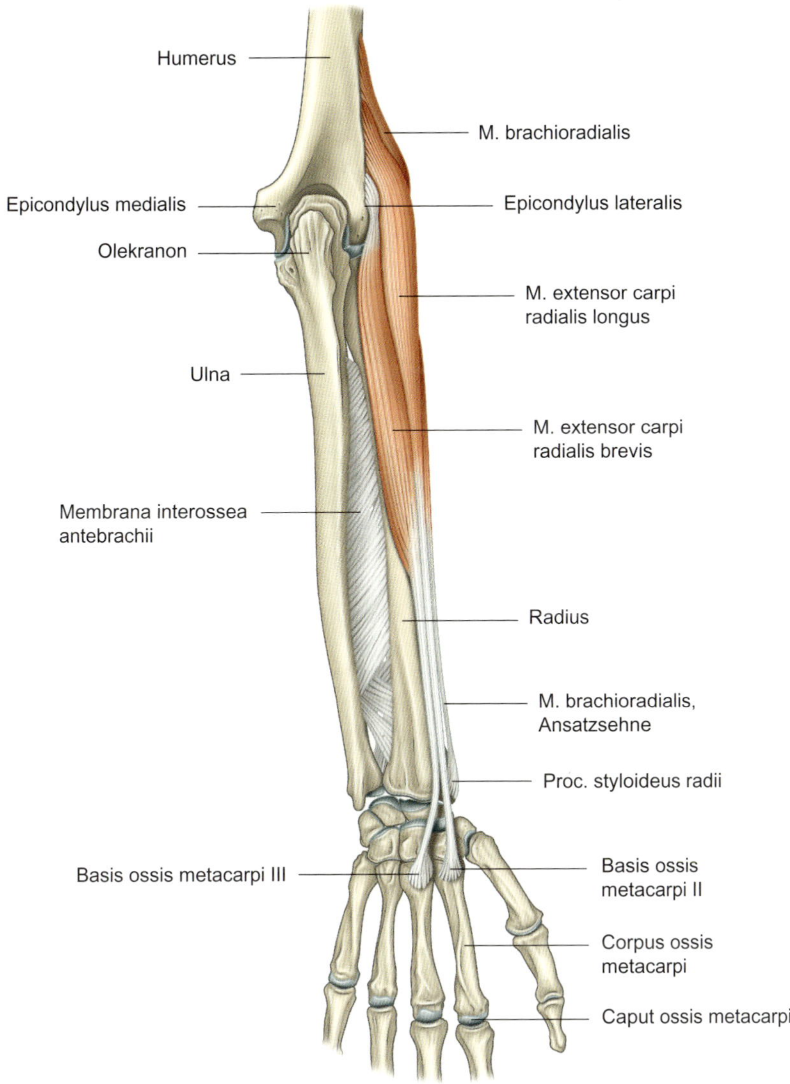

Abb. 16.17b Mm. extensores carpi radialis

- leichte Flexion des Ellenbogens
- Beteiligung am Faustschluss

Hinweis

Der Muskel entspringt am Lig. collaterale radiale und am Lig. anulare radii.

16.8.2 M. extensor carpi radialis longus (➤ Abb. 16.17)

Ursprung

Der M. extensor carpi radialis longus entspringt am:
- Margo lateralis humeri
- Epicondylus lateralis
- Lig. collaterale radialis, seine Ansatzzone ist kleiner als die des M. extensor carpi radialis brevis
- Septum intermusculare brachii laterale

Verlauf

Er verläuft gemeinsam mit dem M. extensor carpi radialis brevis nach distal. Die Sehnen dieser Extensoren ziehen durch eine Rinne an der Dorsalseite des Proc. styloideus radii.

Ansatz

Der Muskel inseriert an der Basis des Os metacarpale II.

Innervation

Er wird durch den R. profundus nervi radialis (C6–C7) innerviert.

Vaskularisation

Er wird durch die A. radialis und die A. brachialis versorgt.

Funktion

- Flexion des Ellenbogens
- Extension des Handgelenks
- Radiusabduktion
- Leichte Pronation bei gebeugtem Arm
- Leichte Supination bei gestrecktem Arm
- Beteiligung am Faustschluss

Merke

Der Ansatz am Humerus verbindet den Muskel indirekt mit dem Lig. collaterale radiale.

Hinweis

Während sich der Begriff „Epikondylitis" früher ausschließlich auf Entzündungen der Ansätze der Mm. extensores carpi radialis am Epicondylus lateralis bezog, unterscheidet man heute zwischen „Epicondylitis lateralis" und „Epicondylitis medialis" (früher: Epitrochleitis). Die auch als „Tennisellenbogen" bezeichnete Epicondylitis lateralis kann zu Entzündungen des Periosts im Ansatzbereich dieser Muskeln führen. Schmerzen können durch den Faustschluss provoziert werden.

16.8.3 Technik

Die Entspannung der Mm. extensores carpi radialis brevis und longus ist besonders im Zusammenhang mit der Epicondylitis lateralis von großer Bedeutung.

Der Patient liegt auf der gesunden Seite, sein Unterarm liegt seitlich auf seinem Oberschenkel.
- Beide Daumen mobilisieren durch Traktion die Ansätze am Epicondylus lateralis.
- Dabei werden die Ansatzzonen unter Traktion nach medial und lateral bewegt (➤ Abb. 16.18).

Diese Technik wirkt auf folgende Strukturen:
- Lig. collaterale radiale
- Lig. anulare radii
- Periost des Humerus

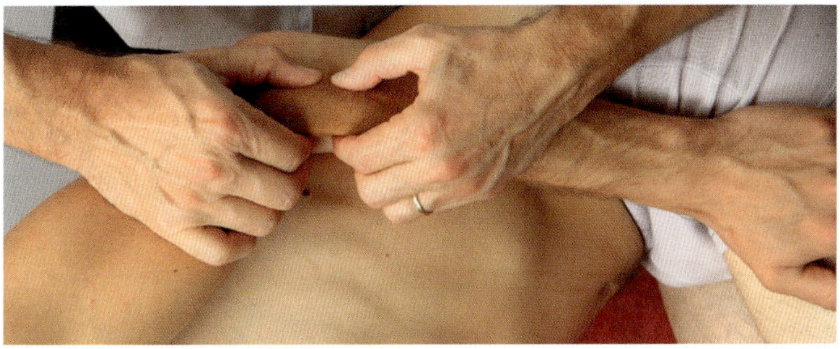

Abb. 16.18 Technik für die Mm. extensores carpi radialis longus und brevis

16.9 Sehnenfächer des Radius

16.9.1 Anatomie (➤ Abb. 16.19)

An der Dorsalseite des Radius, im Bereich des Proc. styloideus radii, liegen von lateral nach medial vier Knochenleisten, durch die die Sehnen folgender Muskeln verlaufen:

- Erstes Sehnenfach:
  - M. abductor pollicis longus
  - M. extensor pollicis brevis
- Zweites Sehnenfach:
  - M. extensor carpi radialis longus
  - M. extensor carpi radialis brevis
- Drittes Sehnenfach:
  - M. extensor pollicis longus
- Viertes Sehnenfach:
  - M. extensor digitorum
  - M. extensor indicis

Auf der Dorsalseite des Radius lässt sich eine knöcherne Erhebung, das Tuberculum dorsale palpieren

16.9.2 Technik

Es handelt sich um eine Technik zur Mobilisierung der Sehnen (➤ Abb. 16.20). Fixierungen dieser Sehnen können die Flexion von Ellenbogen und Handgelenk einschränken.

Der Patient liegt auf dem Bauch, die Arme hängen über die Behandlungsliege.

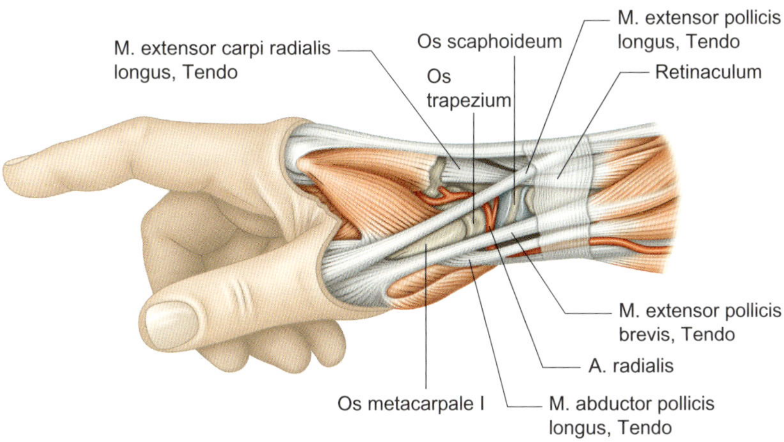

Abb. 16.19 Die Sehnenfächer des Radius

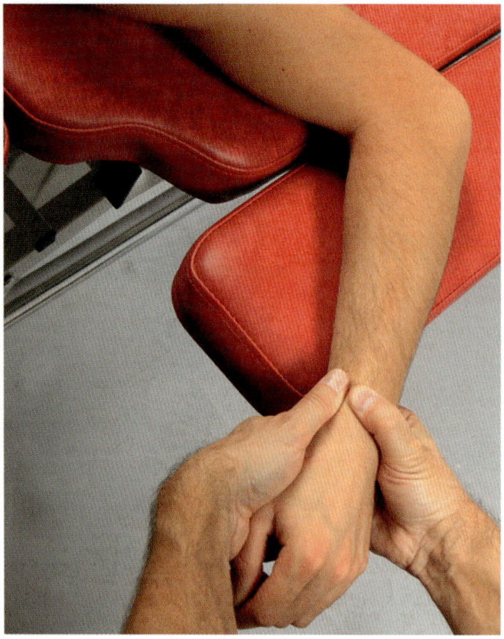

Abb. 16.20 Technik für die Sehnenfächer des Radius

- Untersuchen Sie mit beiden Daumen systematisch die einzelnen Sehnenfächer.
- Spielen Sie mit den Sehnen wie mit den Saiten einer Gitarre. Bitten Sie den Patienten, das Handgelenk in Dorsalflexion zu bewegen, damit Sie die Sehnen besser palpieren können.
- Lassen Sie diese Muskeln im Ansatzbereich an den Knochen und Faszien hin- und hergleiten und führen Sie mit beiden Daumen eine Traktions-Induktionstechnik aus.
- Die beiden Daumen sollten dabei kontinuierlich mit dem Knochen in Kontakt bleiben.
- Versuchen Sie anschließend die Muskelfasern zu spüren, die in das Lig. collaterale radiale und die Kapsel einstrahlen.

Hinweis

Der M. supinator spielt aufgrund seiner Verbindung zum Lig. collaterale radiale und zum Lig. anulare radii auch eine wichtige artikuläre Rolle. Bei der Behandlung der Mm. extensores carpi radialis wird auch der M. supinator beeinflusst. Dies geschieht v. a., wenn man die Extensoren verschiebt, um ihre Wirkung auf das Lig. collaterale radiale zu verstärken.

16.10 Muskeln des Epicondylus medialis

Diese Muskeln verursachen die Epikondylitis an der Vorderseite des Ellenbogens (Golfellenbogen). Folgende Muskeln (➤ Abb. 16.21a, ➤ Abb. 16.21b) setzen – von medial nach lateral – am Epicondylus medialis an:

- M. pronator teres
- M. flexor digitorum superficialis
- M. flexor carpi radialis
- M. palmaris longus
- M. flexor carpi ulnaris

16.10.1 M. pronator teres

Ursprung

Der M. pronator teres entspringt am:

- Epicondylus medialis humeri
- Septum intermusculare brachii mediale
- Proc. coronoideus ulnae

Verlauf

Der Muskel verläuft nach distal und lateral.

Ansatz

Er inseriert am Radius auf der Tuberositas pronatoria.

Innervation

Er wird durch den N. medianus (C6–C7) innerviert.

Vaskularisation

Er wird durch die A. ulnaris versorgt.

Funktion

Er ist an der Pronation des Unterarms beteiligt.

16.10.2 M. flexor digitorum superficialis

Ursprung

Der M. flexor digitorum superficialis entspringt am:
- Epicondylus medialis (Caput humerale)
- Proc. coronoideus (Caput ulnare)
- Radiusschaft (Caput radiale)

Verlauf

Der Muskel zieht nach distal und lateral.

Ansatz

Die Endsehne inseriert an den Phalangen II–V.

Innervation

Er wird durch den N. medianus (C7–Th1) innerviert.

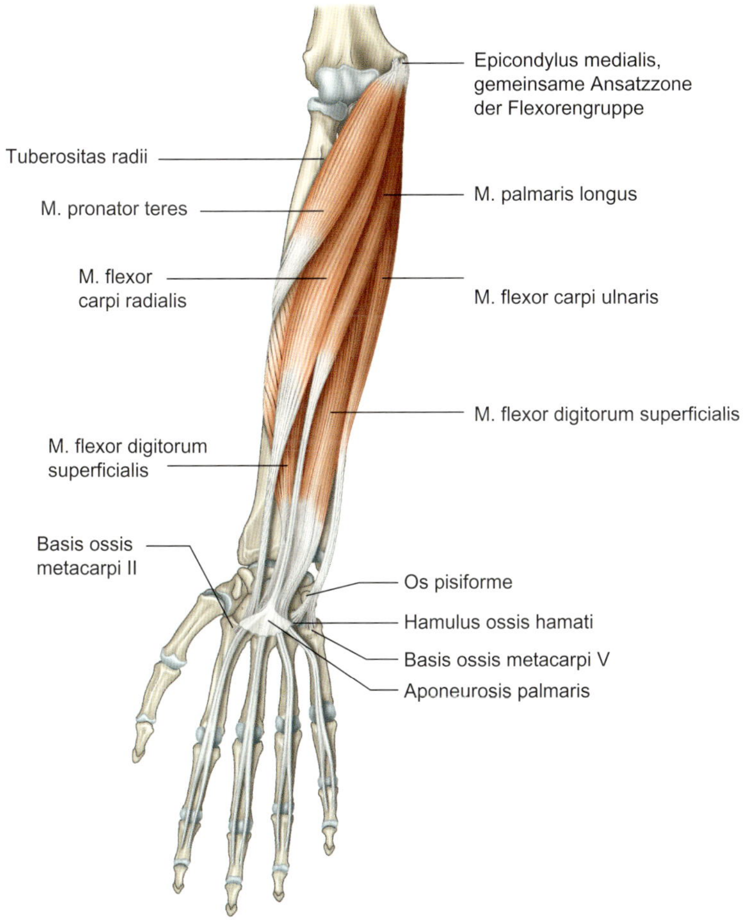

Abb. 16.21a Muskeln des Epicondylus medialis

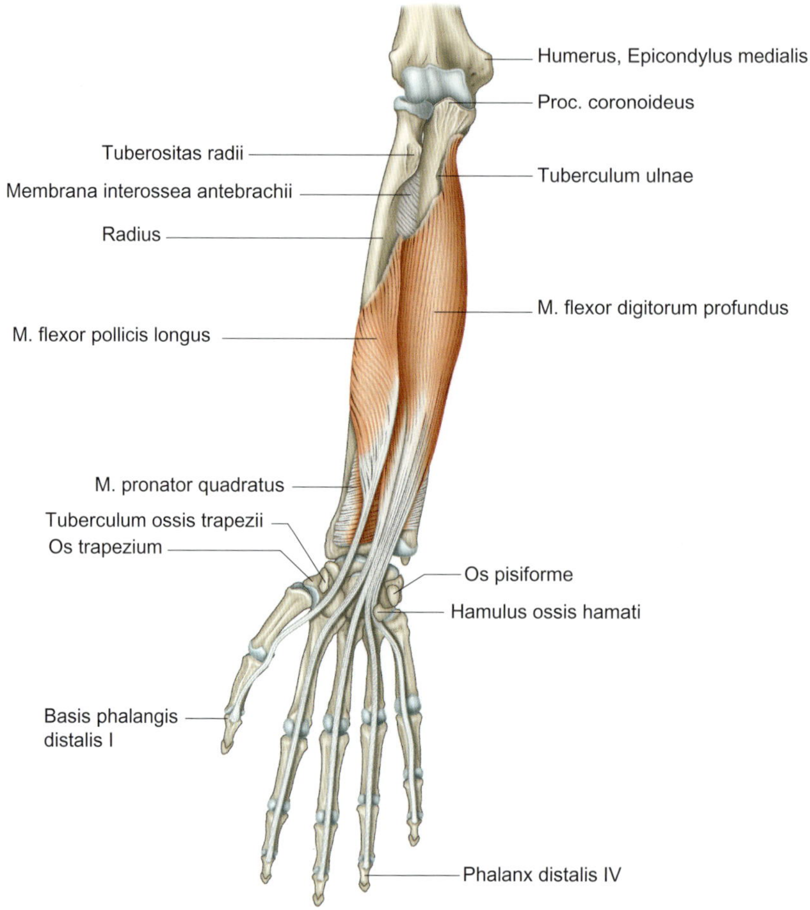

Abb. 16.21b Muskeln des Epicondylus medialis

Vaskularisation

Er wird durch die A. ulnaris versorgt.

Funktion

- Flexion des Handgelenks und der Phalangen
- Leichte Flexion des Ellenbogens

Praxistipp

Der N. medianus verläuft zwischen dem Caput ulnare und dem Caput radiale und kreuzt dabei den von den beiden Köpfen gebildeten Sehnenbogen. Damit dient die Behandlung dieses Muskels auch der Lösung von Spannungen, die die Funktion des N. medianus beinträchtigen.

16.10.3 M. flexor carpi radialis

Ursprung

Der M. flexor carpi radialis entspringt am:

- Epicondylus medialis humeri
- Fascia antebrachii superficialis

Verlauf

Der Muskel verläuft nach distal und sehr leicht nach lateral.

Ansatz

Er inseriert an der Palmarseite der Basis des Os metacarpale II.

Innervation

Der Muskel wird durch den N. medianus (C6–C7) innerviert.

Vaskularisation

Der Muskel wird durch die A. ulnaris versorgt.

Funktion

- Flexion des Handgelenks
- Beteiligung an der Flexion des Ellenbogens und der Pronation

> **Hinweis**
>
> Der Muskel zieht in der Rinne des Os trapezium durch den osteofibrösen Karpalkanal.

16.10.4 M. palmaris longus

Ursprung

Der M. palmaris longus entspringt am Epicondylus medialis humeri.

Verlauf

Er zieht nach distal.

Ansatz

Der Muskel inseriert auf der Palmaraponeurose.

Innervation

Er wird durch den N. medianus (C7–Th1) innerviert.

Vaskularisation

Er wird durch die A. ulnaris versorgt.

Funktion

- Flexion der Hand
- Spannung der Palmaraponeurose

> **Hinweis**
>
> Der Muskel beeinflusst die Druckverhältnisse im Karpalkanal.

16.10.5 M. flexor carpi ulnaris

Ursprung

Der M. flexor carpi ulnaris entspringt am:
- Epicondylus medialis (Caput humerale)
- Olekranon und proximale posteriore Ulnakante (Caput ulnare)
- Fascia antebrachii

Verlauf

Der Muskel hat einen distalen Verlauf.

Ansatz

Der Muskel inseriert am:
- Os pisiforme
- Os hamatum, Lig. pisohamatum
- Os metacarpale V, Lig. pisometacarpale

Innervation

Der Muskel wird durch den N. ulnaris innerviert.

Vaskularisation

Er wird durch die A. ulnaris versorgt.

Funktion

- Palmarflexion des Handgelenks
- Ulnaabduktion der Hand

16.10.6 Techniken

Ansätze der Flexoren am Humerus

Diese Technik dient der Behandlung der Epicondylitis medialis.

Der Patient liegt auf der Seite des zu behandelnden Ellenbogens.

- Mobilisieren Sie mit beiden Daumen mit mediolateraler Traktion die Ansätze der Flexoren am Epikondylus. Die Bewegung sollte vorsichtig und sanft sein. Sie sollten immer den Knochen unter Ihren Daumen spüren und die Traktion an den Muskelansätzen aufrechterhalten (➢ Abb. 16.22).
- Heben Sie mit den Daumen und mit einem oder zwei Fingern die Ursprungszonen der Flexoren vom Epikondylus ab. Machen Sie eine Anhebe-Induktionstechnik und achten Sie darauf, dass sich die Bewegung auf die Knochenansätze konzentriert.

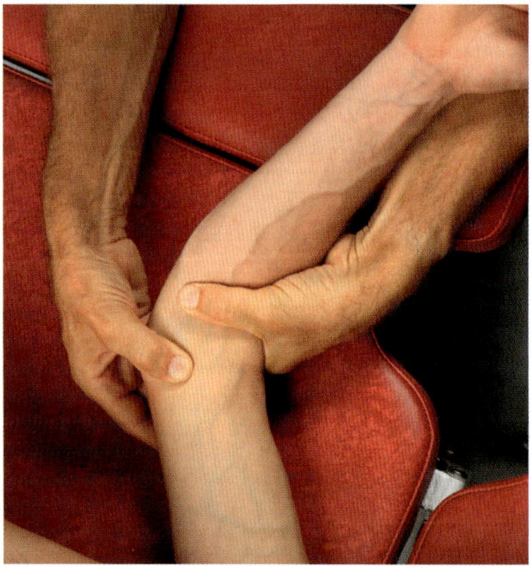

Abb. 16.22 Technik für die Ansätze der Flexoren am Humerus

Vordere Unterarmloge

Diese Technik kann effizient für die Behandlung der Epicondylitis medialis und den Karpalkanal eingesetzt werden. Die vordere Unterarmloge sollte man sich als Tunnel vorstellen. Ziel dieser Technik ist es, den Druck im Inneren des Tunnels zu verringern.

Der Patient liegt auf dem Rücken.

- Umgreifen Sie mit einer Hand die Rückseite des Ellenbogens und legen Sie den Daumen der anderen Hand auf den Muskel-Sehnen-Übergang am Unterarm.
- Üben Sie mit Ihrem Daumen solange einen langsam stärker werdenden Druck auf die Flexorenloge des Ellenbogens und der Hand aus, bis sich die Finger beugen.

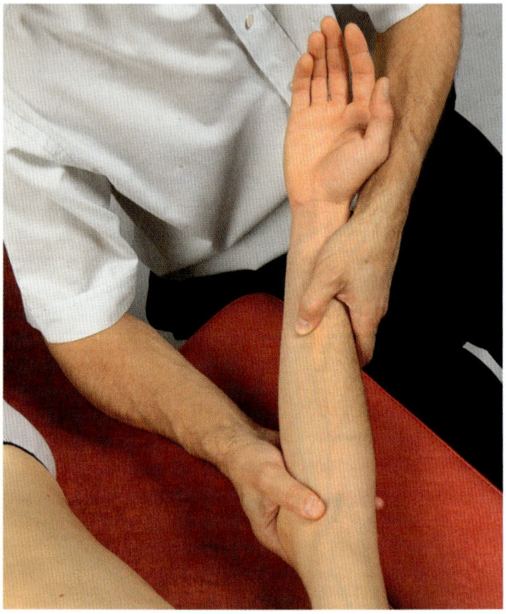

Abb. 16.23 Technik für die vordere Unterarmloge in Rückenlage

- Führen Sie nun eine distale Traktions-Induktionstechnik aus und spüren Sie die Entspannung. Es fühlt sich an, als würde sich der myofasziale Druck im Inneren der Unterarmloge verringern (➢ Abb. 16.23).

Diese Technik wirkt sich v. a. auf folgende Muskeln aus:

- M. pronator teres
- M. flexor carpi radialis
- M. palmaris longus
- M. flexor digitorum superficialis
- M. flexor digitorum profundis, dieser Muskel entspringt nicht am Epicondylus medialis, sondern an der Palmarseite der Ulna und der Membrana interossea
- M. flexor pollicis longus, dieser Muskel entspringt an der Vorderseite des Radius und an der Membrana interossea
- In geringerem Ausmaß auf den M. brachioradialis und den M. flexor carpi ulnaris

Die Technik wirkt sich nicht nur auf die genannte Muskelgruppe aus, sondern auch auf den N. medianus und die Aa. radialis und ulnaris.

Praxistipp

Diese Technik sollte bei der Behandlung des Karpaltunnelsyndroms niemals fehlen, sie liefert sehr gute Ergebnisse.

KAPITEL

17 Manuelle Behandlung der passiven Stabilisatoren des Ellenbogens

17.1 Passive Ligamente

Die Bänder des Ellenbogens sind kräftige Strukturen, dazu gehören,

- das Lig. collaterale radiale,
- das Lig. anulare radii,
- das Lig. collaterale ulnare.

Diese Bänder müssen sich v. a. bei einem direkten Sturz auf die Hand großen Belastungen widersetzen.

Bei der Beschreibung der aktiven Bänder haben wir bereits gesehen, dass der laterale Teil des Ellenbogens viele Muskeln aufweist, die Fasern mit dem Lig. collaterale radiale und dem Lig. anulare radii austauschen. Diese Zone reagiert auf sich wiederholende Bewegungen besonders sensibel.

17.1.1 Lig. collaterale radiale (> Abb. 17.1)

Ursprung

Das Lig. collaterale radiale entspringt am Epicondylus lateralis humeri.

Verlauf

Es zieht nach distal.

Ansatz

Es inseriert am Lig. anulare radii und über dieses Band an der Ulna.

Besonderheiten

Zahlreiche Muskeln tauschen Fasern mit dem Lig. collaterale radiale aus:

- M. extensor digitorum
- M. extensor carpi radialis brevis
- M. anconaeus
- M. supinator

Manipulationen des Lig. collaterale radiale beeinflussen demzufolge auch diese Muskeln.

Technik

Der Patient liegt auf dem Rücken. Sein Arm ruht mit leicht angewinkeltem Ellenbogen auf seinem Bauch.

- Beginnen Sie am Epicondylus lateralis, bewegen Sie den Daumen Richtung Lig. anulare radii und palpieren Sie die nach distal verlaufenden Längsfasern (> Abb. 17.2).
- Führen Sie nun mit beiden Daumen kleine quer zur Faser verlaufende Dehnungen aus, so als wollten Sie die einzelnen Fasern des Bands voneinander trennen.
- Um den Dehnungseffekt zu verstärken, können Sie den Patienten bitten, den Arm abwechselnd in Pronation und Supination zu bewegen.

Diese Technik sollte nach einem Trauma an der oberen Extremität und zur Behandlung der Epicondylitis lateralis verwendet werden.

17.1.2 Lig. anulare radii (> Abb. 17.3)

Die Außenseite der Gelenkkapsel wird durch das robuste Lig. anulare radii verstärkt. Dieses an seiner Innenseite von Knorpelgewebe überdeckte Band dient als Widerlager für die Pro- und Supinationsbewegungen des Radius.

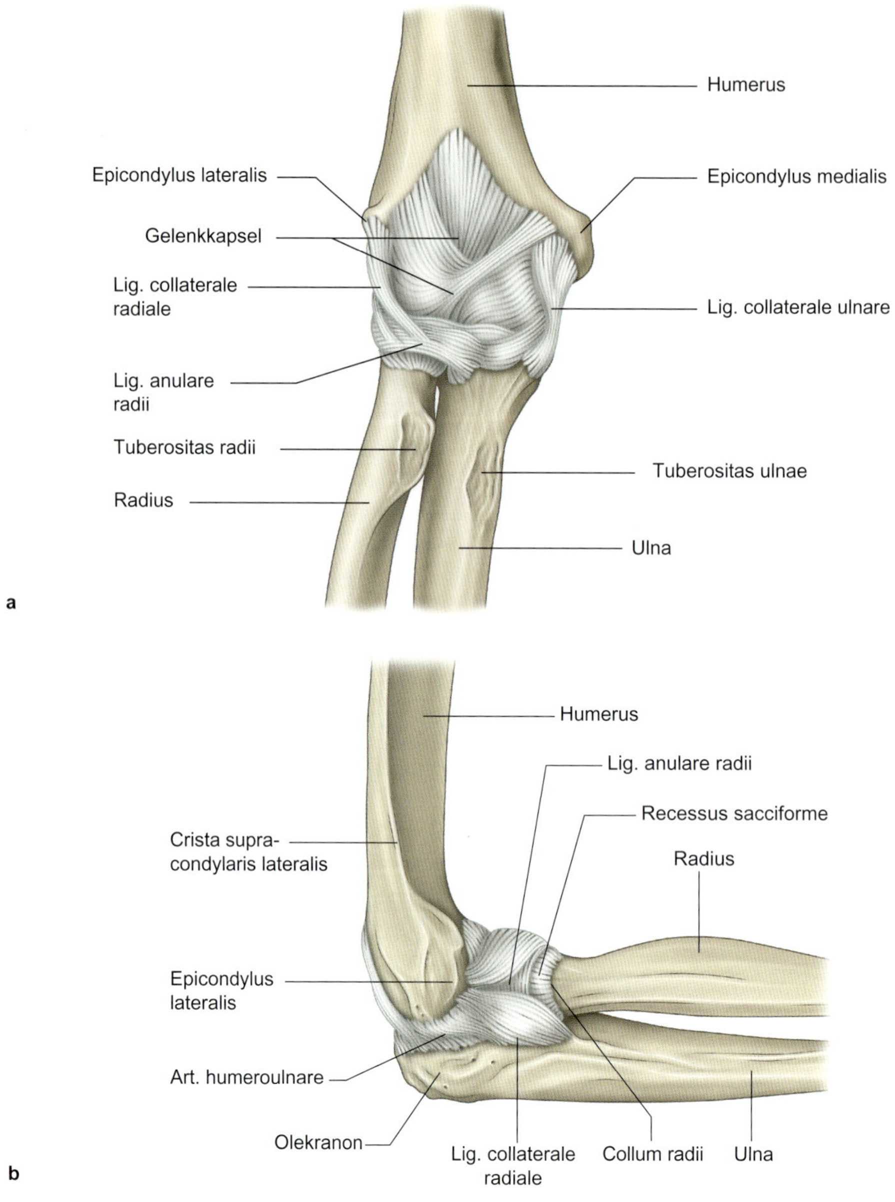

Abb. 17.1 Lig. collaterale radiale

Es entspringt zu beiden Seiten der Ulna und umgibt das Radiusköpfchen wie einen Ring, der sich distal etwas verengt und damit Subluxationen des Radiusköpfchens verhindert.

Da das Ligament in die Kapsel eingelassen ist, werden die Rotationsbewegungen des Radiusköpfchens in der Incisura radialis ulnae und die Kippbewegungen gegenüber dem Capitulum humeri während der Pro- und Supinationsbewegung des Unterarms möglich.

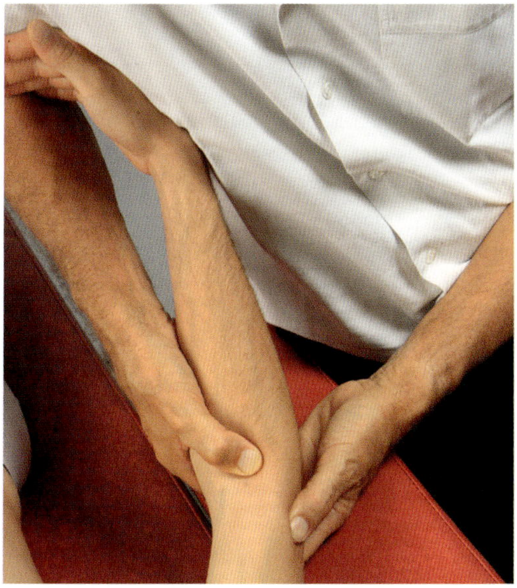

Abb. 17.2 Technik für das Lig. collaterale radiale in Rückenlage

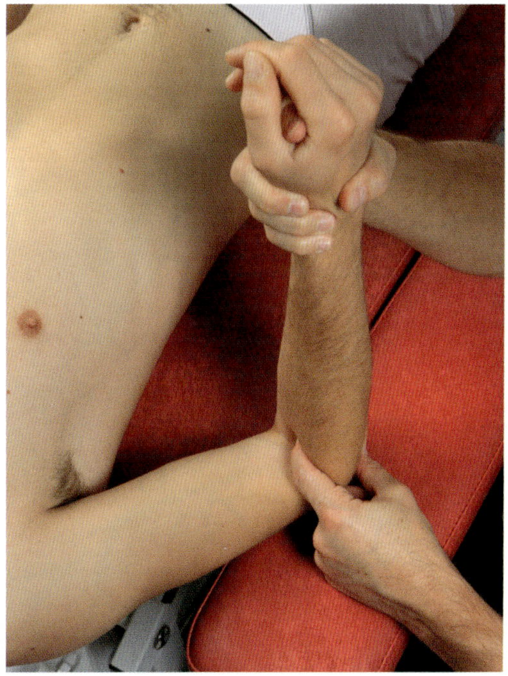

Abb. 17.4 Technik für das Lig. anulare radii

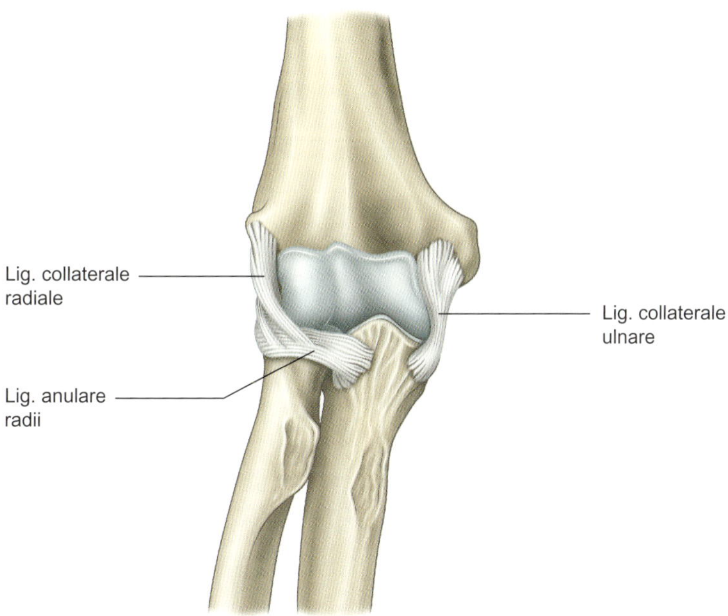

Abb. 17.3 Lig. anulare radii

Technik

Dehnung des Lig. anulare radii

- Umgreifen Sie mit Daumen und Zeigefinger einer Hand das Radiusköpfen und führen Sie mit der anderen Hand Pronations- und Supinationsbewegungen aus, um das Band anzuspannen und damit besser dehnen zu können.
- Die Technik gilt als beendet, wenn die Bewegungsfreiheit wiederhergestellt wurde (➤ Abb. 17.4).

Glättung des Bandknorpels

- Drücken Sie das Radiusköpfen nach dorsal und ventral gegen das Lig. anulare radii.
- Führen Sie dabei aktiv oder passiv Pro- und Supinationsbewegungen aus, um den Knorpel zu glätten.

Diese Technik wirkt sich auf die Incisura radialis aus, die das Radiusköpfchen aufnimmt, und auf das Lig. anulare radii und seine Knorpelschicht.

17.1.3 Lig. collaterale ulnare (➤ Abb. 17.5)

Ursprung

Das Lig. collaterale ulnare entspringt am Epicondylus medialis humeri.

Verlauf und Ansatz

Dieses Band zieht in drei unterschiedlichen Richtungen zur Ulna:

- Nach ventral – zum Proc. coronoideus
- Nach dorsal – zum medialen Rand des Olekranon
- Transversal – zwischen dem Proc. coronoideus und dem medialen Rand des Olekranons

Technik

Der Patient befindet sich in Seitenlage.

- Stellen Sie sich vor den Patienten, der mit leicht angewinkeltem Arm auf der zu behandelnden Seite liegt.
- Legen Sie einen Daumen auf den Epicondylus medialis und bewegen Sie den anderen Daumen zunächst in Richtung Proc. coronoideus und dann zum Olekranon.
- Suchen Sie nach Unebenheiten und behandeln Sie diese durch Induktion (➤ Abb. 17.6).

Hinweis

Während das Lig. collaterale radiale durch zahlreiche Muskeln verstärkt wird, erscheint das Lig. collaterale ulnare etwas isoliert. Wir führen dies darauf zurück, dass es kräftiger ist und bei einem Trauma der Hand oder des Unterarms weniger belastet wird. Das Band reagiert allerdings sensibel auf Aktivitäten, die das Gelenk überlasten.

17.2 Faszien

17.2.1 Fascia brachii

Die Fascia brachii umgibt den Oberarm. In ihrem zentralen Anteil liegt ein als *Hiatus basilicus* bezeichneter Faszienschlitz, durch den die V. basilica und der N. cutaneus antebrachii medialis verlaufen.

Der Hiatus basilicus ist ein entscheidendes Element für die Entspannung der dicken und widerstandsfähigen Fascia brachii. Diese Faszie trennt über das Septum intermusculare die Flexorengruppe von der Extensorengruppe. Das Septum kann in zwei intermuskuläre Septen, Septum intermusculare brachii mediale und laterale unterteilt werden. Über diese Septen wird die Fascia brachii mit dem Humerus bzw. mit den Epikondylen verbunden. Die Entspannung dieser Faszie erweist sich bei Epikondylitis als durchaus sinnvoll. Die Fascia brachii setzt die Fascia axillaris fort und wird selbst in der Fascia antebrachii fortgesetzt.

17

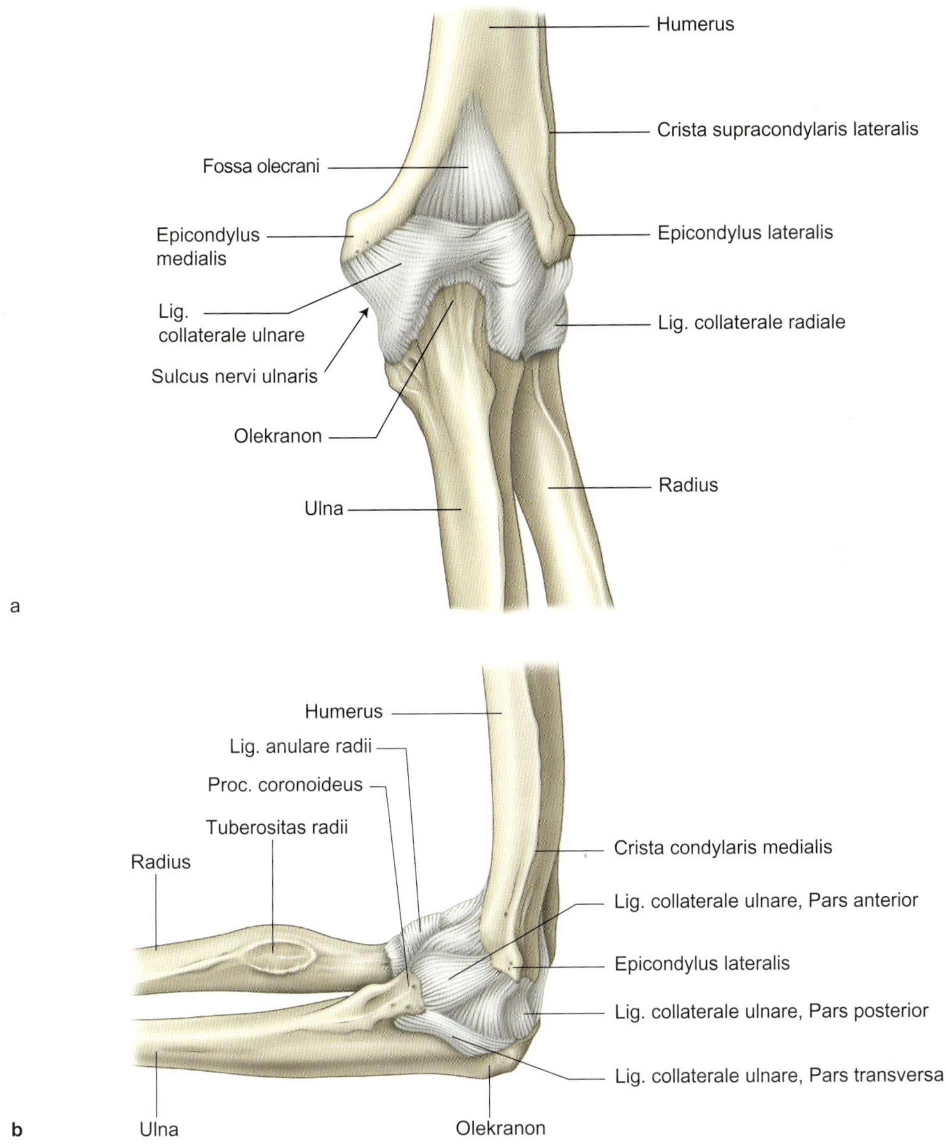

Abb. 17.5 Lig. collaterale ulnare

Technik für den Hiatus basilicus

Die Fascia brachii sollte v. a. über den Hiatus basilicus entspannt werden.

Der Patient liegt auf der zu behandelnden Seite.

- Lassen Sie den Daumen zwischen dem M. biceps und dem M. triceps von distal nach proximal gleiten (➤ Abb. 17.7).
- Ungefähr in der Hälfte des Oberarms wird der Daumen durch den Hiatus blockiert. Eventuell verspürt der Patient einen Schmerz, der vom N. cutaneus antebrachii ausgelöst wird.
- Heben Sie mit dem Daumen den Hiatus basilicus nach ventral und kranial hoch und folgen Sie mithilfe der Induktion der Ecoute-Richtung.

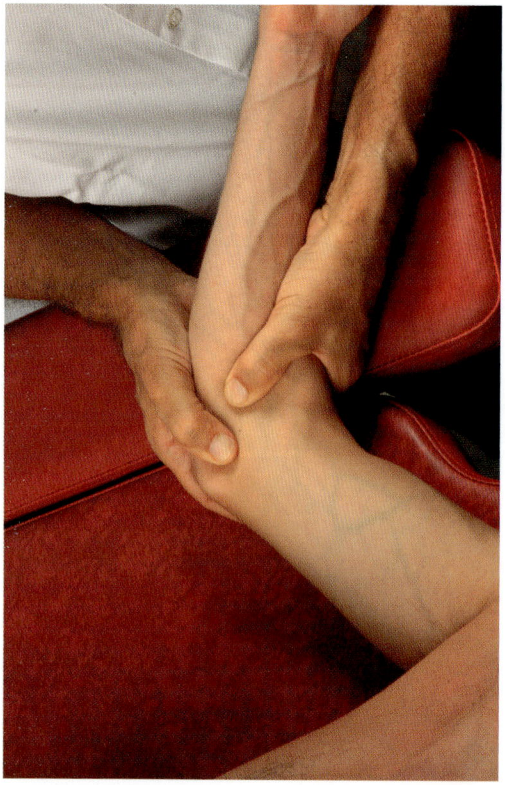

Abb. 17.6 Technik für das Lig. collaterale ulnare in Seitenlage

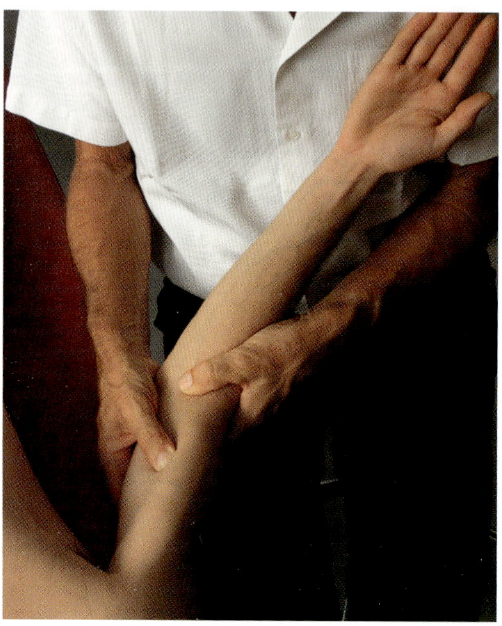

Abb. 17.7 Technik für die Fascia brachii

Ziel dieser Technik ist es, die Fascia brachii zu entspannen und die V. basilica sowie den N. cutaneus antebrachii zu entlasten.

Technik für das Septum intermusculare brachii laterale

Der N. radialis perforiert in seinem Verlauf entlang des Oberarms das Septum intermusculare laterale. Er wechselt dabei von der hinteren in die vordere Muskelloge und zieht im Sulcus bicipitalis lateralis zur Ellenbogengrube. Der Punkt an dem der Nerv, begleitet von der A. humeralis profundis das Septum intermusculare laterale kreuzt, ist eine Schlüsselstelle der Fascia brachii. Es handelt sich um eine sehr interessante Zone, die überprüft und bei Fixierungen ggf. behandelt werden sollten.

Der Patient liegt in Seitenlage, die zu behandelnde Seite ist oben.

- Suchen Sie zunächst die Grenze zwischen dem M. biceps und dem M. triceps an der Außenseite des Arms. An der Verbindung zwischen dem mittleren und dem unteren Drittel des Oberarms, ungefähr fünf Fingerbreit oberhalb des Epicondylus lateralis, lässt sich der Nerv zwischen den beiden Muskeln leicht lokalisieren.
- Legen Sie Ihre Daumen nebeneinander auf den M. biceps bzw. auf den M. triceps.
- Versuchen Sie die beiden Muskeln über der Nervenzone mit einer kleinen axialen Rotationsbewegungen voneinander zu trennen (➤ Abb. 17.8).
- Achten Sie darauf den Nerv nicht gegen den Knochen zu komprimieren.
- Folgen Sie den zu spürenden Spannungen, führen Sie einige Induktions-Separationstechniken aus, bis Sie eine Verbesserung in der Gewebeelastizität wahrnehmen.
- Greifen Sie anschließend das Septum mit Daumen und Zeigefinger – die Finger liegen zu beiden Seiten des Nervs – und heben Sie es vorsichtig hoch, so als wollten Sie es vom Humerus lösen. Führen Sie noch einige Induktionsbewegungen durch und halten Sie dabei die Traktion am Septum aufrecht (➤ Abb. 17.9).

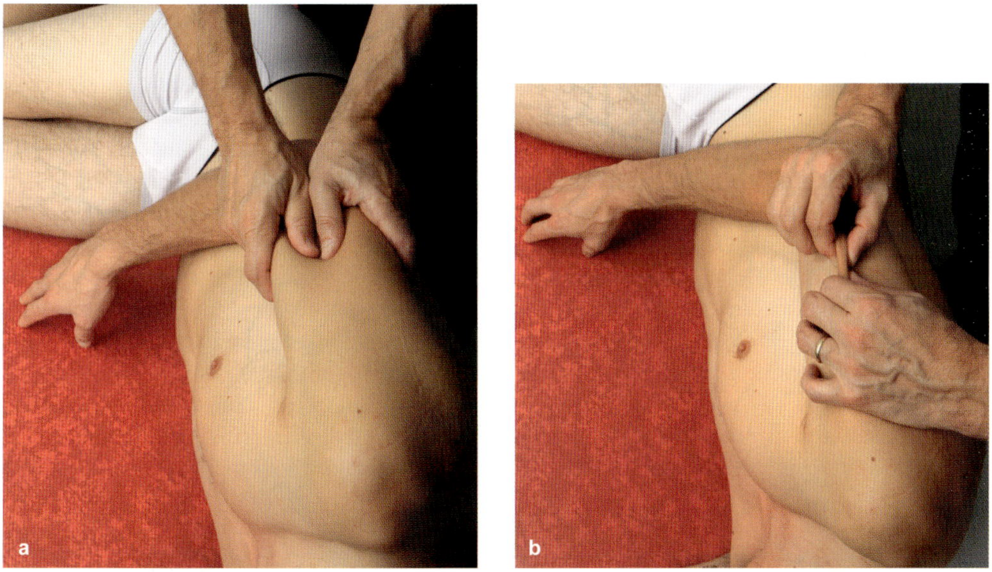

Abb. 17.8 Technik für das Septum intermusculare brachii laterale

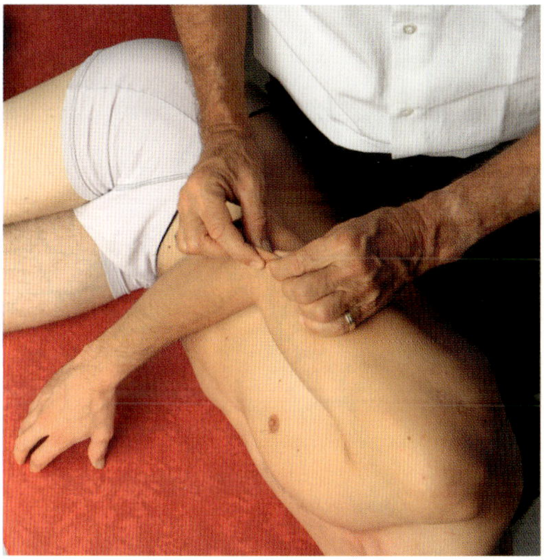

Abb. 17.9 Hauttechnik am Epicondylus lateralis

17.2.2 Fascia antebrachii

Die Fascia antebrachii dient zahlreichen Armmuskeln als Ansatzfläche. Als Faszie des Unterarms erfüllt sie eine wichtige Rolle für die dorsalen Muskeln des Unterarms.

In ihrem ventralen Bereich verbinden sich ihre Fasern mit den Fasern der Aponeurosis musculi bicipitis (Lacertus fibrosus). Die Faszie unterteilt die verschiedenen Muskelgruppen, um sie einerseits voneinander zu trennen und sie andererseits zu funktionellen Gruppen zusammenzufassen. Am distalen Ende des Unterarms bildet sie das Retinaculum extensorum.

Die Fascia antebrachii spielt eine wichtige Rolle für folgende Strukturen:

- Reziproke Spannungen von Kapsel, Humerus, Radius und Ulna
- Reziproke Muskelspannungen
- Druck in den verschiedenen Muskellogen des Unterarms
- Zirkulationssysteme des Unterarms und der Hand
- Propriozeption
- Nervensystem und insbesondere für den N. medianus

Der Organismus muss ein harmonisches Gleichgewicht zwischen Kapsel, Muskeln und Bänder sicherstellen. Die Flexoren und Extensoren erzeugen eine reziproke Spannung, durch die das für die gute neuromuskuläre Koordination erforderliche Gleichgewicht entsteht.

Technik für die Aponeurosis musculi bicipitis (Lacertus fibrosus)

Zunächst ist es wichtig, nach eventuell vorhandenen Spannungen in den Faszien der Flexoren- und Extensorenmuskulatur zu suchen. Beginnen Sie Ihre Behandlung mit der Aponeurosis musculi bicipitis, die auf der Ulnaseite in die Fascia antebrachii einstrahlt (➤ Abb. 17.10).

Der Patient liegt auf dem Rücken.

- Dehnen Sie die Aponeurose in medialer und lateraler Richtung, indem Sie den Daumen quer über den Unterarm legen.
- Behandeln Sie die weniger elastische Seite der Aponeurose mit einer Induktionstechnik.

Technik für die Fascia antebrachii

Der Patient liegt auf dem Rücken, sein Ellenbogen ruht auf der Behandlungsliege.

- Umgreifen Sie mit beiden Händen den Unterarm. Sie können entweder beide Daumen auf die Vorderseite des Unterarms legen und mit den Handflächen den medialen und lateralen Anteil und mit den Fingern die Rückseite des Unterarms umfassen oder Sie legen eine Handflächen auf die Vorder- und die andere auf die Rückseite des Arms (➤ Abb. 17.11).
- Führen Sie eine Traktions-Induktionstechnik mit beiden Händen aus und achten Sie darauf, den Unterarm nicht zu komprimieren. Stellen Sie sich

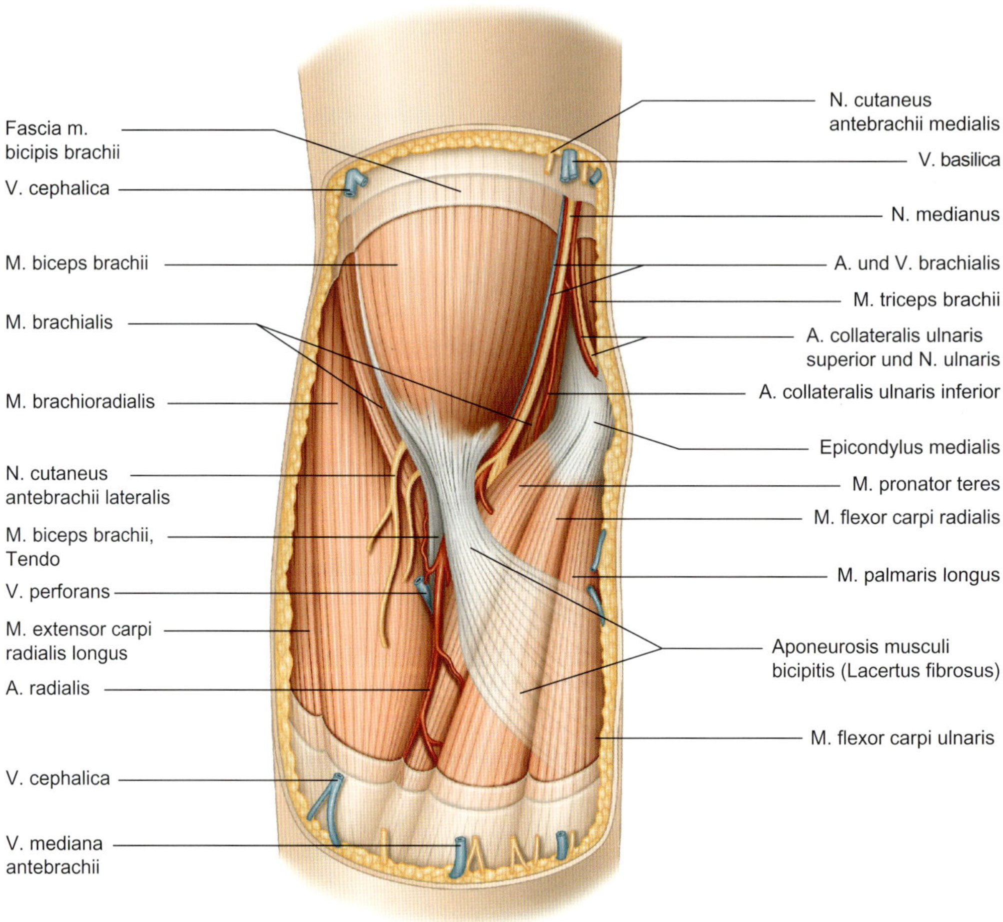

Abb. 17.10 Aponeurosis musculi bicipitis (Lacertus fibrosus)

vor, Sie „trennen“ die Aponeurose von den Muskeln.

Es handelt sich um eine subtile Technik, die am Ende der Behandlung ausgeführt werden sollte.

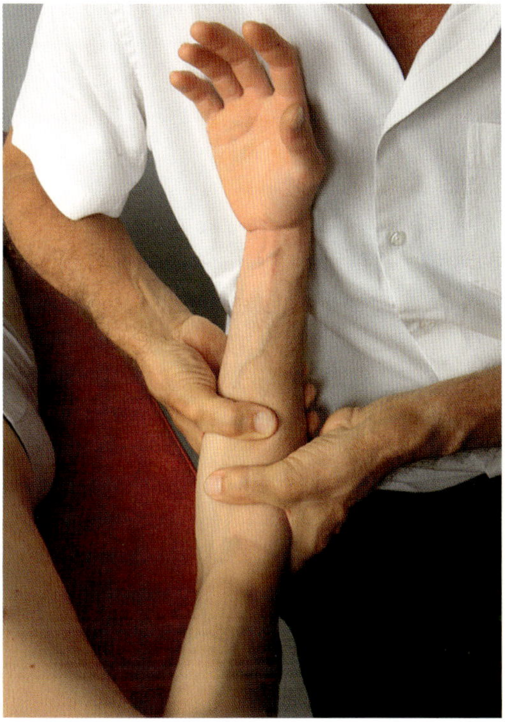

Abb. 17.11 Technik für die Fascia antebrachii in Rückenlage

17.2.3 Membrana interossea

Anatomie und Funktion

Die Membrana interossea sichert die Stabilität von Radius und Ulna. In ihrem kaudalen Anteil ist sie so widerstandsfähig, dass bei einem Trauma zuerst der Knochen bricht, bevor die Membrana interossea reißt.

An ihrem kranialen Ende wird die Membran durch einen straffen Faserzug, die Chorda obliqua verstärkt, die von der Ulna zum Radius schräg nach lateral und distal verläuft.

Im distalen Abschnitt verlaufen die Fasern der Membrana interossea in entgegengesetzter Richtung, d. h. nach medial und distal.

Die Behandlung der Membrana interossea wird gemeinsam mit den Techniken für das Handgelenk beschrieben (➤ Abb. 17.12a, ➤ Abb. 17.12b).

17

Technik für die Chorda obliqua

Der auf dem Rücken liegende Patient legt seinen Unterarm in Supinationsstellung auf die Behandlungsliege.

- Legen Sie eine Handfläche auf den Radius und die andere auf die Ulna (➤ Abb. 17.13).
- Führen Sie abwechselnd sagittale Bewegungen an Radius und Ulna aus. Bringen Sie den einen Knochen nach ventral, während Sie gleichzeitig den anderen nach dorsal bewegen und umgekehrt.

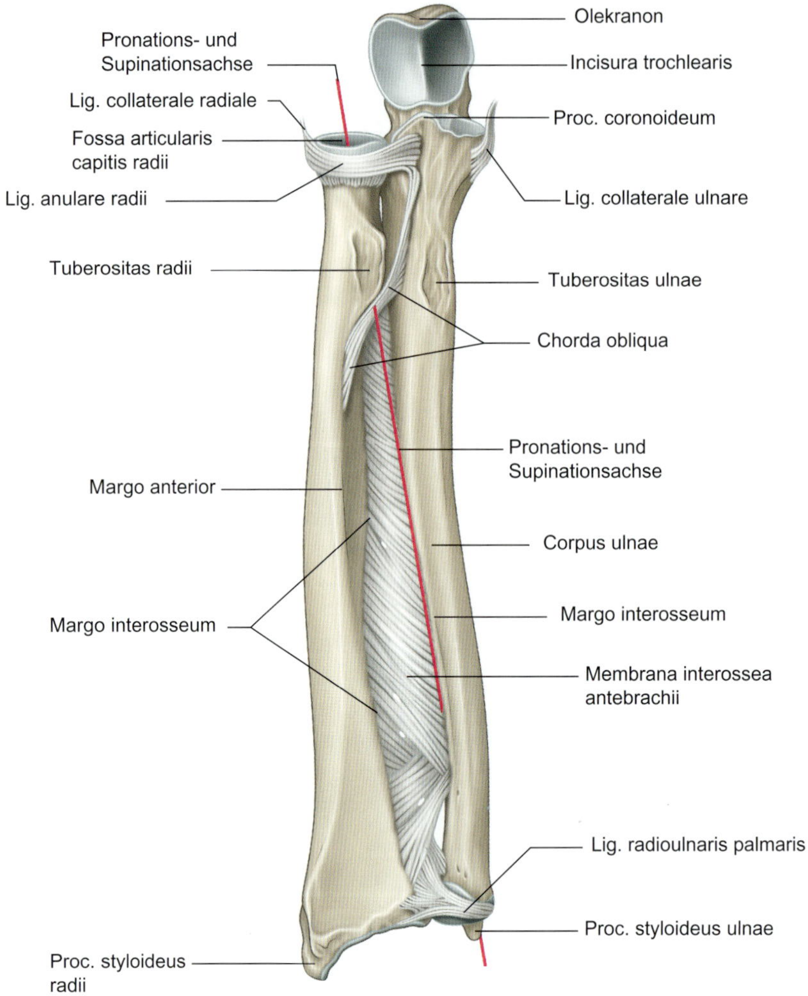

Abb. 17.12a Membrana interossea und Chorda obliqua

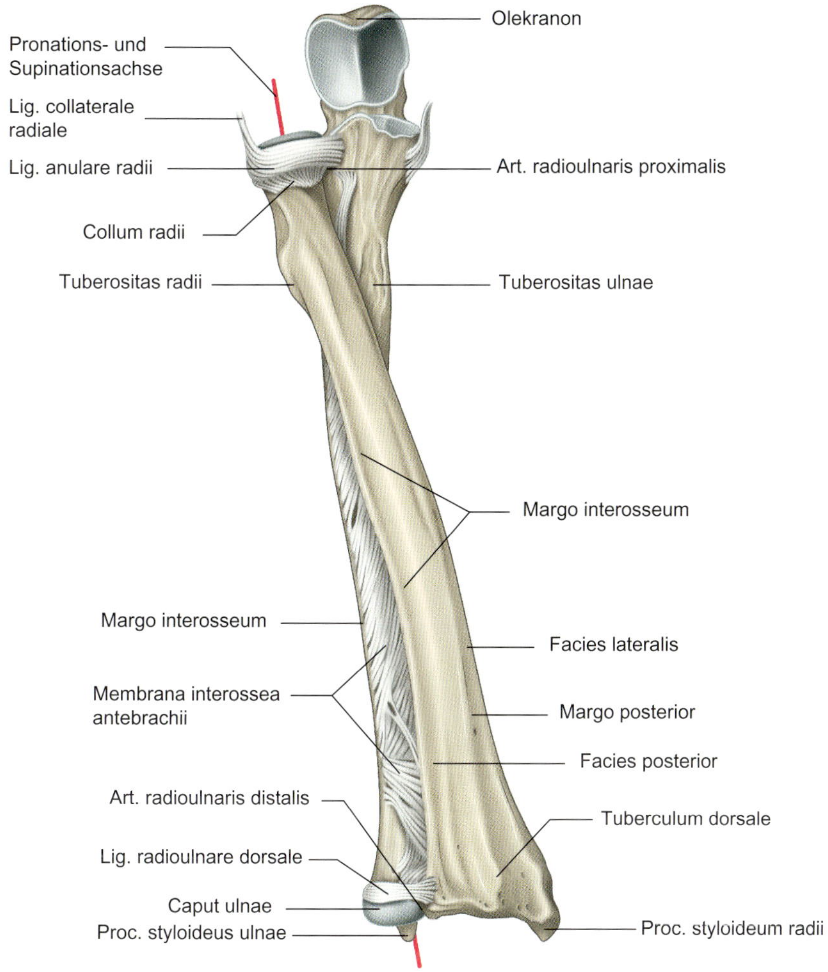

Abb. 17.12b Membrana interossea und Chorda obliqua

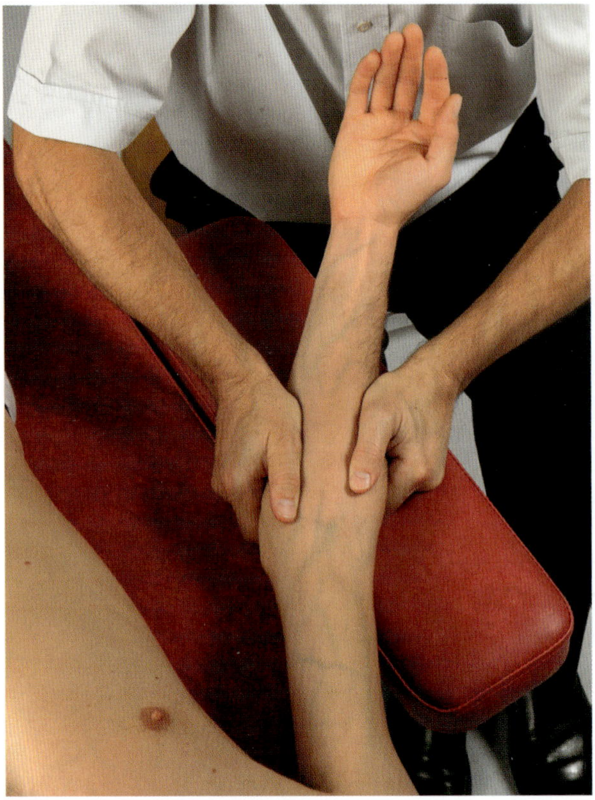

Abb. 17.13 Technik für die Chorda obliqua in Rückenlage

KAPITEL

18 Manuelle Behandlung des Gleitapparats

18.1 Betroffene Strukturen

Die Technik des Glättens des Gelenks dient der Lösung eventuell vorhandener Gelenkbelastungen und der Glättung der Knorpelflächen (➤ Abb. 18.1). Sie wirkt sich auf den gesamten Kapselbandapparat des Ellenbogens aus. Diese Technik betrifft folgende Gelenke:

- Humeroradialgelenk
- Humeroulnargelenk
- proximale Radioulnargelenk

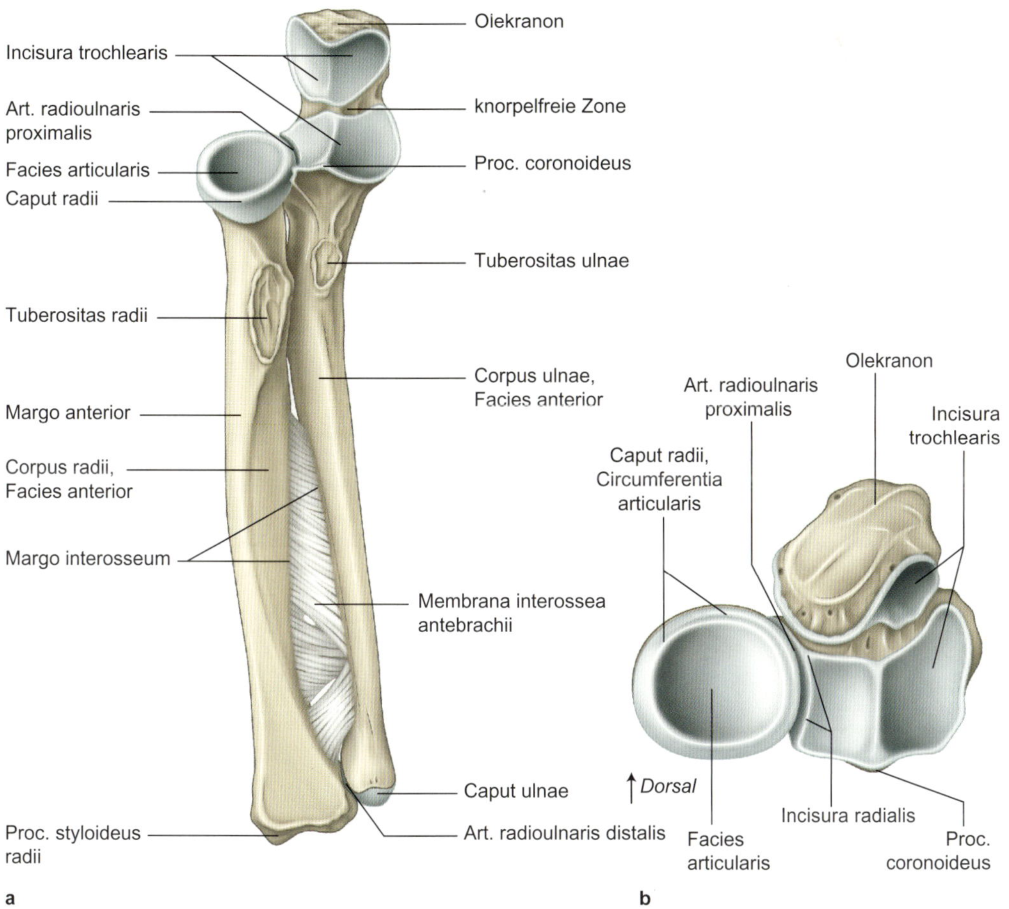

Abb. 18.1 Gleitflächen des Ellenbogens

18.2 Durchführung

Der Patient liegt auf dem Bauch.

- Klemmen Sie das Handgelenk des zu behandelnden Ellenbogens zwischen Ihren Knien ein und nehmen Sie eine Traktion vor.
- Achten Sie darauf, dass die Dehnung im Ellenbogengelenk und nicht in der Schulter stattfindet. Die Hand befindet sich in Normalposition zwischen Extension und Flexion.
- Umgreifen Sie mit beiden Handflächen das proximale Ende von Radius und Ulna.
- Führen Sie eine distale Traktion am gesamten Ellenbogen aus und halten Sie diese Spannung (➤ Abb. 18.2).

Die Traktion wirkt sich sowohl auf den Ellenbogen als auch auf die zwischen Ihren Beinen liegende Hand aus.

Hinweis

Indem man die Kompression bzw. die Dekompression auf den medialen bzw. lateralen Abschnitt des Ellenbogens konzentriert, behandelt man die erwähnten Gelenke. Führen Sie auch kleine Rotations- und Seitneigebewegungen in den drei Gelenken aus. Behalten Sie immer eine minimale distale Traktion aufrecht. Die Bewegung sollte schrittweise erfolgen.

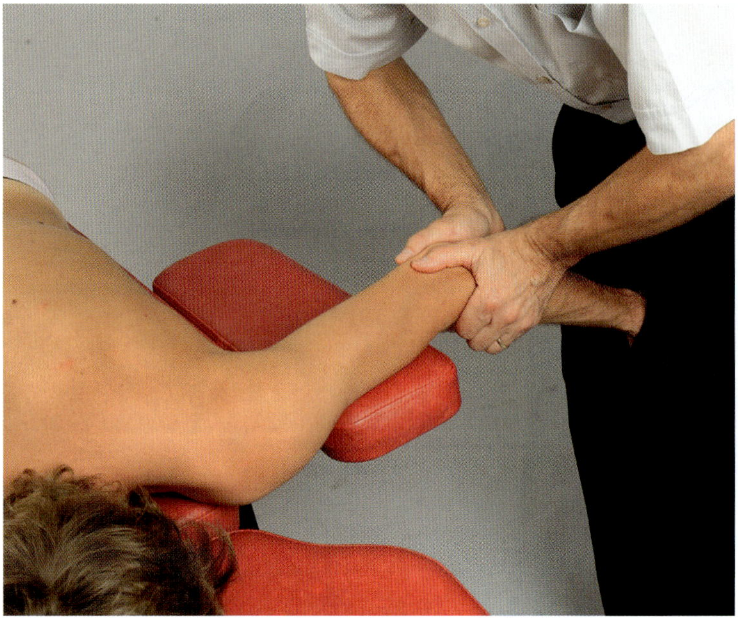

Abb. 18.2 Technik zur Glättung des Gelenks in Bauchlage

KAPITEL

19 Intraossäre Techniken

19.1 Betroffene Strukturen

Die folgende Technik (➤ Abb. 19.1) wird an den Knochen des Ellenbogens ausgeführt, an Radius und Ulna.

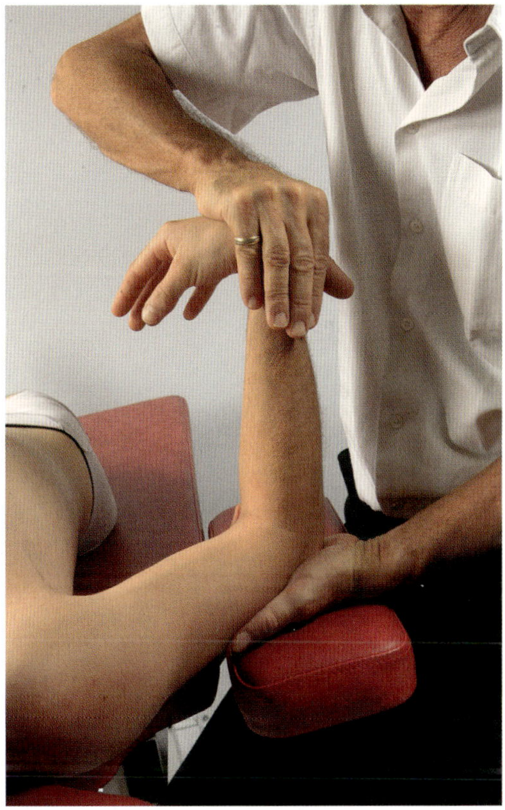

Abb. 19.1 Intraossäre Technik für Radius und Ulna.

19.2 Durchführung

Der Patient liegt auf dem Rücken, sein Ellenbogen ist gebeugt und wird auf der Behandlungsliege aufgestützt, sein Handgelenk ist ebenfalls gebeugt.

- Umgreifen Sie im Ellenbogenbereich mit einer Hand die Rückseite von Radius und Ulna und mit der anderen Hand distal den dorsalen Anteil der beiden Knochen.
- Komprimieren Sie mit beiden Händen zunächst die Ulna und anschließend den Radius durch Induktion.
- Achten Sie darauf, dass die distale Hand das Handgelenk nicht in Flexion drückt, sondern sich auf die axiale Kompression von Ulna bzw. Radius konzentriert. Meist ist es der Radius, der die Kollisionskräfte aufnimmt.

KAPITEL

20 Manipulation der Nerven

20.1 Routinemäßige osteopathische Behandlung

Zunächst einige allgemeine Empfehlungen zur Behandlung von Tendinitiden und Ellenbogenschmerzen aus neuraler Sicht.

20.1.1 Abstand halten vom Schmerzort

Je weniger man den Ort des Schmerzes berührt, umso besser ist es für den Patienten. Die Schmerzzone wurde bereits zu intensiven oder ungeeigneten Bewegungen ausgesetzt und sollte deshalb zur Ruhe kommen können.

20.1.2 Entspannung der schmerzhaften Fasern

Identifizieren Sie zunächst den genauen Läsionsort und führen Sie dann kleine Induktionsbewegungen im Umkreis des Läsionsorts aus, um die dort liegenden Fasern zu entspannen.

20.1.3 Manipulation der Nn. radialis, ulnaris und medianus

Im Prinzip sollte man bei Epicondylitis lateralis den N. radialis entspannen, bei Epicondylitis medialis den N. medianus. Es hat sich jedoch gezeigt, dass die Behandlung beider Nerven zu noch besseren Ergebnissen führt. Schließlich sind sie durch Anastomosen an der Palmarseite der Hand miteinander verbunden.

20.1.4 Spannungen im Plexus brachialis lösen

Für die Behandlung des Plexus brachialis gibt es viele Techniken, die wir in anderen Büchern bereits beschrieben haben. Wir möchten hier eine weitere Technik vorstellen, die gleichfalls zur präzisen Behandlung dieser Zone verwendet werden kann.

Stellen Sie sich hinter den Patienten, der in der klassischen Seitenlage liegt mit der zu behandelnden Seite oben.

- Die Hand des betroffenen Plexus liegt auf der Behandlungsliege oder auf dem anderen Unterarm.
- Legen Sie den Daumen oder den Zeigefinger der proximalen Hand in das von der Klavikula und der Skapula gebildete Dreieck, lateral der Mm.

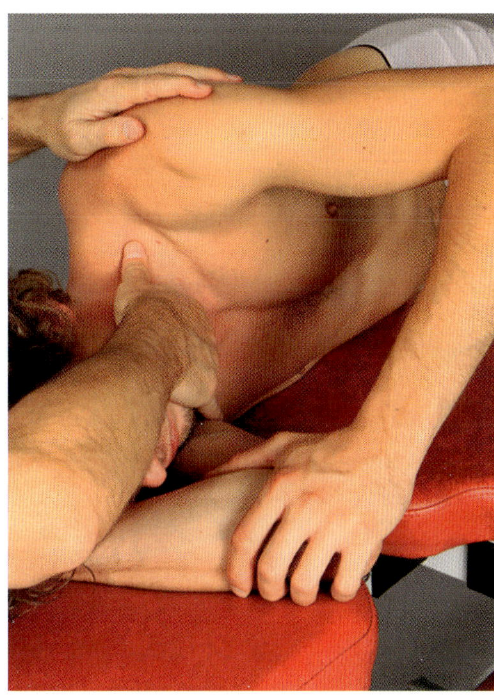

Abb. 20.1 Lösung von Spannungen am Plexus brachialis

scaleni und vor der V. jugularis externa, auf den Plexus brachialis.

- Mit der anderen Hand bewegen Sie die Schulter zunächst nach anterior und erst anschließend nach kranial.
- Besteht ein zu großer Gewebewiderstand oder kann der Patient nicht loslassen, bitten Sie den Patienten, seine Schulter Richtung Wange zu ziehen.
- In dieser Position führt der Daumen bzw. der Zeigefinger Gleit-Induktionsbewegungen am Plexus aus. Versuchen Sie einen Teil des Plexus leicht zu fixieren, um ihn vorsichtig nach distal zu dehnen (➤ Abb. 20.1).

Praxistipp

Der Plexus sollte niemals komprimiert werden, sondern nur sanft und vorsichtig gedehnt werden.

20.1.5 Kompressionsverband anlegen

Dieser Verband sollte nicht auf die sensible Zone gelegt werden, sondern ein klein wenig distal davon. Legen Sie die Kompressionsbandage dort an, wo der Druck der Bandage, den Schmerz verringert. Um die genaue Kompressionszone zu finden, bitten Sie den

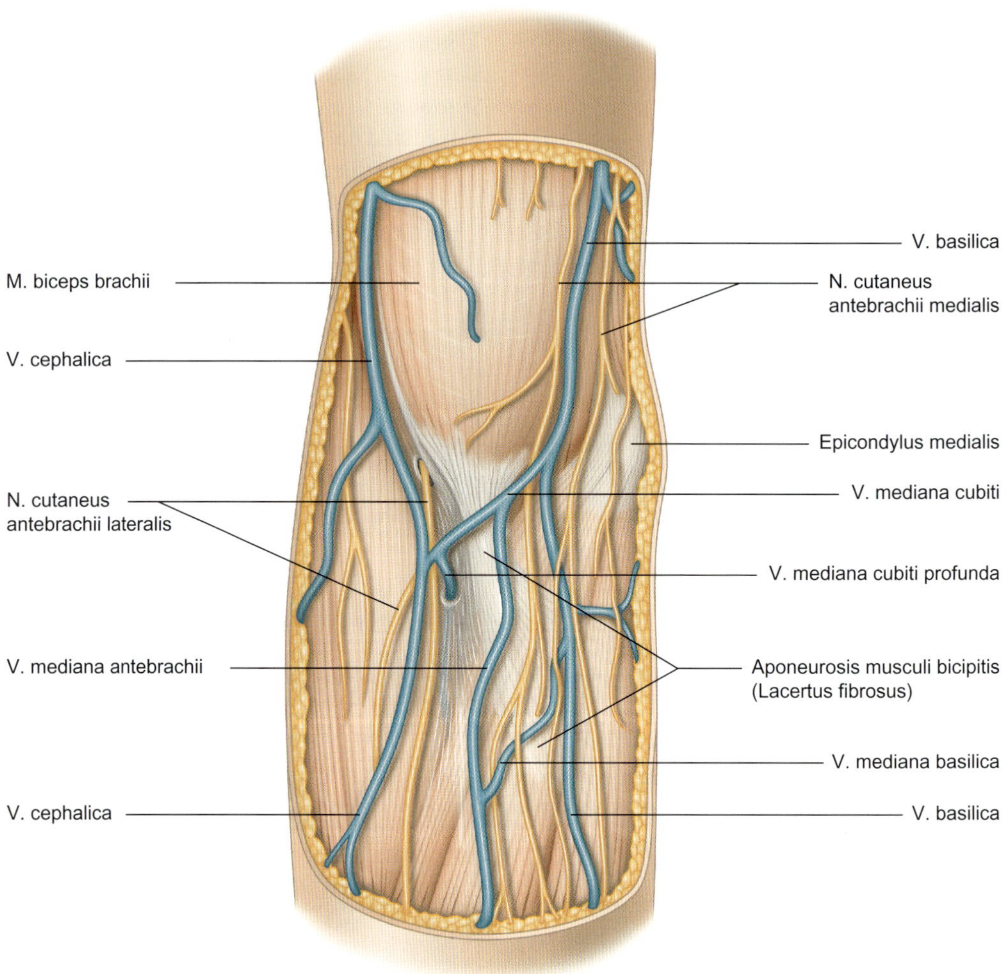

Abb. 20.2 Oberflächliche Nerven des Ellenbogens

Patienten, Ihre Hand zu umfassen und fest zuzudrücken, dadurch löst er selbst den Schmerz aus. Komprimieren Sie mit dem Daumen verschiedene Stellen distal der Schmerzzone, während der Patient weiter Ihre Hand fest drückt. Variieren Sie die Position Ihres Daumens, bis Sie genau jenen Punkt erreichen, an dem der Druck den Schmerz unterbricht oder stark reduziert.

Praxistipp

Die ideale Stelle liegt meist vier Fingerbreit unterhalb der Ellenbogenfalte.

20.1.6 Überprüfen der Halswirbelsäule

Häufig findet man zwischen C5 und C6 und weniger häufig auf Höhe von C7 eine HWS-Blockade. Diese kann entweder der Auslöser für die Epikondylitis sein, es handelt sich also im eigentlichen Sinn um eine Neuralgie und nicht um eine Epikondylitis, oder sie ist die Folge der Epikondylitis, die den Nerv in aufsteigender Richtung reizt.

20.2 Nerven in der Ellenbogenbeuge

Unsere Erfahrung zeigt uns, dass die Vorderseite des Ellenbogens auf neuraler Ebene eine besonders wichtige Zone darstellt. In dieser Region können von lateral nach medial vier verschiedene Nerven palpiert und manipuliert werden:

- N. radialis
- N. cutaneus antebrachii lateralis
- N. medianus
- N. ulnaris

Wir verwenden diese Ansammlung von Nervenstrukturen bei unseren Manipulationen. Eine ähnliche Konzentration von Nerven lässt sich auch auf der Dorsalseite des Fußes finden.

20.2.1 Oberflächliche Ebene (➤ Abb. 20.2)

N. cutaneus antebrachii medialis

Der N. cutaneus antebrachii medialis tritt gemeinsam mit der V. basilica aus dem Hiatus basilicus aus. Der Hiatus liegt medial vier Fingerbreit oberhalb der Ellenbogenbeuge. Um den Verlauf des Nervs besser nachvollziehen zu können, wird die Vene unmittelbar oberhalb der Ellenbogenbeuge komprimiert, sodass der Beginn der V. basilica besser sichtbar wird.

- Entspannen Sie den kleinen „Faszienring" um die Vena basilica und den N. cutaneus antebrachii medialis.
- Nehmen Sie mit dem Nerv Kontakt auf und führen Sie eine leichte Kompressions-Induktionstechnik aus (➤ Abb. 20.3).

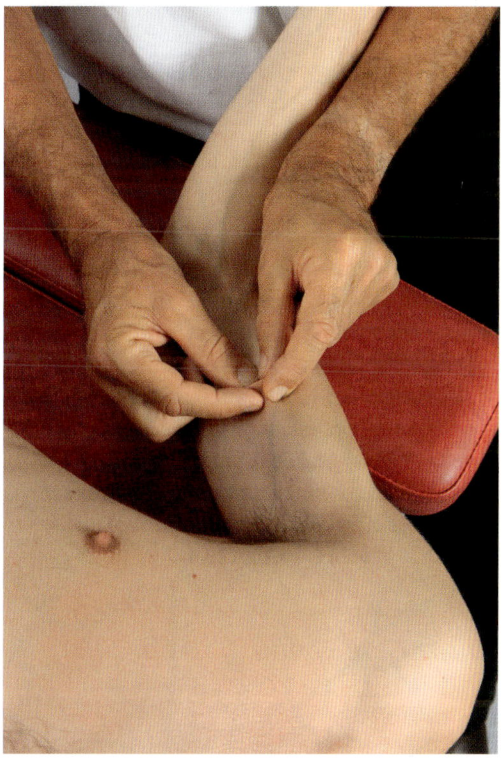

Abb. 20.3 Technik für den N. cutaneus antebrachii medialis

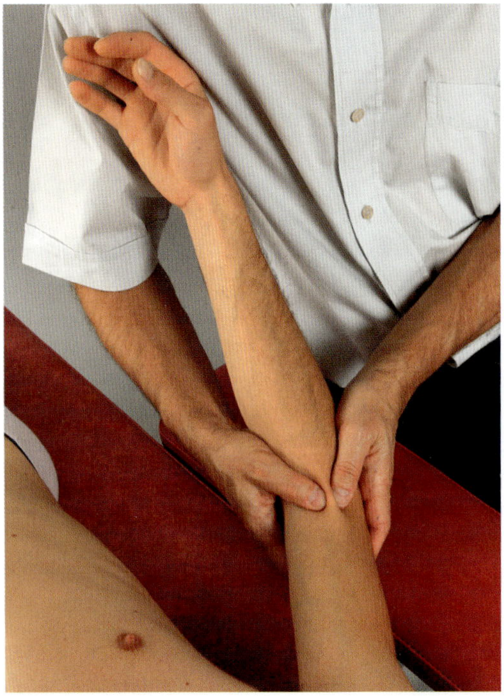

Abb. 20.4 Technik für den N. musculocutaneus

N. musculocutaneus

Den Austritt dieses Nervs kann man am lateralen Rand der Bizepssehne palpieren. Der Nerv dringt anschließend in die tiefe Faszie ein und wird zum N. cutaneus antebrachii lateralis.

- Diese Technik wendet sich eigentlich an den N. cutaneus antebrachii lateralis, der sich im lateralen Anteil der Sulcus bicipitalis lateralis auf Höhe der Ellenbogenbeuge palpieren lässt.
- Da dieser Nerv subkutan verläuft, kann er auf Hautebene, zwischen Dermis und Subkutis, behandelt werden (➤ Abb. 20.4).

20.2.2 Tiefe Ebene (➤ Abb. 20.5)

N. medianus

Der N. medianus begleitet die A. brachialis:

- Im kranialen Anteil verläuft er lateral der Arterie.
- Im kaudalen Anteil verläuft er medial der Arterie.

Von diesem Nerv zweigt, unmittelbar vor dem Eintritt in den Ellenbogen, ein Ast zum M. pronator teres ab.

Der N. medianus wird mit einer leichten Kompressions-Induktionstechnik unmittelbar oberhalb der Aponeurosis musculi bicipitis und medial der Bizepssehne behandelt.

N. ulnaris

Der N. ulnaris verläuft in seinem distalen Abschnitt vor dem Caput mediale des M. triceps brachii. Er zieht hinter dem Epicondylus medialis humeri in den Unterarm. Er verläuft in einem von einem Retinaculum verschlossenen osteofibrösen Kanal. Bei älteren Menschen kann sich dieser Kanal verengen und den Nerv komprimieren. Eine Muskelhypertrophie kann ähnliche Symptome auslösen.

Der Patient befindet sich in Seitenlage und liegt auf der zu behandelnden Seite, sein Ellenbogen liegt etwas vor seinem Körper.

- Folgen Sie mit Ihren beiden Zeigefingern dem N. ulnaris in seinem osteofibrösen Kanal und suchen Sie nach eventuell vorhandenen Fixierungen.
- Bewegen Sie den Nerv zunächst direkt und vorsichtig innerhalb des Kanals, um ihn zu entspannen und führen Sie anschließend eine leichte Kompressions-Induktionstechnik aus (➤ Abb. 20.6).

N. radialis

Der N. radialis gelangt gemeinsam mit der A. profunda brachii über die laterale Achsellücke in den Arm. Er zieht durch den Sulcus nervi radialis des Humerus und verläuft zwischen dem M. brachialis und dem M. brachioradialis, dessen Ursprung unmittelbar oberhalb des Epicondylus liegt. Er zieht vor dem Epicondylus lateralis in den Unterarm, wobei er zunächst unter dem M. brachioradialis und anschließend zwischen den beiden Faserbündeln des M. spinator verläuft.

Der N. radialis kann durch Verstauchungen, Luxationen oder Frakturen des Radiusköpfchens verletzt werden.

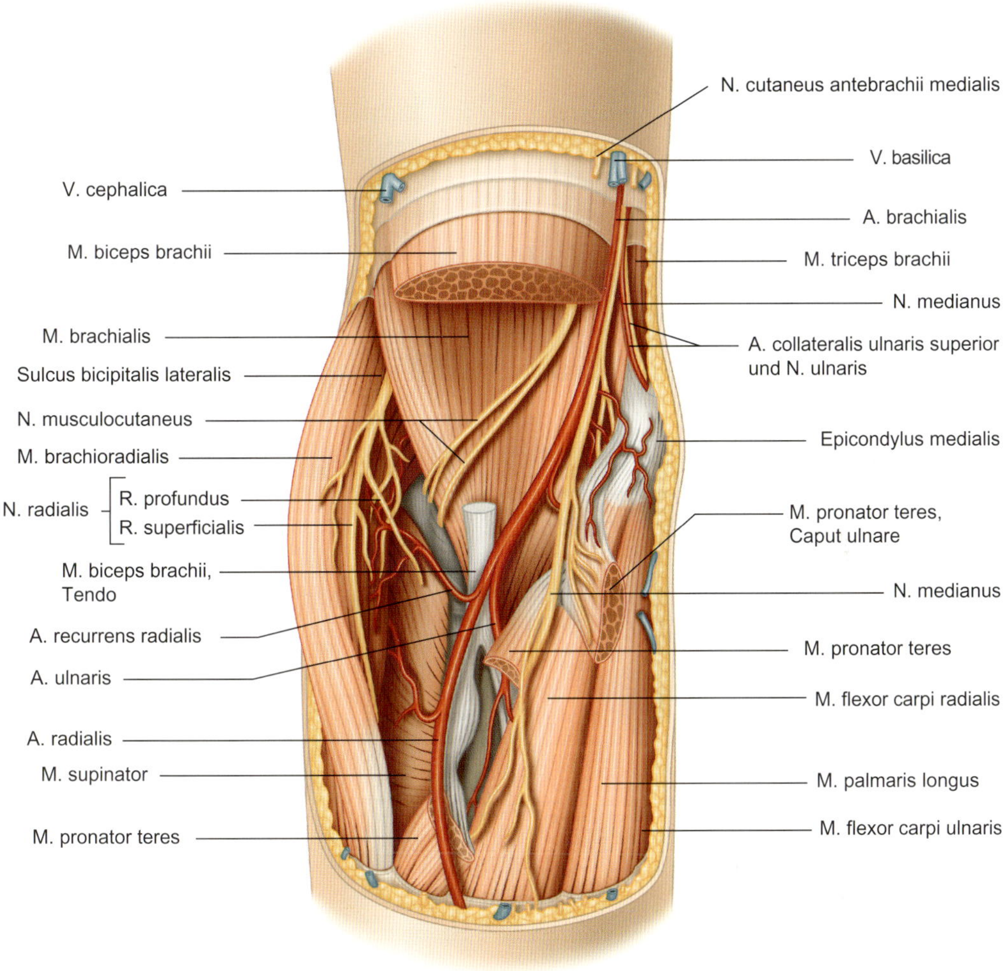

Abb. 20.5 Tiefe Nerven des Ellenbogens

Die Behandlung des N. radialis erfolgt im Sulcus nervi radialis. Dazu liegt der Patient in Seitenlage, die zu behandelnde Seite oben. Der Sulcus nervi radialis kann ungefähr zwei Handbreiten unterhalb des lateralen glenohumeralen Gelenkspalts palpiert werden. Bei Schulterfrakturen oder Luxationen kann der Nerv im Sulcus verletzt werden.

- Führen Sie im Sulcus eine sehr leichte Kompressions-Induktionstechnik am Nerv aus.
- Vorsicht, zu starker Druck kann eine langandauernde und beeinträchtigende Neuralgie zur Folge haben (➤ Abb. 20.7).

Für die Behandlung des Nervs zwischen den beiden Muskelanteilen des M. spinator verweisen wir auf die in diesem Buch beschriebene Technik.

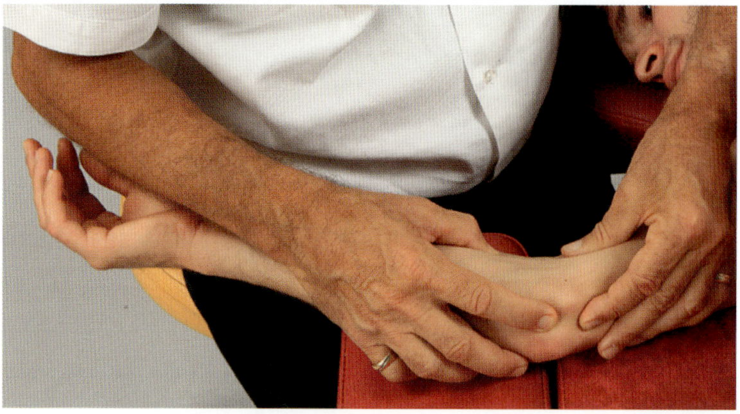

Abb. 20.6 Technik für den N. ulnaris

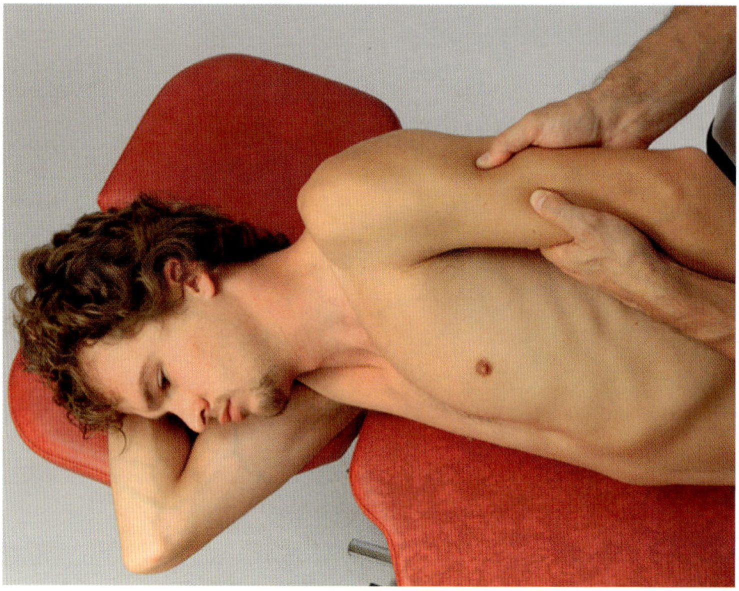

Abb. 20.7 Technik für den N. radialis

KAPITEL

21 Manipulation der Gefäße

21.1 A. brachialis

Diese Arterie bildet die Fortsetzung der A. axillaris und ist die wichtige Arterie der oberen Extremität. Sie zieht vor dem Ellenbogengelenk nach distal. Im Gelenkbereich hat sie Kontakt mit der Sehne des M. biceps brachii und der Aponeurosis musculi bicipitis. Die A. brachialis teilt sich unterhalb des Ellenbogens in eine A. radialis und eine A. ulnaris.

Sie kann knapp unterhalb der Ellenbogenbeuge, zwischen dem radialen Ansatz des M. biceps und der

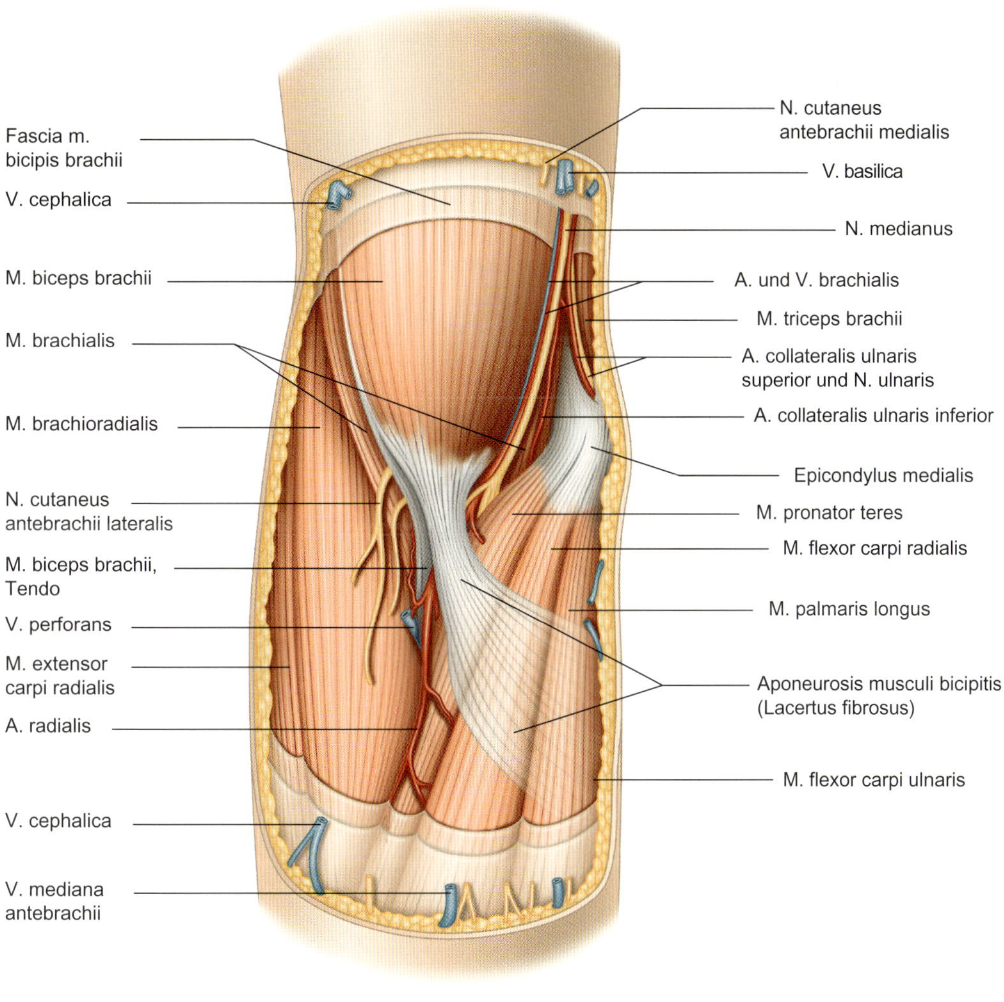

Abb. 21.1 A. brachialis

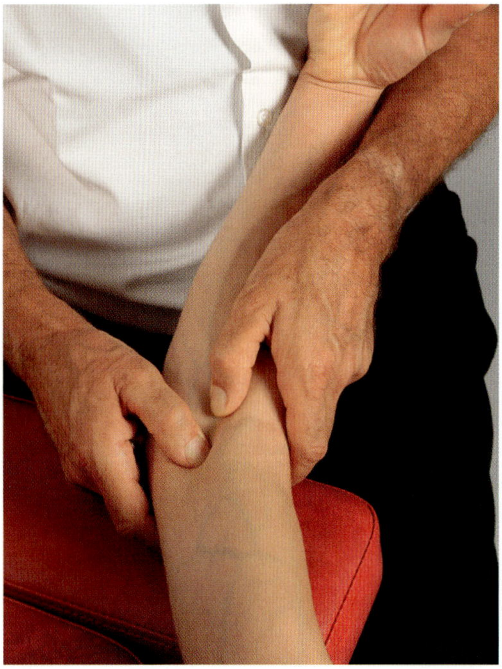

Abb. 21.2 Technik für die A. brachialis

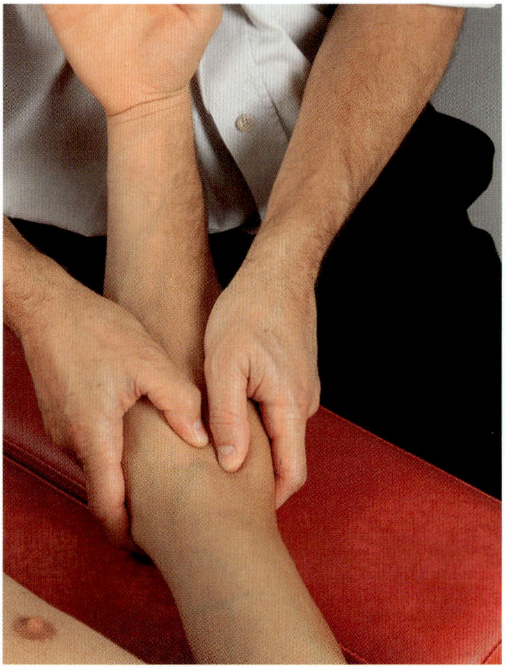

Abb. 21.3 Technik für die A. profunda brachii

Aponeurosis musculi bicipitis, leicht palpiert werden (➤ Abb. 21.1).

- Der Patient liegt auf dem Rücken.
- Entspannen Sie die Verbindung zwischen der Aponeurosis musculi bicipitis und dem M. pronator teres und nehmen Sie damit Druck von der Arterie (➤ Abb. 21.2).

21.2 A. profunda brachii

21

Diese Arterie bildet den kräftigsten Ast der A. brachialis. Sie zieht gemeinsam mit dem N. radialis durch die laterale Achsellücke zur Rückseite des Arms. Die laterale Achsellücke (➤ Kap. 7.6.2, ➤ Kap. 11.2) wird durch folgende Strukturen begrenzt:

- Humerus, kaudaler Rand des M. teres major
- Lateraler Rand des Caput longum des M. triceps brachii

Um die A. profunda brachii zu entspannen, versucht man eine leichte Trennung zwischen dem M. pronator teres und dem M. supinator zu erreichen. Diese Techniken wurde bereits beschrieben (➤ Abb. 21.3).

KAPITEL

22 Ellenbogen: emotionale Aspekte

22.1 Emotionen

Nachstehend sind diejenigen Emotionen aufgeführt, die mit Ellenbogenproblemen in Verbindung gebracht werden können:

- Angst, andere zu berühren
- Angst, mit anderen in Kontakt zu sein
- Rückzug in sich selbst
- Schüchternheit
- Selbstverteidigung
- Furcht
- Zurückhaltung
- Schwierigkeit, seine Gefühle auszuleben
- Abwartende Haltung
- Schwierigkeit, Dinge in die Tat umzusetzen
- Körperliche Schutzhaltung gegenüber anderen. Insbesondere, wenn der Patient seine Ellenbogen am Körper festhält
- Erwartung eines realen oder vermeintlichen Problems
- Angst Geld auszugeben, oft verbunden mit einer Erziehung, durch die der Person immer wieder gesagt wurde „gib Geld nicht unnötig aus, kaufe nichts Überflüssiges". Die klassische Körperhaltung sieht man bei Personen, die ihre Handtasche oder ihre Geldtasche beim Gehen mit dem Ellenbogen festhalten, obwohl sie sich in einer Zone befinden, in der sie vor Dieben sicher sind.

22.2 Verhaltensweisen

Es gibt auch bestimmte Verhaltensweisen, die bevorzugt bei Patienten mit Ellenbogenproblemen beobachtet werden können.

IV Handgelenk und Hand

KAPITEL

23 Funktionelle Anatomie des Handgelenks und der Hand

23.1 Aufbau und Organisation von Handgelenk und Hand

Das Studium der Hand ist untrennbar mit dem Studium von Handgelenk und Unterarm verbunden, denn die anatomischen Strukturen ab dem Ellenbogen bilden eine physiologische Einheit. Auch aus klinischer Sicht ist die Behandlung des Handgelenks untrennbar mit der Behandlung der Schulter und des Ellenbogens verbunden.

Das Handgelenk und die Hand können durch Stürze und Schläge leicht verletzt bzw. verwundet werden und tragen demnach oft Narben. Hand und Handgelenk, die mit zahlreichen Muskelketten verbunden sind, werden im Gegensatz zum Fuß, der aufgrund seiner wichtigen Rolle für die Haltung automatisch in die mechanische Analyse einbezogen wird, bei der allgemeinen manuellen Evaluierung der Mechanik häufig vergessen. Bei Symptomen im Bereich der Hand und des Handgelenks zeigt sich allerdings die wichtige Rolle des aus Handgelenk und Hand bestehenden Gelenkkomplexes.

Das Handgelenk bildet den Übergang zwischen dem Unterarm und der Hand. Es erstreckt sich vom

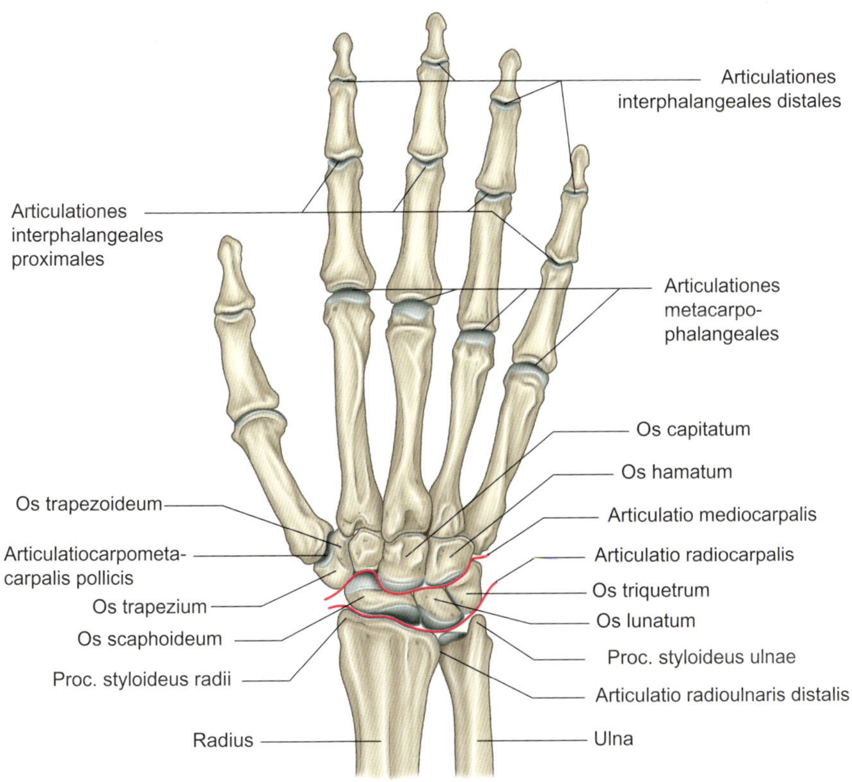

Abb. 23.1 Aufbau und Organisation von Handgelenk und Hand

distalen Ende der beiden Unterarmknochen bis zur 2. Handwurzelreihe.

Der Komplex Handgelenk-Hand zählt, Sesambeine und zusätzliche Knochen nicht mitgerechnet, 29 in gegenseitiger Wechselwirkung stehende Knochen (➤ Abb. 23.1).

23.1.1 Knöcherne Elemente

Auf knöcherner Ebene bildet das Handgelenk einen osteofibrösen Kanal, der als *Karpalkanal* (klinisch: Karpaltunnel) bezeichnet wird.

Das Handgelenk besteht aus acht in zwei Reihen angeordneten Handwurzelknochen:

- Die *proximale Handwurzelreihe* besteht von lateral nach medial betrachtet aus: Os scaphoideum, Os lunatum, Os triquetrum und Os pisiforme.
- Die *distale Handwurzelreihe* umfasst, wieder von lateral nach medial betrachtet: Os trapezium, Os trapezoideum, Os capitatum und Os hamatum.

23.1.2 Artikuläre Elemente

Das Handgelenk und die Hand bestehen aus komplexen Gelenken. Aufgrund der zahlreichen Bänder, Sehnen und Aponeurosen kommt dem Gleichgewicht zwischen den verschiedenen Geweben für diese störungsanfällige Einheit eine große Bedeutung zu (➤ Abb. 23.2).

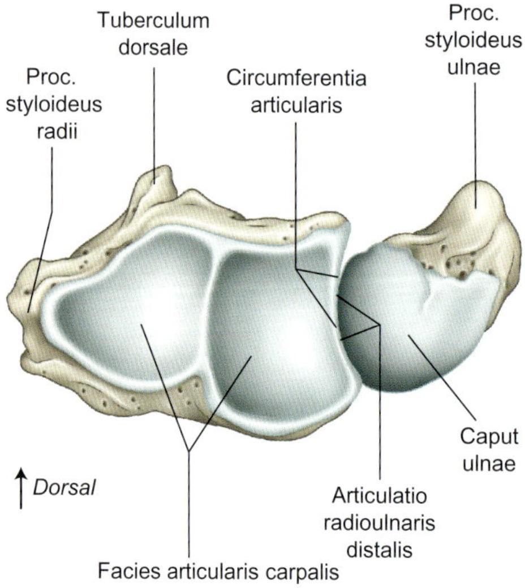

Abb. 23.2 Distales Radioulnargelenk

Handgelenk und Hand setzen sich aus folgenden Gelenken zusammen:

- Art. radioulnaris distalis
- Art. radiocarpalis: Gelenk zwischen dem distalen Ende des Radius und der proximalen Fläche von Os scaphoideum und Os lunatum
- Art. ulnocarpalis: Gelenk zwischen dem distalen Ende der Ulna und der proximalen Fläche des Os triquetrum, verfügt über einen Discus articularis
- Art. mediocarpalis
- Artt. intercarpales
- Artt. carpometacarpales
- Artt. metacarpophalangeales
- Artt. interphalangeales

23.2 Knochenstrukturen und Gelenke

23.2.1 Handwurzel

Die Handwurzel (Ossa carpi) besteht aus acht in zwei Reihen zu jeweils vier Knochen angeordneten Knochenstrukturen.

Proximale Handwurzelreihe

Von lateral nach medial beschreibt man:

- Os scaphoideum (Kahnbein)
- Os lunatum (Mondbein)
- Os triquetrum (Dreiecksbein)
- Os pisiforme (Erbsenbein), Sesambein, das in die Sehne des M. flexor carpi ulnaris eingeschaltet ist, liegt dem Os triquetrum auf

Distale Handwurzelreihe

Sie wird von lateral nach medial von folgenden Knochen gebildet:

- Os trapezium (trapezförmiges Bein)
- Os trapezoideum (trapezähnliches Bein)

- Os capitatum (Kopfbein)
- Os hamatum (Hakenbein)

Das Os capitatum ist der zentralste Knochen der Handwurzel und damit der Schlussstein für die Behandlung der Handwurzel

23.2.2 Strahlen der Hand

Das knöcherne Skelett der Hand und der Handwurzel besteht aus 27 Knochen, von denen 19 kleine Röhrenknochen sind. Diese können in fünf Strahlen unterteilt werden, die jeweils eine mehrgelenkige Kette bestehend aus Mittelhandknochen und Fingerknochen bilden.

Die Basis jedes Mittelhandknochens bildet zudem mit der distalen Handwurzelreihe ein Gelenk. Der auf der Daumenseite befindliche radiale Strahl ist kürzer und besteht aus drei Knochen, einem Mittelhandknochen und zwei Phalangen. Die anderen Strahlen bestehen jeweils aus vier Knochen, einem Mittelhandknochen und drei Phalangen.

23.2.3 Gelenke

- Die erste Handwurzelreihe bildet mit dem distalen Ende des Radius die radiokarpale Gelenklinie (➤ Abb. 23.3). Die erste und zweite Handwurzelreihe sind über die Art. mediocarpalis gelenkig miteinander verbunden (➤ Abb. 23.4).
- Die zweite Handwurzelreihe ist mit den proximalen Enden der Mittelhandknochen gelenkig verbunden und bildet die Artt. carpomediocarpales.
- Die Köpfchen der Mittelhandknochen sind wiederum mit der Basis der proximalen Phalangen verbunden und bilden die Artt. metacarpophalangeales.
- Die Köpfchen der Phalangen sind mit der Basis der nachfolgenden Phalangen gelenkig verbunden und bilden die Artt. interphalangeales proximales und distales.

23.2.4 Fibröses Skelett der Hand und des Handgelenks

Das knöcherne Skelett wird von einem komplexen fibrösen Skelett vervollständigt, das die Strukturen verstärkt und ihnen gleichzeitig eine große Anpassungsfähigkeit verleiht. Es besteht aus Aponeurosen, Ligamenten und fibrösen Hüllen, die am Skelett oder an der Dermis befestigt sind (➤ Abb. 23.5). Das fibröse Skelett erfüllt die folgenden Aufgaben.

- Stabilität und Form: Das fibröse Skelett hat eine wichtige Halte-, Verbindungs- und Stabilisierungsfunktion für die knöchernen Segmente. So

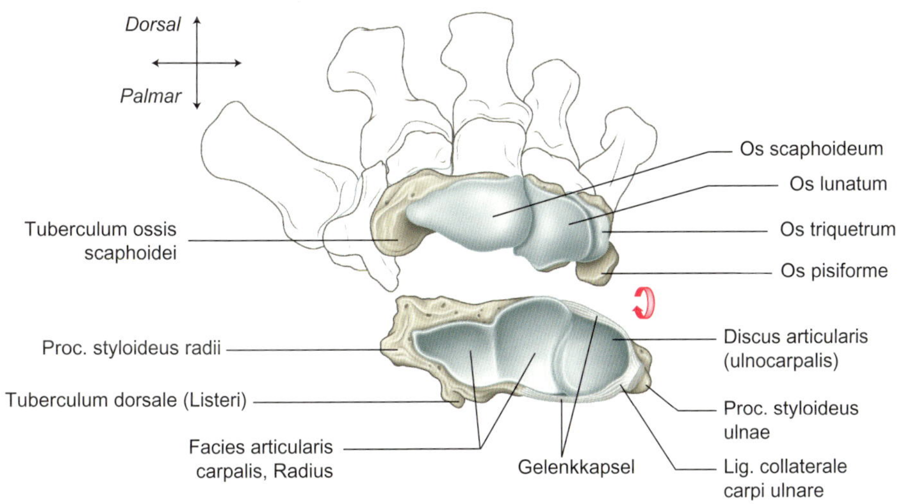

Abb. 23.3 Radiokarpalgelenk, Articulatio radiocarpalis

23

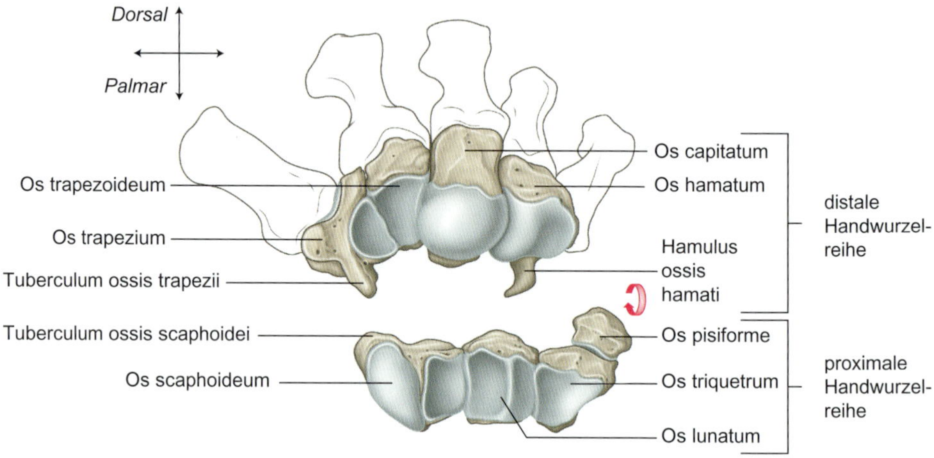

Abb. 23.4 Mediokarpalgelenk, Articulatio mediocarpalis

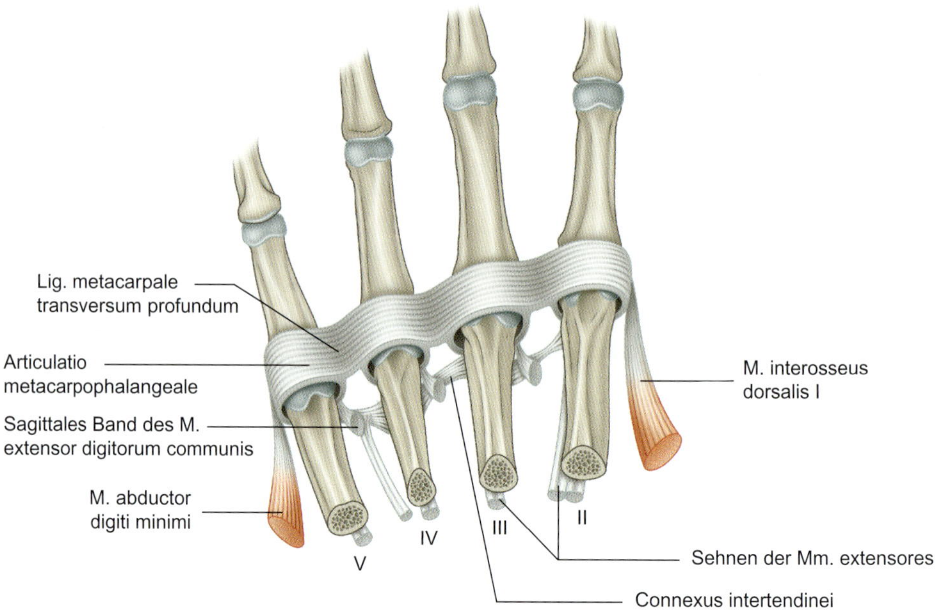

Abb. 23.5 Fibröses Skelett der Hand

verbinden die Ligg. metacarpalia transversa profunda die Köpfchen der Ossa metacarpi untereinander und lassen dadurch die Längs- und Quergewölbe der Hand entstehen.
- Verankerung der Haut: In den Greifzonen der Handfläche und der Finger erzeugt das *Retinaculum cutis* straffe Bindegewebsstränge für die Haut.
- Zusammenhalt und Unterteilung: Die fibrösen Strukturen erhalten und organisieren die Muskel- und Sehnenstrukturen. Sie schützen die neurovaskulären Elemente.
- Schutz- und Füllstruktur: Das Unterhautfettgewebe wird durch das fibröse Gewebe netzförmig umspannt und „polstert" den distalen Abschnitt

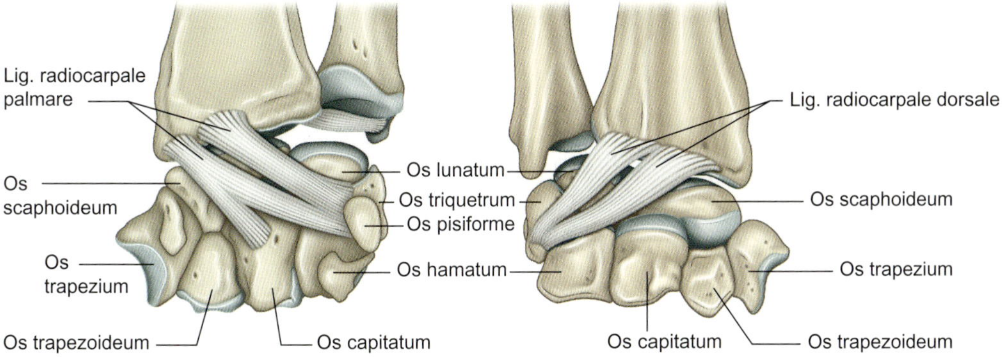

Abb. 23.6 Die fibröse Aufhängung der Handwurzel

der Handfläche vor den Metakarpalköpfchen, im Bereich des Thenar und der Fingerbeeren aus.

- Verbindung und Koordination: Die verschiedenen Sehnenverbindungen, wie etwa die querverlaufenden Retinacula, stellen die anatomische Verbindung und die Ausrichtung der Sehnen sicher. Sie koordinieren die verschiedenen Bewegungen der Fingerkette.
- Bremse: Bei der Nutzung der Hand verfügt das fibröse Skelett, ähnlich wie das knöcherne Skelett, über einen stabilen und einen mobilen Anteil. Es handelt sich um Zonen, in denen in unterschiedliche Richtungen wirkende Kräfte aufeinandertreffen und sich gegenseitig ausgleichen.

Das fibröse Skelett des Handgelenks ist für die Stabilität und die Mobilität und somit für das gute Funktionieren der Hand von besonderer Bedeutung. Diese Stabilität wird durch die als Verstrebungen wirkenden Sehnen des Handgelenks und durch die passiven Haltestrukturen der Kapseln und Bänder sichergestellt. Die wichtigsten Ligamente haben ihren Ursprung am Radius und ziehen im Allgemeinen schräg nach distal und medial.

Man könnte also sagen, dass die Handwurzel über das fibröse Skelett am Radius aufgehängt ist. Das im Vergleich zum Proc. styloideus radii weiter proximal liegende Ulnaköpfchen ist im eigentlichen Sinn nicht Teil des Handgelenks. Es trägt nur indirekt über die Bandstrukturen der Art. radioulnaris distalis zur Stabilität bei (➤ Abb. 23.6).

23.3 Bewegungen

23.3.1 Pronation und Supination

Pronation und Supination sind kombinierte Bewegungen zwischen dem proximalen und dem distalen Radioulnargelenk. Die Bewegungen werden immer gemeinsam von Radius und Ulna ausgeführt.

Der Radius dreht sich im Ellenbogengelenk und schiebt sich am distalen Ende vor die Ulna.

- Proximal bewegt sich das Radiusköpfchen einerseits auf dem Capitulum humeri und dreht sich andererseits, über die Circumferentia articularis radii, in der Incisura radialis ulnae.
- Distal bewegt sich der Radius mit der Incisura ulnaris radii um die Circumferentia articularis ulnae.

23.3.2 Bewegungen des Handgelenks

Am Handgelenk wird die Extensionsbewegung v. a. über die Art. mediocarpalis ausgeführt, während die Flexionsbewegung über die Art. radiocarpalis erfolgt (➤ Abb. 23.7).

Zudem kommt es zu einer leichten Pronations-Supinationsbewegung auf der Ulnakante der Handwurzel, im Bereich der Art. ulnocarpalis.

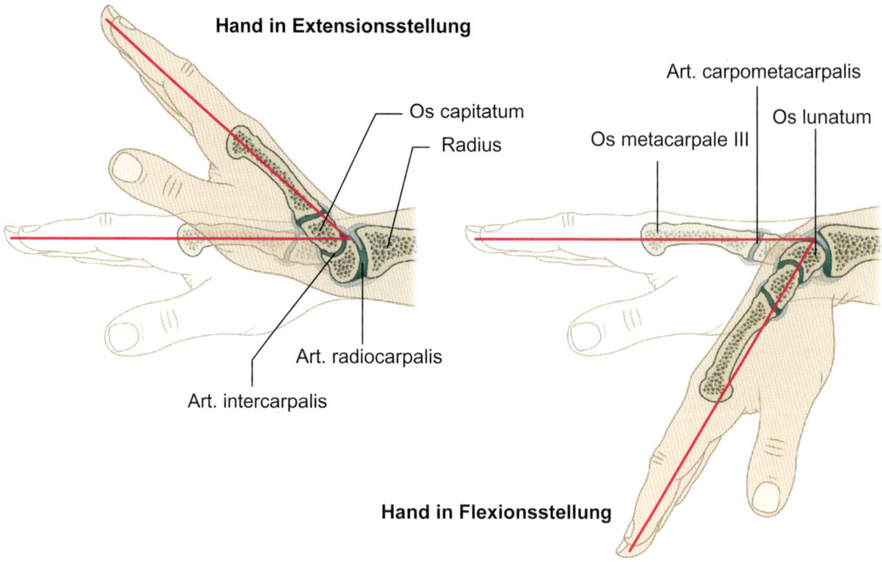

Abb. 23.7 Flexion und Extension des Handgelenks

KAPITEL

24 Diagnostik

24.1 Klinische Untersuchung der Hand und des Handgelenks

Viele anatomischen Strukturen der Hand und des Handgelenks liegen sehr oberflächlich. Ihre Untersuchung und Palpation ist von großem diagnostischem Wert.

24.1.1 Haut (Mobilität)

Die Hand ist zweifelsohne jene Körperzone, in der die Mobilität der Muskeln und des Skeletts am stärksten durch die Hautelastizität beeinflusst wird. Eine Narbe oder eine Adhäsion kann die Funktion der Hand erstaunlich stark beeinträchtigen.

Die Geschmeidigkeit und die Dicke der Haut spiegeln ihre Mobilität wider. Im Allgemeinen nimmt die Mobilität der Haut mit zunehmender Dicke ab.

- Es erweist sich als durchaus interessant, zunächst die Beweglichkeit der Haut zu untersuchen. Auf dem Handrücken und der Dorsalseite der Finger sollte es unter normalen Bedingungen möglich sein, eine Hautfalte zu bilden.
- Narben auf der Haut sollten insofern berücksichtigt werden, als sie die Gelenkmobilität beeinträchtigen können.

24.1.2 Arteriovenöse Zirkulation

Unabhängig von Gefäßerkrankungen kann die Untersuchung der Zirkulation der Hand manche Schmerzen oder vasomotorische Dysfunktionen erklären helfen.

Färbung

Wichtige Kriterien sind: Blässe, Rötung oder Zyanose.

Distale arterioläre Zirkulation

Die Zirkulation in den Arteriolen lässt sich anhand der Geschwindigkeit messen, mit der das Nagelbett, nachdem es mit Druck belastet wurde, erneut Farbe annimmt.

Puls

- Der klassische Radialispuls wird in der Pulsrinne des Radius gemessen. Die A. radialis lässt sich auch im Bereich der Tabatière palpieren.
- Der Ulnarispuls kann am Eintritt zum Guyon-Kanal palpiert werden.
- Die Aa. collaterales ulnaris superior und inferior sind bei Personen mit elastischer Haut und starkem Puls an der Basis der Finger unmittelbar vor der dorsopalmaren Hautlinie palpierbar.

Allen-Test (> Abb. 24.1)

Mit diesem Test wird die Arterienfunktion der Hand beurteilt. Er ermöglicht eine ungefähre Unterscheidung zwischen dem radialen und dem ulnaren Gefäßast und die Dominanz der einen oder anderen Arterie bei der Versorgung der Hand.

Dieser Test wird wie folgt durchgeführt:

- Bitten Sie den Patienten, auf der Testseite den Unterarm senkrecht zu halten.
- Komprimieren Sie die Aa. radialis und ulnaris und bitten Sie den Patienten, die Hand mehrmals hintereinander zur Faust zu schließen und wieder zu öffnen, ohne die Finger zu überstrecken.
- Die Handfläche ist nun blutlos und die Weißfärbung der Haut zeigt an, dass das Blut der Handfläche über den venösen Rückfluss entleert wurde.
- Nun wird der Arm gesenkt und der Druck auf einer der beiden Arterien aufgelöst. Nimmt die

Hand schnell wieder Farbe an, ist das ein Hinweis dafür, dass die nicht mehr komprimierte Arterie durchlässig und funktionell ist.

- Führen Sie nun den Test noch für die andere Arterie durch.

Manchmal bleibt ein Areal blass. Dies bedeutet, eine verringerte Durchlässigkeit der Arterie oder einer ihrer Endäste. Häufig ist die Zirkulation in der A. radialis besser.

Ein ähnlicher Test kann auch an der Basis jedes Fingers gemacht werden, um die Funktionalität der Arcus palmares superficialis und profundus zu überprüfen.

Venöser Rückfluss

Der Rückfluss ist weniger leicht zu überprüfen. Eine lokale *Zyanose* ist ein Hinweis auf eine venöse Stauung. Ebenso ein Ödem: Dies lässt sich auf dem Handrücken und der Dorsalseite der Finger am leichtesten erkennen. Ein großes Ödem ist leicht erkennbar, während ein weniger ausgeprägtes nur das Knochenrelief der Mittelhandknochen zum Verschwinden bringt. Ein kleines Ödem lässt oft nur die querverlaufenden Fältchen verschwinden, die normalerweise vorhanden sind.

24.1.3 Muskeln und Sehnen

Sehnenscheidenentzündungen

Störungen im Bereich der Sehnen und der Sehnenscheiden zeigen sich bei der Untersuchung durch Krepitieren, Schnellen oder Blockaden, die der Patient selbst wahrnimmt. In vielen Fällen muss man nach den charakteristischen Schwellungen im Verlauf der jeweiligen Sehne suchen.

Sehnenprobleme

Sie betreffen v. a. Retraktionen von Muskeln und Sehnen und schnellende Finger.

Bunnel-Test

Dieser Test ist bei Bewegungseinschränkungen der Interphalangealgelenke sehr nützlich. Er ermöglicht eine Unterscheidung zwischen einer Fixierung, deren Ursache in der Kapsel und den Bändern liegt, und einer muskulären Problematik.

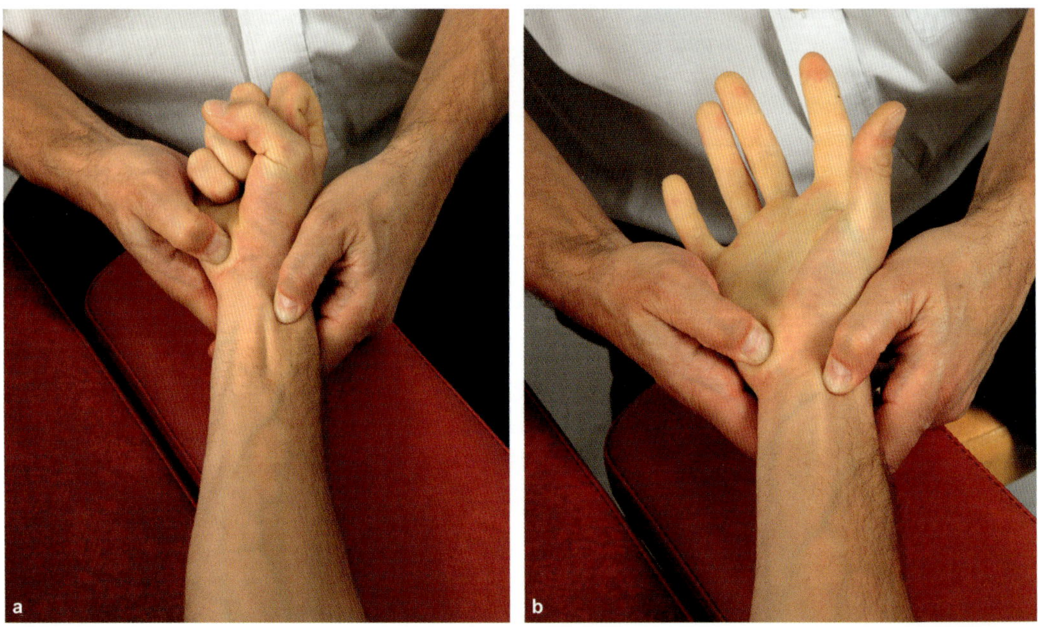

Abb. 24.1 Allen-Test

Der Test hilft bei der Diagnose einer eventuell vorhandenen Retraktion der intrinsischen Handmuskeln (Mm. interossei und Mm. lumbricales).

Beim Bunnel-Test wird das Metakarpophalangealgelenk in Extension fixiert, wodurch die Flexion der Interphalangealgelenke unmöglich wird.

Im Gegensatz dazu, entspannt die Beugung des Metakarpophalangealgelenks die intrinsischen Muskeln und die Flexion der Interphalangealgelenke wird möglich.

Schnellender Finger

Der schnellende Finger ist eine häufige Ursache für Schmerzen in den Fingern und der Hohlhand, während der Flexions- oder Extensionsbewegungen. Dieser Schmerz ist im Allgemeinen morgens beim Aufwachen stärker. Häufig treten schnellende Finger bei Arthrosepatienten auf, die zudem auch Probleme mit der Halswirbelsäule haben. Es gibt auch eine spezielle, angeborene Form des schnellenden Fingers, die bereits bei Kleinkindern auftritt.

Typischerweise verursacht der schnellende Finger eine intermittierende Blockade der Beugesehne in ihrem Sehnenfach (Umlenkrolle). Er kann auch isolierte Schmerzen hervorrufen oder eine komplette Blockade des Fingers in Extension oder Flexion provozieren. Der schnellende Finger kann einen oder mehrere Finger, darunter auch den Daumen, betreffen.

Die Diagnose basiert im Wesentlichen auf der Klinik, Untersuchungen sind meist unnötig. Meist ist die Ursache eine Entzündung der die Beugesehne umgebenden Sehnenscheide, die mit der Bildung kleiner Knötchen innerhalb der Sehne einhergeht: Diese sich auf der Handfläche, üblicherweise im Bereich der distalen palmaren Beugefalte befindlichen Knötchen, werden nach und nach zu einem mechanischen Hindernis für die Mobilisation des Fingers.

Bestehen die schnellenden Finger schon längere Zeit, sind die Sehnen manchmal geschädigt und fragil, zudem kann eine Steifigkeit im Gelenk auftreten.

Sehnenrupturen

Bei Verdacht auf eine Sehnenruptur wird eine Untersuchung der Mm. flexor digitorum superficialis und profundus durchgeführt.

Die beiden nachfolgend beschriebenen Tests überprüfen den Zustand der Beugemuskeln und helfen eine eventuelle Schädigung der Sehnen oder eine Funktionseinschränkung festzustellen.

Sehne des M. flexor digitorum superficialis

- Halten Sie die Finger des Patienten in Extension, mit Ausnahme des zu untersuchenden Fingers, um den jeweiligen M. flexor superficialis zu isolieren.
- Stabilisieren Sie die proximale Phalanx und bitten Sie den Patienten, den Finger im proximalen Interphalangealgelenk zu beugen.
- Kann der Patient diese Bewegung ausführen, ist die Sehne des M. flexor digitorum superficialis intakt. Andernfalls wurde die Sehne möglicherweise durchtrennt oder ist nicht vorhanden.

Sehne des M. flexor digitorum profundis

Zur Untersuchung dieser Sehne muss das distale Interphalangealgelenk, dessen Mobilität in Flexion allein von dieser Sehne abhängt, isoliert werden.

- Immobilisieren Sie das Metakarpophalangealgelenk und das proximale Interphalangealgelenk in Extension und bitten Sie anschließend den Patienten, den Finger im distalen Interphalangealgelenk zu beugen.
- Wenn er diese Bewegung ausführen kann, ist die Sehne funktionsfähig, andernfalls wurde die Sehne entweder durchtrennt oder der Muskel wird nervös nicht versorgt.

24.1.4 Schwellungen und Gelenkergüsse

Die Gelenke von Hand und Handgelenk liegen sehr oberflächlich. Die Suche nach Schwellungen während des Blickbefunds und das Erspüren von Wärme während der Palpation sind für die Diagnose entzündlicher Prozesse unerlässlich.

Handgelenk

Ergüsse und Synovialergüsse zeigen sich klinisch durch quer zur Hand verlaufende Schwellungen und Wülste, die zunächst am lateralen Rand und auf der

Dorsalseite des Gelenks sichtbar werden. Sie können auch durch einen ebenfalls vorhandenen Synovialerguss der Extensoren verdeckt werden.

Schwellungen vom Typ Karpaltunnelsyndrom zeigen sich auch auf der Dorsalseite des Handgelenks und können nur schwer von einer Störung im Radiokarpalgelenk unterschieden werden.

Verschiebungen im Radioulnargelenk zeigen sich durch das starke Hervortreten des Ulnaköpfchens, sie stehen häufig mit einer radioulnaren Subluxation in Verbindung.

Karpometakarpalgelenke

Diese Gelenke sind sehr eng und von geringer Kapazität. Sie führen kaum zu klinisch erkennbaren Ergüssen. Praktisch ist nur die Schwellung im Gelenk zwischen Os trapezium und Os metacarpale I klinisch feststellbar.

Metakarpophalangealgelenke

Schwellungen in Verbindung mit diesen Gelenken treten dorsal und lateral auf. Da sich diese Schwellungen nach lateral in die Vertiefungen der benachbarten Interphalangealgelenke ausbreiten, sind die normalerweise sichtbaren Erhebungen der Metarkarpalköpfchen auf der Dorsalseite der Hand nicht mehr sichtbar.

Interphalangealgelenke

In diesen Gelenken zeigen sich Schwellungen und Ergüsse durch eine charakteristische spindelförmige Verformung des Fingers im Bereich des betroffenen Gelenks. Die Verformung ist auch auf der Dorsalseite unter der dünnen Schicht der Extensoren erkennbar.

24.2 Knöcherne Palpation

Handgelenk und Hände können nur durch präzise Palpation untersucht werden. Eine gute Palpationsmethode hilft, Fehler zu vermeiden.

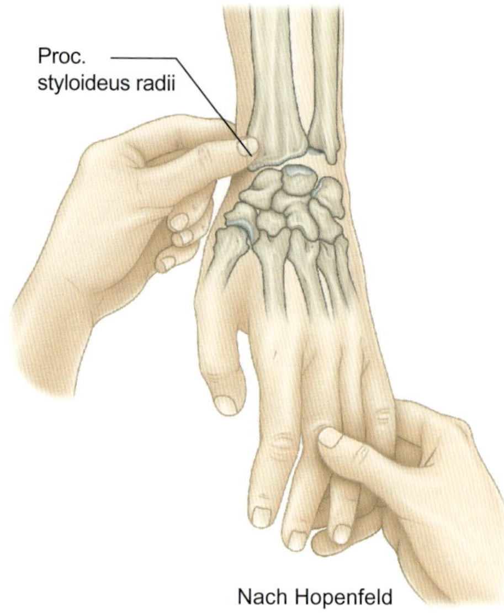

Abb. 24.2 Palpation der Proc. styloidei

Der nachstehende Text zeigt die wichtigsten knöchernen Referenzpunkte auf und gibt an, wie diese bei den Patienten gefunden werden können – vorausgesetzt, die Knochen des Handgelenks und der Hand sind unversehrt.

24.2.1 Processus styloidei

Legen Sie Ihren Daumen auf den Proc. styloideus radii und Ihren Zeigefinger auf den Proc. styloideus ulnae. Diese beiden Referenzpunkte liegen normalerweise nicht auf gleicher Höhe: Der Proc. styloideus radii liegt etwas weiter distal als der Proc. styloideus ulnae.

Eine zwischen den beiden Fortsätzen gezogene Linie verläuft schräg nach unten und außen. Wenn die beiden Fortsätze nach einem Trauma der Hand oder des Unterarms nicht mehr durch eine schräge, sondern durch eine gerade Linien verbunden sind, gilt das als Hinweis auf eine Radiusfraktur (➤ Abb. 24.2).

24.2.2 Handwurzelsäule

Die Handwurzel wird über drei anatomische und funktionelle Knochensäulen organisiert. Diese Ket-

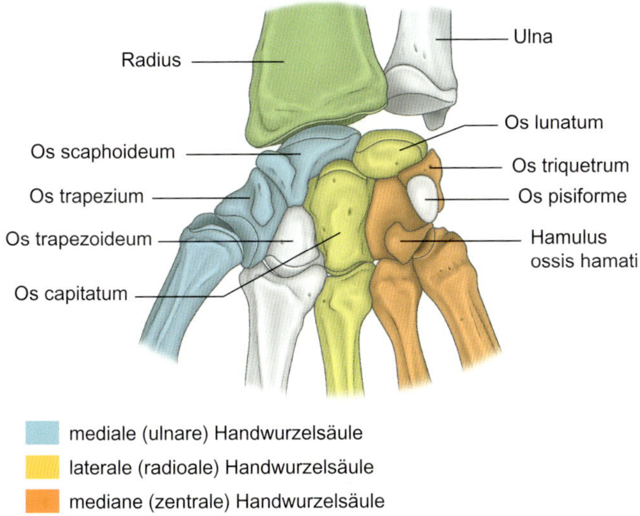

Abb. 24.3 Die drei Handwurzelsäulen

ten sind die Grundlage für eine präzise und systematische Palpation. Wir lokalisieren und palpieren folgende Strukturen (➤ Abb. 24.3):

- Die mediane (zentrale) Handwurzelsäule besteht aus Radius, Os lunatum und Os capitatum und setzt sich im 3. Mittelhandknochen fort.
- Die laterale (radiale) Handwurzelsäule besteht aus Radius, Os scaphoideum und Os trapezium und setzt sich im Daumen fort.
- Die mediale (ulnare) Handwurzelsäule besteht aus dem Os triquetrum und dem Os hamatum und setzt sich im 4. und 5. Mittelhandknochen fort.

24.2.3 Mediane Handwurzelsäule

Tuberculum dorsale radii und mediane Handwurzelsäule

Das Tuberculum dorsale radii (*Tuberculum Listeri*) kann auf der Dorsalseite der distalen Radiusepiphyse palpiert werden. Es handelt sich um eine kleine Knochenerhebung oder um ein längliches Knötchen.

Die mediane Handwurzelsäule liegt entlang einer Geraden zwischen diesem Tuberkulum und der Basis des Os metacarpale III (➤ Abb. 24.4). Sie besteht aus dem Os lunatum und dem Os capitatum und wird von der Sehne des M. extensor carpi radialis

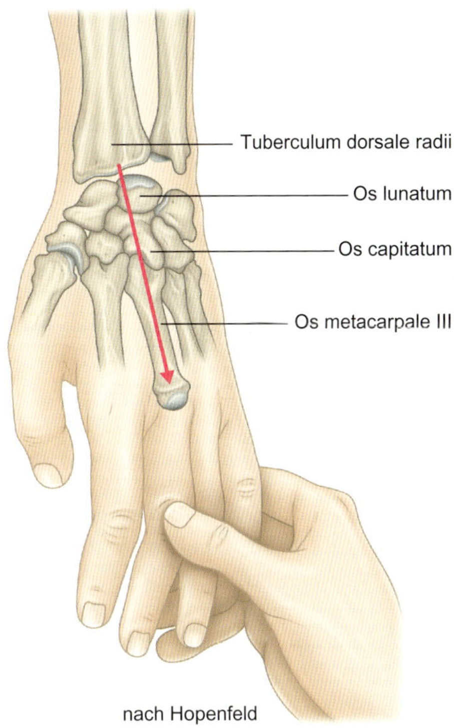

Abb. 24.4 Mediane Handwurzelsäule

brevis überdeckt. Begrenzt wird diese Handwurzelsäule durch die mediale und die laterale Handwurzelsäule.

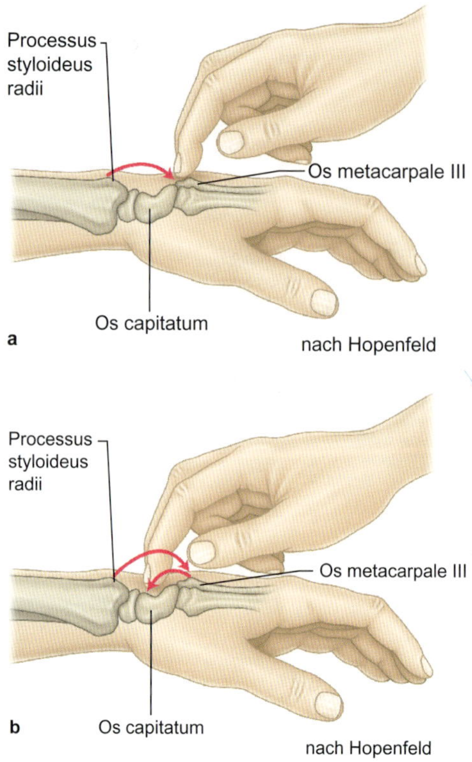

Abb. 24.5 Os capitatum

Os capitatum

Der größte Knochen der Handwurzel, das Os capitatum (➤ Abb. 24.5), liegt in der distalen Handwurzelreihe. Er lässt sich zwischen der Basis des Os metacarpale III und dem Tuberculum dorsale radii als kleine Vertiefung palpieren.

Beugt man das Handgelenk, wandert diese Vertiefung nach distal und der obere Teil des Os capitatum tritt unterhalb des Os lunatum hervor, wodurch die Vertiefung durch eine Erhebung ersetzt wird.

Os lunatum

Das Os lunatum liegt, gelenkig mit dem Os capitatum verbunden, in der proximalen Handwurzelreihe (➤ Abb. 24.6). Es verfügt über eine Gelenkverbindung mit dem Radius.

Das Os lunatum kann direkt unterhalb des Tuberculum dorsale radii palpiert werden. Bewegt man

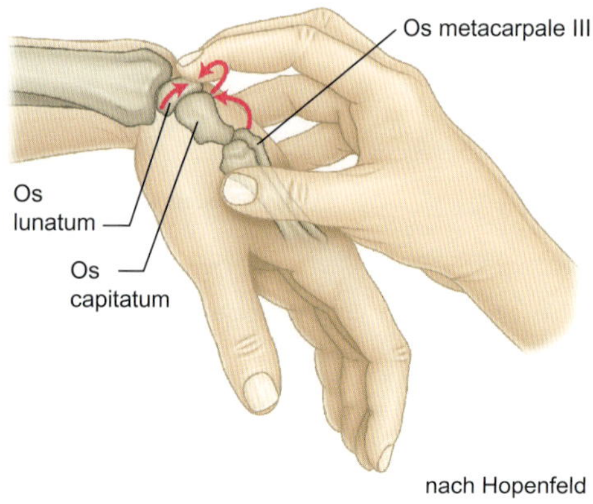

Abb. 24.6 Os lunatum

das Handgelenk in Flexion und Extension, ist das Gelenk zwischen Os lunatum und Os capitatum zu spüren.

Da die distale Gelenkfläche des Radius schräg ausgerichtet ist, kann das Os lunatum, obwohl es tief in den Geweben liegt, auf der Palmarseite des Handgelenks in seiner gesamten Länge ertastet werden. Auf der Dorsalseite ist nur sein distaler Abschnitt palpierbar.

Das Os lunatum ist der Handwurzelknochen, der am häufigsten luxiert wird, bei der Häufigkeit von Frakturen steht dieser Knochen an zweiter Stelle.

24.2.4 Radiale Handwurzelsäule

Fovea radialis

Die *Fovea radialis* (anatomische Tabatière) bezeichnet eine kleine Vertiefung unmittelbar unterhalb und hinter des Proc. styloideus radii (➤ Abb. 24.7). Hier kann die laterale Handwurzelsäule gut palpiert werden. Da die Sehnen, die die Tabatière begrenzen, stärker hervortreten, wenn man den Daumen aktiv in Extension bringt, ist sie in dieser Position besser zu spüren.

Os scaphoideum

Das Os scaphoideum liegt am lateralen Rand der Handwurzel und bildet den Boden der *Fovea radia-*

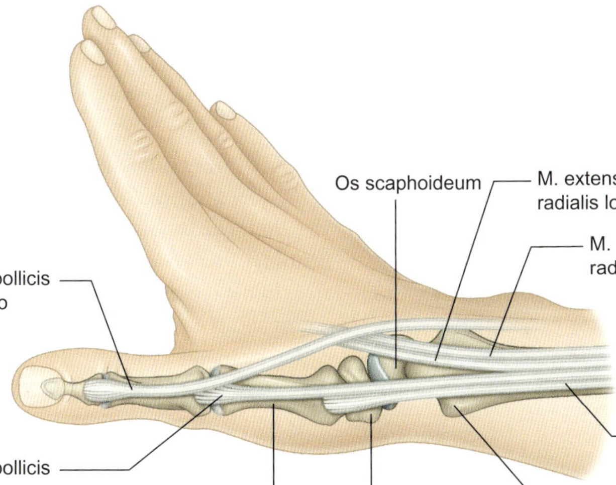

Abb. 24.7 Fovea radialis oder anatomische Tabatière

lis. Es ist der wichtigste Knochen der proximalen Handwurzelreihe. Bringt man das Handgelenk in Ulnaabduktion, tritt das Os scaphoideum in der Fovea radialis stärker hervor und ist leichter zu palpieren.

Dia anteriore Seite des Knochens trägt das Tuberculum scaphoideum und kann bei gestrecktem Handgelenk unmittelbar oberhalb des Thenar palpiert werden.

Merke

Vorsicht ist nach einem Trauma geboten. Druckschmerzen in der Fovea radialis könnten ein Hinweis auf eine Fraktur des Os scaphoideum sein – der Handwurzelknochen mit der größten Frakturhäufigkeit.

Nach einem Trauma kommt es häufig auch zu Pseudarthrosen oder zu einer teilweisen Nekrose des Knochens. In 30 % der Fälle ist die Vaskularisation des distalen Anteils des Os scaphoideum gering, wodurch sich das Nekroserisiko erklärt.

Os trapezium

Dieser Knochen befindet sich im lateralen Teil der Handwurzel an der Basis des Daumens zwischen dem Os metacarpale I und dem Os scaphoideum.

Wenn der Patient den Daumen zunächst beugt und dann streckt, lässt es sich leichter ertasten.

24.2.5 Ulnare Handwurzelsäule

Proc. styloideus ulnae

In der anatomischen Referenzstellung befindet sich der Proc. styloideus ulnae am posteromedialen Rand des Handgelenks.

Palpieren Sie am Unterarm die stark hervortretende, direkt unter der Haut liegende Crista ulnaris. Bewegen Sie Ihre Finger nach distal und Sie stoßen direkt auf den Proc. styloideus ulnae. Auf der Dorsalseite kann man eine kleine, längs verlaufende Rinne von geringer Tiefe ertasten, in der die Sehne des M. extensor carpi ulnaris verläuft.

Os triquetrum

Dieser Knochen ist Teil der proximalen Handwurzelreihe und befindet sich unmittelbar unterhalb des Proc. styloideus ulnae.

Wird das Handgelenk in Radialabduktion bewegt, lässt sich der mediale Anteil des Os triquetrum als kleine Erhebung neben dem Proc. styloideus ulnae palpieren.

Im Hinblick auf die Frakturhäufigkeit liegt das Os triquetrum an dritter Stelle.

Os pisiforme

Das an der Palmarseite gelenkig mit dem Os triquetrum verbundene Os pisiforme ist ein Sesambein, das in die Sehne des M. flexor carpi ulnaris eingeschaltet ist. Seine Vorderseite und sein medialer Rand können im proximalsten Teil des Hypothenars leicht palpiert werden.

Palpation des Hamulus ossis hamatis

Der Hamulus ossis hamatis liegt distal und lateral des Os pisiforme.

- Für die Palpation (➤ Abb. 24.8) legen Sie das Interphalangealgelenk Ihres Daumens auf das Os pisiforme.
- Richten Sie Ihren Daumen zur ersten Kommissur hin aus und behalten Sie mit ihrem zweiten Daumenglied den Kontakt mit dem Hypothenar aufrecht.
- Der Hamulus ossis hamatis liegt genau unter der Spitze Ihres Daumens, in der Tiefe der Gewebe des Kleinfingerballens.

Der Hamulus ist klinisch aus zwei Gründen von Bedeutung:

- Er bildet die laterale (radiale) Grenze des Guyon-Kanals, in dem der N. ulnaris komprimiert werden kann, die mediale Grenze wird durch das Os pisiforme gebildet.
- Er kann insbesondere nach einem direkten Schlag oder Sturz auf die Hand gebrochen werden.

24.2.6 Skelett der Mittelhand

Die knöchernen Strukturen der Mittelhand sind auf dem Handrücken gut sichtbar und palpierbar. Das Os metacarpale III, die Achse der Hand, bildet einen guten Anhaltspunkt für die Bewegungen des Hand-

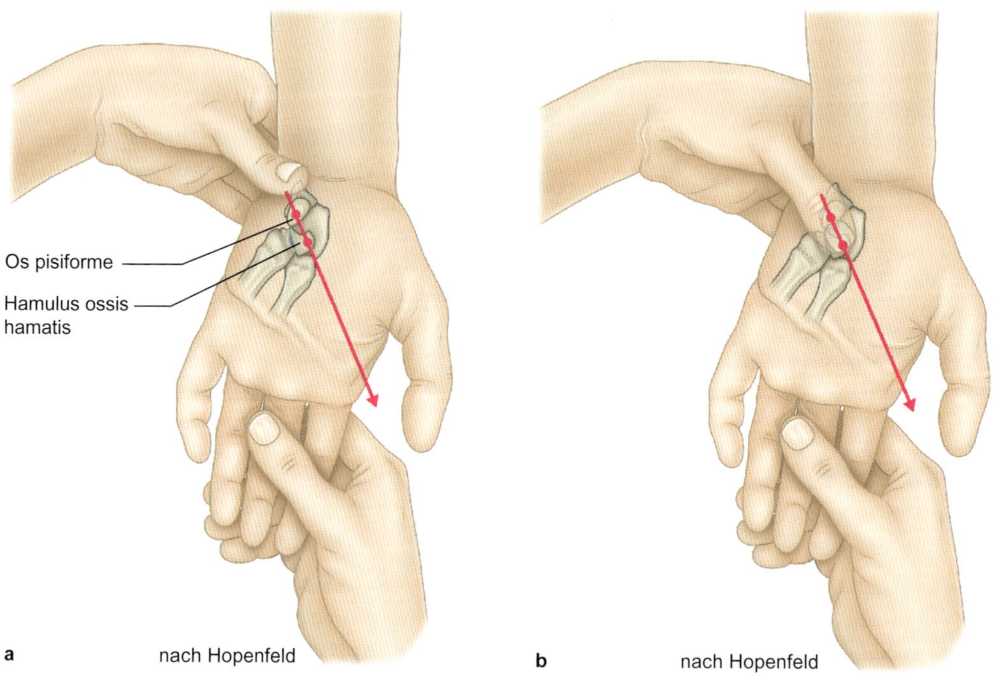

Abb. 24.8 Palpation des Hamulus ossis hamatis

gelenks. Der an seiner Basis leicht ertastbare Proc. styloideus bezeichnet die Höhe der Karpometakarpalgelenke.

Die relative Länge der Mittelhandknochen lässt sich bei Beugung der Metakarpophalangealgelenke an einer durch die Köpfchen der Mittelhandknochen gebildeten Linie erkennen.

Merke

- Die „Metakarpalformel" lautet wie folgt: III > II > IV > V.
- Liegt ein Caput metacarpale gegenüber dieser Anordnung etwas weiter in der Tiefe, lässt dies auf eine Verkürzung des Metakarpalknochens schließen und ist ein Hinweis auf eine Fraktur.

Nach einer Mittelhandfraktur eventuell auftretende Rotationseinschränkungen lassen sich am besten durch die Metakarpophalangealflexion erkennen. Die schlechte Rotation eines Mittelhandknochens führt zur lateralen Abweichung der proximalen Phalanx.

Der Abweichungswinkel entspricht dem Umfang der Rotationseinschränkung.

Die Metakarpophalangealgelenke sind von dorsal und lateral leicht zugänglich. Auf der Palmarseite gestaltet sich ihre Palpation etwas schwieriger. Ihre Projektion erfolgt entlang einer querverlaufenden Linie von der distalen Palmarfalte an der Ulnakante der Hand bis zur proximalen Palmarfalte an der Radiuskante der Hand.

24.2.7 Phalangen

Die Knochenstrukturen der Fingerglieder und die Interphalangealgelenke sind in ihrer gesamten Länge an der Dorsalseite und dem lateralen Rand der Finger leicht erkennbar und palpierbar. Nur der proximale Anteil der ersten Phalanx liegt in den Weichteilen zwischen den Fingern (Kommissur) verborgen.

Die Flexionsachsen der Metakarpophalangeal- und der Interphalangealgelenke sind so angeordnet, dass sich die Finger in der Flexion ganz natürlich zum Tuberculum ossis scaphoidei ausrichten.

Laterale oder anteroposteriore Abweichungen der Phalangen sind bei der klinischen Untersuchung leicht zu erkennen. Wie bei den Mittelhandknochen werden Abweichungen in der Rotationsachse eines Segments durch die Flexion des unmittelbar davor liegenden Gelenks sichtbar. Sie lassen sich an der lateralen Abweichung der nachfolgenden Phalanx erkennen.

24.3 „Restschmerzen"

Praxistipp

Besondere Vorsicht ist bei Restschmerzen nach einem Sturz auf die Hand geboten. Im Zweifelsfall sollte eine Röntgenaufnahme von Handgelenk und Hand gemacht werden, da auch eine gute Palpation oft nicht ausreicht. Diese Schmerzen können folgende Ursachen haben:

- Bandrupturen:
  - Lig. scapholunare
  - Lig. lunotriquetrum
  - Discus triangularis (Discus ulnocarpalis)
  - Lig. collaterale ulnare
- Frakturen:
  - Ulna-Impaktionssyndrom
  - Intraartikuläre Radiusfraktur
  - Os scaphoideum und Os lunatum

24.3.1 Skaphoidfraktur

Die häufigste Fraktur in unserem Körper mit Schmerzen im Bereich der anatomischen Tabatière verursacht akute Schmerzen bei anteriorer Kompression des Os scaphoideum. Diese Fraktur tritt meist in Zusammenhang mit einem Trauma auf, bei dem das Handgelenk in Dorsalflexion und Lateroflexion bewegt wurde.

Merke

Frakturen des Collum ossis scaphoidei heilen schlecht. Gefahr einer avaskulären Nekrose.

24.3.2 Avaskuläre Nekrose des Os scaphoideum

Sie tritt als Folge von Frakturen im proximalen Anteil und am Hals des Os scaphoideum auf und wird von Osteopenie und Ödemen begleitet.

Klinisch besteht ein konstanter Schmerz über der Tabatière. Der Schmerz kann auch dumpf sein, erzeugt aber eine konstante Beeinträchtigung.

24.3.3 Morbus Kienböck

Die avaskuläre Lunatumnekrose (Lunatummalazie) geht häufig einher mit Steifigkeit in Handgelenk und Hand, einem Karpaltunnelsyndrom und einer stark eingeschränkten Greiffähigkeit.

Klinisch kann bei der Palpation und der Kompression des Os lunatum ein dorsaler Schmerz ausgelöst werden.

KAPITEL

25 Manuelle Behandlung des Handgelenks

Wenn uns ein Patient wegen chronischer Schmerzen im Handgelenk aufsucht, leidet er meist bereits seit Monaten und eine Verbesserung wird nicht leicht zu erreichen sein.

Das Handgelenk und die Hand sind sehr komplexe Strukturen, die viel Geduld und Ausdauer erfordern. Nur so gelangt man zu großer Präzision in Diagnose und Behandlung.

25.1 Distales Radioulnargelenk

25.1.1 Überblick

Das distale Radioulnargelenk (Articulatio radioulnaris distalis) ist ein Drehgelenk, das das distale Ende der Ulna (Ulnaköpfchen) mit der Incisura ulnaris des Radius verbindet. Zwischen dem distalen Radioulnargelenk und dem Radiokarpalgelenk liegt der Discus articularis.

Discus articularis

Der Diskus liegt zwischen dem Radius und dem Proc. styloideus ulnae – zwischen dem distalen Radioulnargelenk und dem Radiokarpalgelenk. Er ist flach und von dreieckiger Form und setzt an folgenden Strukturen an:

- Ulna: zwischen dem Proc. styloideus und der Gelenkfläche des Ulnaköpfchens.
- Radius: zwischen der Incisura ulnaris und der Facies articularis carpalis.

Membrana interossea

Die fibröse Membran verbindet den lateralen Rand der Ulna mit dem medialen Rand des Radius. Sie wird insbesondere an ihrem distalen Ende durch Kollagenfasern verstärkt: Somit kann der distale Abschnitt der Membran als radioulnares Band betrachtet werden.

Nahe dem distalen Radioulnargelenk verlaufen die Fasern schräg nach kaudal und lateral. Weiter proximal ziehen die Fasern schräg nach kaudal und medial. Die Richtung der Fasern ist wichtig, da sie bei der Manipulation zu berücksichtigen ist.

Die Behandlung des distalen Radioulnargelenks sollte immer auch die Membrana interossea beinhalten. Sie ist besonders widerstandsfähig und widersetzt sich einem Trauma, während der Knochen bereits bricht.

Hinweis

- Der Radius ist der einzige Knochen des Handgelenks, der über zwei Gelenkflächen – mit dem Os scaphoideum und dem Os lunatum – mit der Handwurzel in Kontakt steht.
- Zudem hat der Radius noch Gelenkverbindungen mit
  - dem Humerus,
  - der Ulna – proximal und distal,
  - dem Os lunatum,
  - dem Discus articularis.

Merke

Einfache Röntgenbilder des Handgelenks sind nicht immer leicht zu interpretieren, insbesondere weil es oft zusätzliche Knochen gibt und manche Knochen, wie das Os triquetrum und das Os pisiforme, manchmal zweigeteilt sind.

25.1.2 Techniken

Mithilfe dieser Techniken möchte man das aus Kapsel, Diskus, Bänder, Knorpel und Membrana interossea bestehende System beeinflussen.

Diese Techniken werden entweder in Rückenlage oder im Sitzen ausgeführt. Die sitzende Position hat

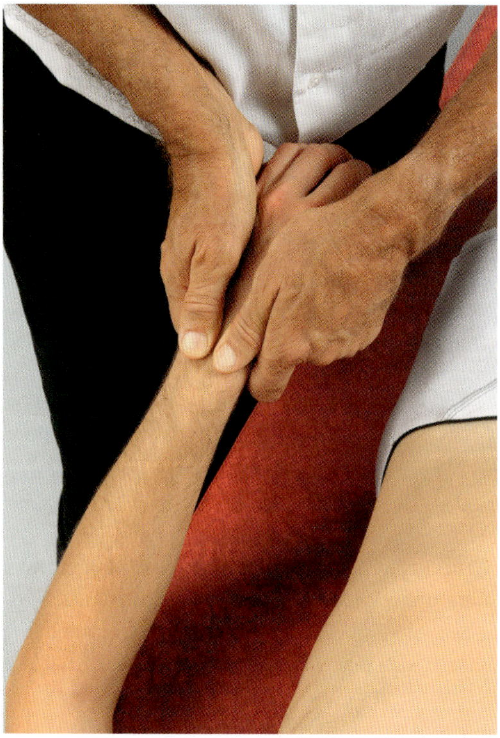

Abb. 25.1 Technik für das distale Radioulnargelenk

den Vorteil, dass das gesamte Gewicht der oberen Extremität mitwirkt.

Distales Radioulnargelenk

Wir beschreiben hier eine klassische Technik (➤ Abb. 25.1), die unter Osteopathen wohl bekannt ist.

- Stellen Sie sich vor den liegenden oder sitzenden Patienten. Umgreifen Sie mit Daumen und Zeigefingern das distale Ende von Radius und Ulna und mobilisieren Sie die beiden Knochen unter Traktion nach anterior und posterior.
- Während der Radius nach ventral bewegt wird, wird die Ulna nach dorsal gedrückt und umgekehrt.
- Suchen Sie nach der Zone mit der geringsten Mobilität und führen Sie dann zunächst eine direkte Technik und im Anschluss eine Induktionstechnik aus.

Diese Technik wirkt sich auch auf die Membrana interossea und auf die Ligg. radioulnares aus. Zur Behandlung des Discus articularis sind das Handgelenk leicht zu komprimieren und Radius und Ulna mit von anterior nach posterior verlaufenden Scherbewegungen zu bewegen. Anschließend führt man die gleiche Technik unter Traktion aus.

Membrana interossea

Um eine spezifische Wirkung auf die Membrana interossea zu erzielen, müssen Radius und Ulna anders mobilisiert werden (➤ Abb. 25.2).

- Der Patient liegt auf dem Rücken, seine Hand liegt in Pronationsstellung auf der Behandlungsliege.
- Legen Sie die Handfläche distal auf die Dorsalseite des Radius und die andere Hand symmetrisch dazu auf die Ulna. Die Finger liegen auf der Ventralseite von Radius und Ulna.
- Verwenden Sie einen großen Teil Ihres Körpergewichts, um Radius und Ulna sanft durch Separation-Induktion zu behandeln.
- Fügen Sie proximal ein leichtes anteroposteriores Gleiten hinzu, um die Membrana interossea noch spezifischer zu behandeln.

Kompressions-Dekompressionstechnik

Bei Arthrose oder nach einer Handgelenkfraktur sind mediolaterale Kompressions-Dekompressionstechniken von Radius und Ulna sehr hilfreich. Je nach Morphologie des Patienten können Sie diese Technik entweder mit dem Daumen oder dem Zeigefinger einer Hand oder mit den beiden Kleinfingerballen ausführen (➤ Abb. 25.3).

- Komprimieren Sie das Gelenk mehrmals in Querrichtung und lassen Sie es in seine Ausgangsposition zurückkehren.
- Die Bewegung ist äußerst klein, aber schwierig.

Glättung des Gelenks

Diese Glättungstechnik sollte dann ausgeführt werden, wenn bei der Mobilisation von Radius und Ulna Reibung und Unebenheiten im Gelenk wahrgenom-

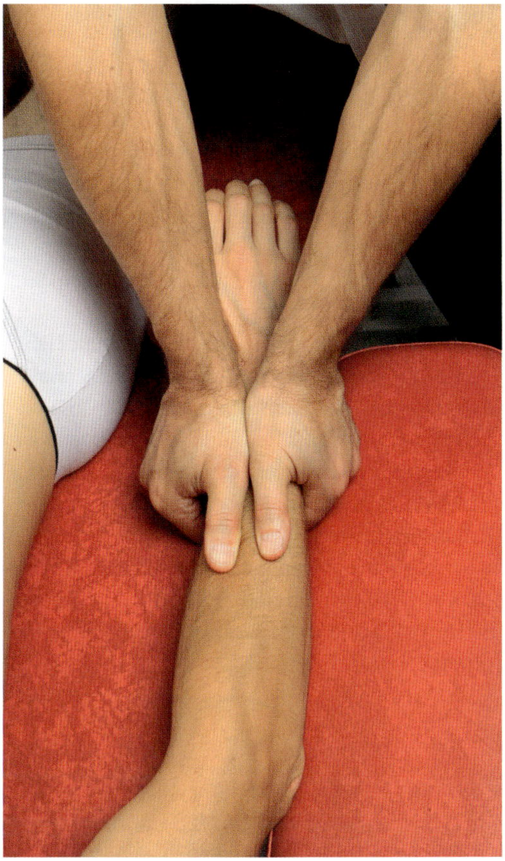

Abb. 25.2 Technik für die Membrana interossea

men werden. Sie treten häufig als Folgen einer Handgelenkfraktur auf.

- Um den Knorpel zu behandeln, mobilisieren Sie Radius und Ulna in sagittaler Richtung durch Kompression.
- Sie können Radius und Ulna auch in transversaler Richtung komprimieren und den Patienten anschließend bitten, das Handgelenk abwechselnd zu beugen und zu strecken.

Praxistipp

Wenn uns ein Patient wegen chronischer Schmerzen im Handgelenk aufsucht, leidet er meist bereits seit Monaten und eine Verbesserung wird nicht leicht zu erreichen sein.
Das Handgelenk und die Hand sind sehr komplexe Strukturen, die viel Geduld und Ausdauer erfordern. Nur so gelangt man zu großer Präzision in Diagnose und Behandlung.

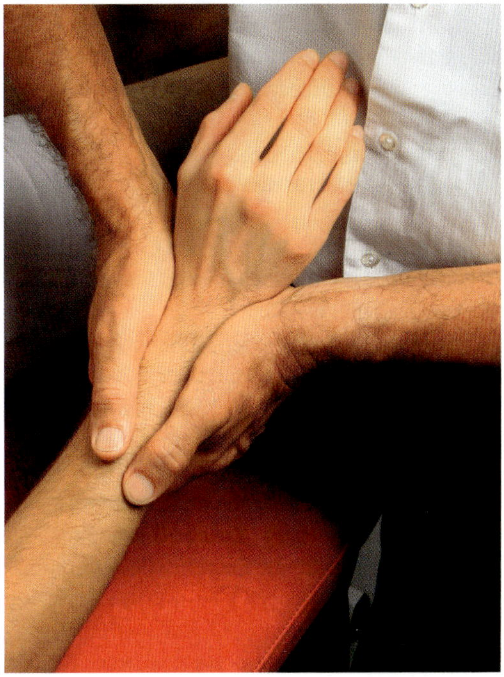

Abb. 25.3 Kompressions-Dekompressionstechnik

25.2 Handwurzelgelenke

25.2.1 Anatomie und Funktion

Bevor wir mit der Behandlung der Handwurzel beginnen, sollten wir uns an einige wichtige Details erinnern:

- Acht Knochen der Handwurzel bilden den auf der Palmarseite konkaven Handwurzelbogen.
- Die funktionelle Hand ist die palmare Hand, alle wichtigen Bewegungen der Handwurzel sind nach ventral ausgerichtet.
- Der Handwurzelknochen bilden einen osteofibrösen Kanal.
- Die Mediokarpalgelenke ermöglichen kleine Bewegungen zwischen den einzelnen Handwurzelknochen.

Topografische Anhaltspunkte

Die proximale Hautfalte der Hand liegt auf Höhe des Radioulnargelenks, die distale Hautfalte auf Höhe der ersten Handwurzelreihe. Das Os scaphoideum und das Os trapezoideum können, wie bereits erwähnt, in der Fovea radialis (Tabatière) palpiert werden.

Mobilität der Handwurzelknochen

Bei der nachfolgenden Beschreibung werden die Bewegungen der Handwurzelknochen in vereinfachter Form dargestellt. Wesentlich ist in diesem Zusammenhang, dass bei den großen Flexions- und Extensionsbewegungen der Hand auch kleine subtile Bewegungen zwischen den einzelnen Knochen stattfinden.

- Während der Flexion: Die proximale und die distale Handwurzelreihe bewegen sich gegengleich. Zwar kippen beiden Reihen nach vorne, aber die proximale Reihe legt sich in eine leichte Pronation, während die distale Reihe eine leichte Supination ausführt.
- Während der Extension: Die gesamte Handwurzel kippt nach dorsal, aber die Handwurzelknochen bewegen sich auch gegeneinander. Die proximale Reihe führt eine leichte Supinationsbewegung aus, während die distale Reihe eine leichte Pronation macht.

Merke

- Die Flexion des Handgelenks wird von einer Ulnaabduktion begleitet, meist in Kombination mit einer Pronation.
- Die Extension wird mit einer Radialabduktion verbunden, meist in Kombination mit einer Supination.

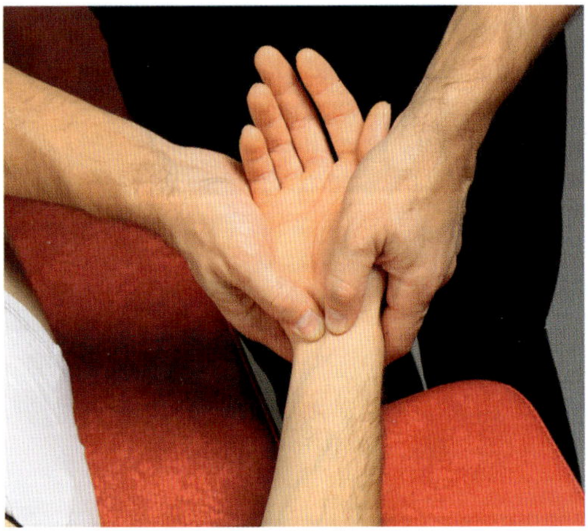

Abb. 25.4 Technik für das Radiokarpalgelenk

25.2.2 Techniken

Manipulation des Radiokarpalgelenks

Es handelt sich um eine gute Technik, um das Gelenk zu „deblockieren" und um eventuell vorhandene intraartikuläre Synovialzysten zu mobilisieren (➤ Abb. 25.4).

Diese Technik ist relativ einfach. Der Patient sitzt oder liegt auf dem Rücken.

- Legen Sie Ihre Daumen über die proximale Hautfalte, die über der ersten Handwurzelreihen und dem distalen Radioulnargelenk liegt.
- Bewegen Sie den Radius und die Ulna gegenüber der ersten Handwurzelreihe. Achten Sie darauf, diese Bewegungen unter Dekoaptation d. h. Traktion auszuführen.

Es ist möglich, die Manipulation des Radiokarpalgelenks in zweiSchritten durchzuführen und den medialen Anteil und den lateralen Anteil des Gelenks getrennt zu manipulieren.

Mediale Handwurzelsäule (➤ Abb. 25.5)

- Fixieren Sie mit einem Daumen das Os lunatum, das Os triquetrum und das Os pisiforme und mobilisieren Sie mit dem anderen den Proc. styloideus ulnae.

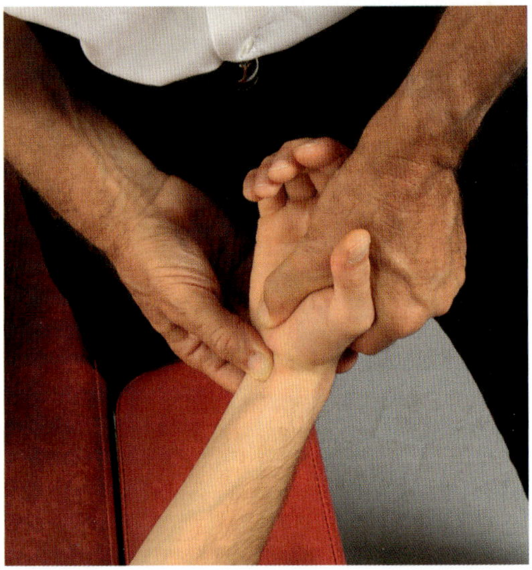

Abb. 25.5 Technik für das Radiokarpalgelenk (mediale Säule)

- Lenken Sie ihn nach ventral und fügen Sie eine Dekompression zwischen Ulna und Handwurzel hinzu.
- Im medialsten Anteil beeinflusst man damit auch das Lig. collaterale carpi ulnare.

Laterale Handwurzelsäule (➤ Abb. 25.6)

- Ein Daumen fixiert das Os scaphoideum, während der andere den Radius unter Traktion in sagittaler Ebene mobilisiert.
- Im lateralsten Anteil konzentriert sich diese Technik auf das Lig. collaterale carpi radiale.

Manipulationen der Mediokarpalgelenke

Praxistipp

Diese Techniken sind in ihrer Ausführung schwieriger als jene für das Radiokarpalgelenk. Hier einige Hinweise, die die Techniken einfacher machen:

- Die Mobilisationen werden in sagittaler Richtung, zuerst nach palmar und anschließend nach dorsal ausgeführt.
- Das Zentrum der Manipulation ist das Os capitatum.

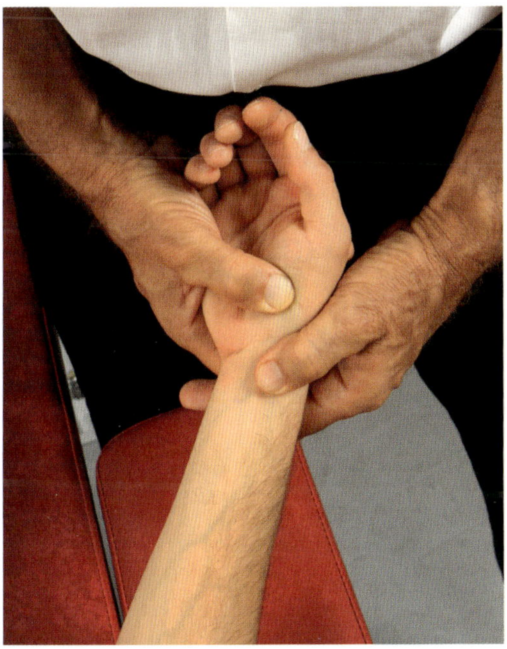

Abb. 25.6 Technik für das Radiokarpalgelenk (laterale Säule)

Der Patient liegt auf dem Rücken, seine Hand liegt mit dem Handrücken nach unten auf der Behandlungsliege.

- Legen Sie beide Daumen medial und lateral auf die Palmarseite des Mediokarpalgelenks und die Finger auf die Dorsalseite.
- Bewegen Sie das Gelenk in sagittaler Richtung.
- Während Sie den medialen Anteil nach palmar mobilisieren, bewegen Sie den lateralen Anteil nach dorsal.

Es handelt sich um eine sehr effiziente sagittale Schertechnik.

25.3 Bänder der Handwurzel

25.3.1 Bandapparat

So wie beim Fuß und seinen 114 Bändern, verfügt auch die Hand über eine Vielzahl von Bändern (➤ Abb. 25.7), 88 an der Zahl, mit einigen individuellen Variationen. Im Laufe der Evolution, als sich unsere Vorfahren noch auf allen Vieren vorwärtsbewegten, stabilisierten diese Bänder die Hand. Durch den Übergang zum Zweifüßerstand hat der Bandapparat an Kraft verloren und ist etwas fragiler geworden. Stürze auf die Hand enden oft mit einer Fraktur oder mit Bandproblemen an der Handwurzel und Instabilitäten, die oft nur schwer heilen.

25.3.2 Ligamentäre Achsen

Hier alle Ligamente einzeln aufzählen zu wollen, wäre wohl von wenig Interesse. Viel wichtiger scheint es uns, gewisse Richtungen vorzugeben: Unsere Manipulationen folgen den ligamentären Achsen, wobei wir zwei Achsen, eine transversale und eine longitudinale, unterscheiden.

Hinweis

Konstanter Referenzpunkt ist das Os capitatum, da die meisten Bänder in Richtung Os capitatum verlaufen.

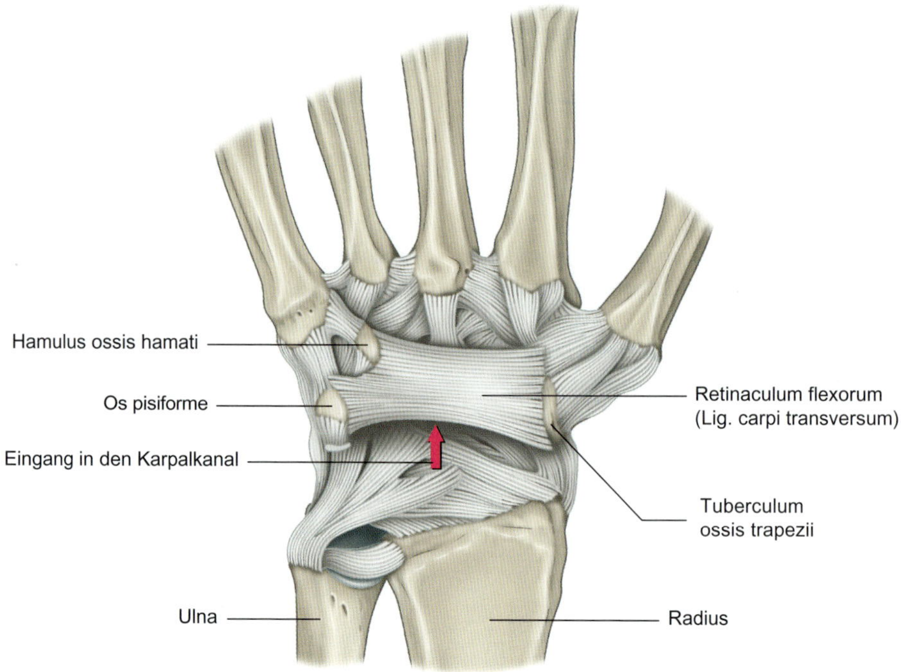

Abb. 25.7 Bandapparat der Handwurzel

Transversale Achse

Auf der Palmar- und Dorsalseite sind folgende Bänder zu finden.

- Palmarseite:
  - Ligg. intercarpalia palmaria, zu denen auch das Lig. carpi radiatum gehört
  - Ligg. intercarpalia interossea
- Dorsalseite: Ligg. intercarpalia dorsalia

Longitudinale Achse

Auf der Palmar- und Dorsalseite sind folgende Bänder zu finden.

- Palmarseite:
  - Lig. radiocarpale palmare
  - Lig. ulnocarpale palmare
- Dorsalseite:
  - Lig. radiocarpale dorsale, das besonders imposant ist
  - Lig. ulnocarpale dorsale, das klein ist und in die querverlaufenden Ligg. intercarpalia dorsalia einstrahlt

25.3.3 Techniken

Merke

Mit diesen Techniken wirkt man auch auf die Retinacula, die Sehnen der Beuge- und Streckmuskeln der Finger und auf den gesamten Karpalkanal (➤ Kap. 26.3).

Bänder der Handwurzel

Ausgehend von der allgemeinen Verlaufsrichtung der Fasern, unterscheiden wir Techniken entlang der transversalen und der longitudinalen Achse.

Der Patient liegt auf dem Rücken, seine Hand liegt, je nach Technik, entweder auf der Dorsal- oder der Palmarseite.

Transversale Achse

Variante 1: Bänder des Handrückens

Bei dieser Technik werden die acht Handwurzelknochen mobilisiert (> Abb. 25.8). Die Hand des Patienten liegt auf der Dorsalseite, achten Sie darauf, dass die Arbeitsfläche nicht zu hart ist und legen Sie ggf. ein Kissen unter die Hand.

- Legen Sie die Daumen auf die Palmarseite des Os capitatum.
- Legen Sie die anderen Finger auf der Dorsalseite auf den medialen und lateralen Rand der Handwurzel:
  - Medial auf das Os triquetrum und das Os hamatum.
  - Lateral auf das Os scaphoideum und das Os trapezium.

Durch die Bewegung soll zunächst die palmare Konkavität des Handwurzelbogens erhöht werden. Lassen Sie die Handwurzel anschließend zu ihrer Ausgangsposition zurückkehren und verstärken Sie diese ein wenig. Es ist als wollte man die Palmarseite um eine Mittellinie, die durch das Os capitatum und das Os lunatum verläuft, falten. Die Bewegung sollte langsam und schrittweise erfolgen, um die Spannungen in den Muskeln, Bändern und Kapseln wahrnehmen zu können. Durch Induktion kann diese Technik noch präziser ausgeführt werden.

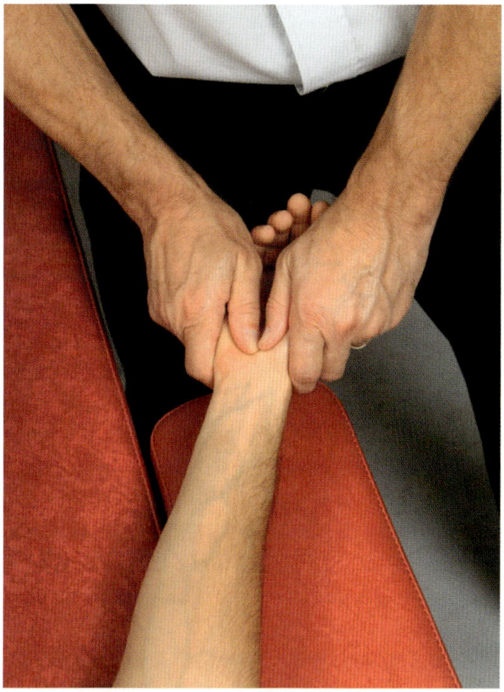

Abb. 25.8 Technik für die Bänder des Handrückens

Variante 2: Bänder der Handfläche

Die Hand des Patienten liegt auf der Palmarseite.

- Ihre Klein- und Großhandballen liegen auf der Dorsalseite auf dem medialen und lateralen Rand der Handwurzel.
- Die Verbindung der beiden Handballen verläuft entlang der Medianlinie der Handwurzel über das Os capitatum und das Os lunatum.
- Legen Sie Ihre Finger so unter die Palmarseite der Handwurzel, dass sie sich an der Medianlinie der Handwurzel berühren (> Abb. 25.9).
- Mithilfe der Handballen und der Finger anteriorisieren Sie die Handknochen und reduzieren dabei die palmare Konkavität.
- Führen Sie diese Bewegung mehrmals aus und schließen Sie mit einer Kompressions-Induktionstechnik, die auch wieder schrittweise und langsam ausgeführt werden sollte.

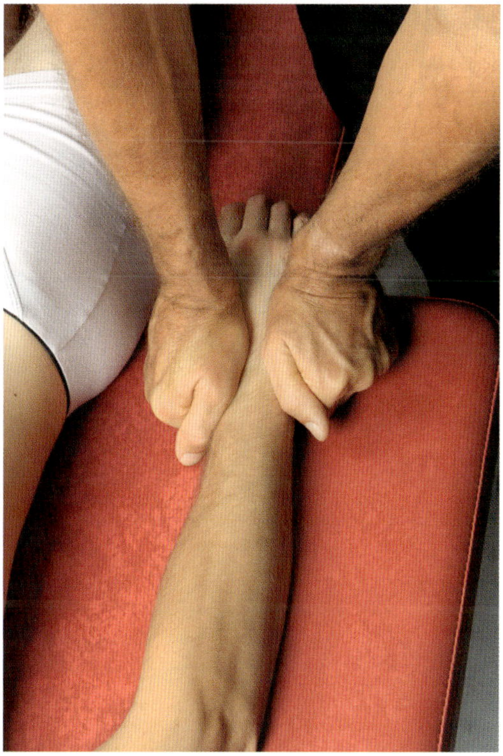

Abb. 25.9 Technik für die palmaren Bänder der Handwurzel

Longitudinale Achse

Die Hand des Patienten liegt entweder auf der Palmar- oder der Dorsalseite, je nachdem, welche Bänder gedehnt werden sollen. Da es auf der Dorsalseite nur wenige Weichteile gibt, sollten Sie ein kleines Kissen unterlegen.

- Platzieren Sie den Daumenballen unmittelbar distal des distalen Radioulnargelenks. Fixieren Sie damit die proximale Handwurzelreihe, d. h. Os scaphoideum, Os lunatum, Os triquetrum.
- Der andere Daumenballen liegt unmittelbar oberhalb der Mittelhandknochen, auf der distalen Handwurzelreihe und nimmt Kontakt mit Os trapezium, Os trapezoideum, Os capitatum und Os hamatum auf (➤ Abb. 25.10).
- Fixieren Sie nun zunächst die erste Handwurzelreihe und dehnen Sie die zweite Handwurzelreihe nach proximal und machen Sie es anschließend umgekehrt.
- Halten Sie die Dehnung einige Sekunden aufrecht. Führen Sie die Bewegung mehrmals aus und schließen Sie mit einer Induktion.

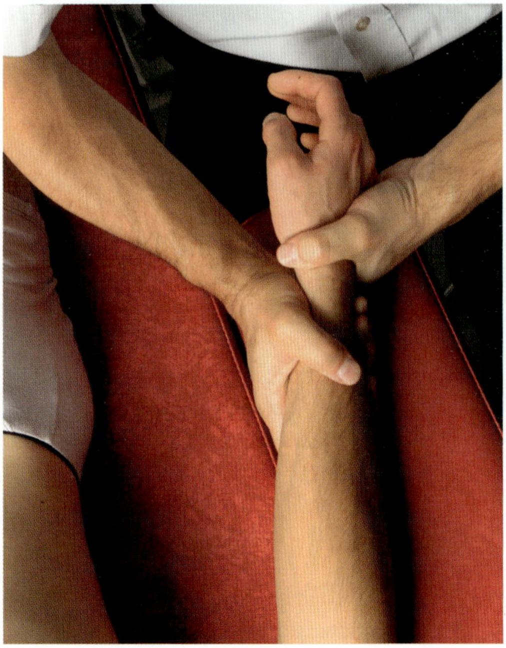

Abb. 25.10 Technik für die Bänder der longitudinalen Achse

KAPITEL

26 Karpalkanal

26.1 Anatomie

26.1.1 Aufbau des Karpalkanals

Retinaculum flexorum

Das Retinaculum flexorum (Lig. carpi transversum ➤ Abb. 26.1) verwandelt die konkave Palmarseite der Handwurzel in den Karpalkanal. Das breite querverlaufende fibröse Band hat Ansätze an folgenden Strukturen:

- Tuberculum ossis scaphoidei
- Tuberculum ossis trapezii
- Hamulus ossis hamati
- Os triquetrum – Os pisiforme

Diese verschiedenen knöchernen Erhebungen lassen sich leicht palpieren, am besten bei herabhängendem Arm. Zudem setzt der M. flexor carpi ulnaris am Os pisiforme an und bildet damit eine wichtige mechanische Verbindung zwischen dem Unterarm und dem Karpalkanal.

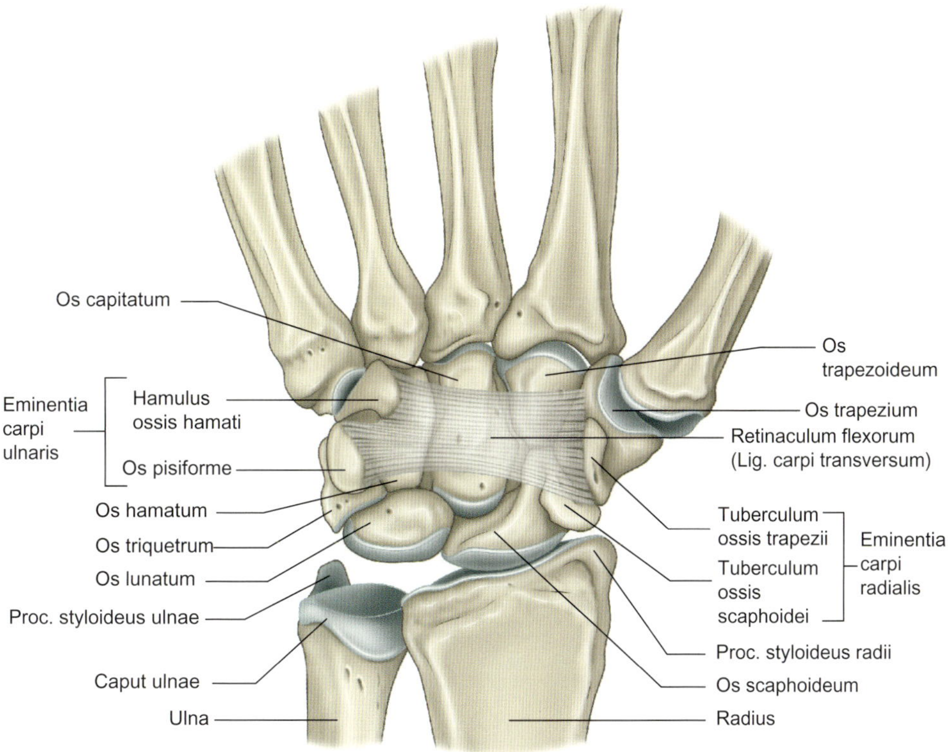

Abb. 26.1 Retinaculum flexorum

Palmaraponeurose

Die Aponeurosis palmaris (> Abb. 26.2) bedeckt den Karpalkanal oberflächlich und wird wie folgt gebildet:

- Längs verlaufende Faserzüge (Fasciculi longitudinales) werden durch die Scheiden der Beugesehnen, das Lig. metacarpale transversum superficiale und die Ligg. metacarpophalangealia gebildet.
- Tiefer liegende querverlaufende Faserzüge (Fasciculi transversi).

Die Palmaraponeurose ist mit den Bändern, den Septen und den tiefer liegenden Faszien verbunden und sichert damit die funktionelle Einheit der Hand.

Auch der M. palmaris brevis trägt zur Verbindung zwischen dem Retinaculum flexorum und der oberflächlichen Palmaraponeurose bei.

M. palmaris longus

- Der Muskel zieht vom Epicondylus medialis humeri zur Palmaraponeurose. Um seine Sehne palpieren zu können, bitten Sie den Patienten, den Kleinfinger und den Daumen in Kontakt zu bringen und das Handgelenk zu beugen.
- Der Muskel beugt die Handfläche und spannt die Palmaraponeurose.

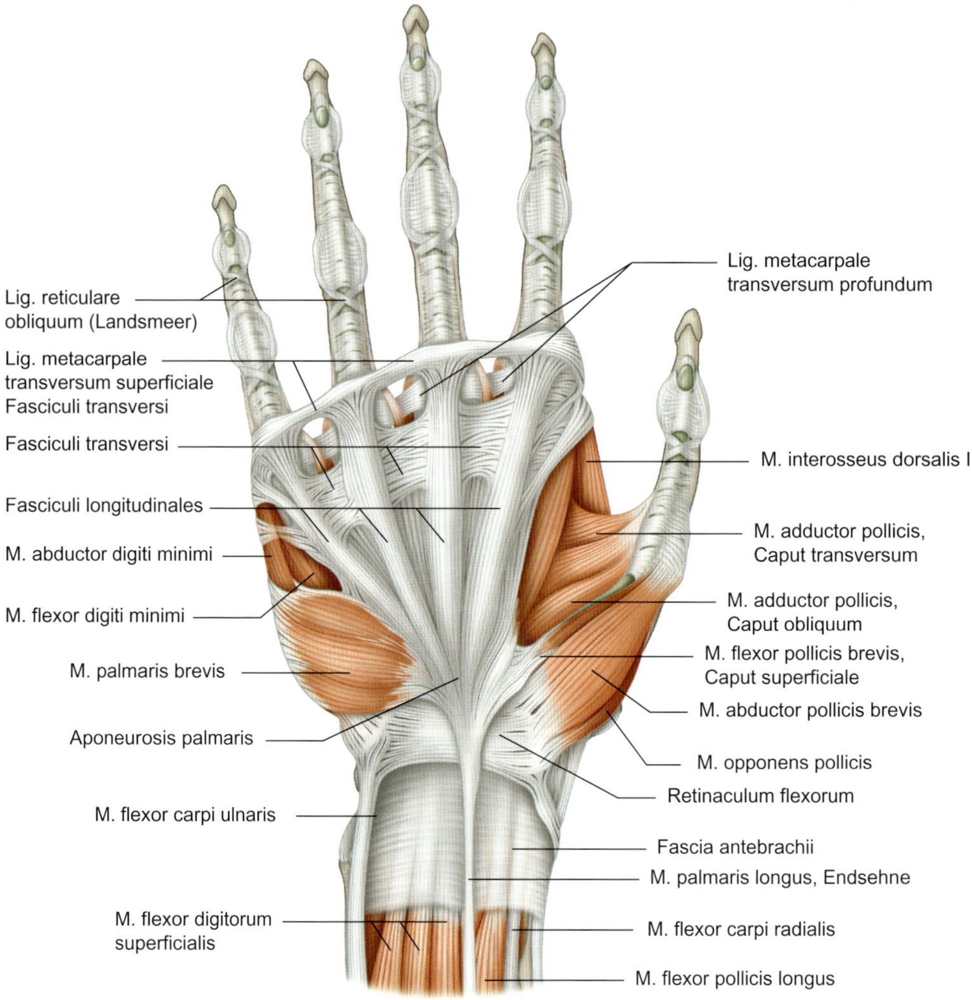

Abb. 26.2 Palmaraponeurose

M. palmaris brevis

Der im Kleinfingerballen liegende M. palmaris brevis verbindet die Palmaraponeurose und das Retinaculum flexorum mit der Haut der ulnaren Handseite. Obwohl der sich entwicklungsgeschichtlich rückgebildete Muskel durch die Aufrichtung des Menschen seine funktionelle Bedeutung verloren hat, sollt er behandelt werden, um den Druck im Karpalkanal zu vermindern.

All diese Muskeln und Faszien tragen zur Ausbildung des Karpalkanals (➤ Abb. 26.3) bei und harmonisieren den Druck im Inneren des osteofibrösen Kanals.

26.1.2 Strukturen im Karpalkanal

Sehnen und Nerven

Folgende Sehnen und Nerven ziehen durch den Karpalkanal:

- Sehnen der Mm. flexores digitorum superficialis
- Sehne des M. flexor pollicis
- N. medianus, der vor den Sehnen durch den Karpalkanal zieht

Sehnenscheiden (➤ Abb. 26.4)

- Ulnaseite: Die Sehnen der Mm. flexores digitorum liegen in der gemeinsamen Vagina communis musculorum flexorum, die sich in drei Sehnenscheiden aufspaltet.
- Radiusseite: Der M. flexor carpi radialis verfügt über seine eigene Sehnenscheide und verläuft in der Vertiefung des Os trapezium.

Kammern des Karpalkanals

Das Retinaculum flexorum wird durch den M. flexor carpi radialis in zwei Kammern unterteilt.

Aufgrund dieser Besonderheit sollte der Karpalkanal einerseits global in transversaler Richtung manipuliert werden, andererseits aber sollten auch die beiden vom M. flexor carpi radialis getrennten Kammern einzeln behandelt werden.

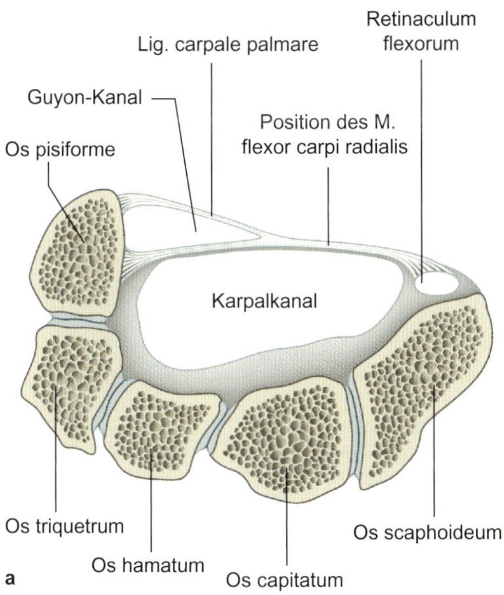

Abb. 26.3 Karpalkanal – Querschnitt

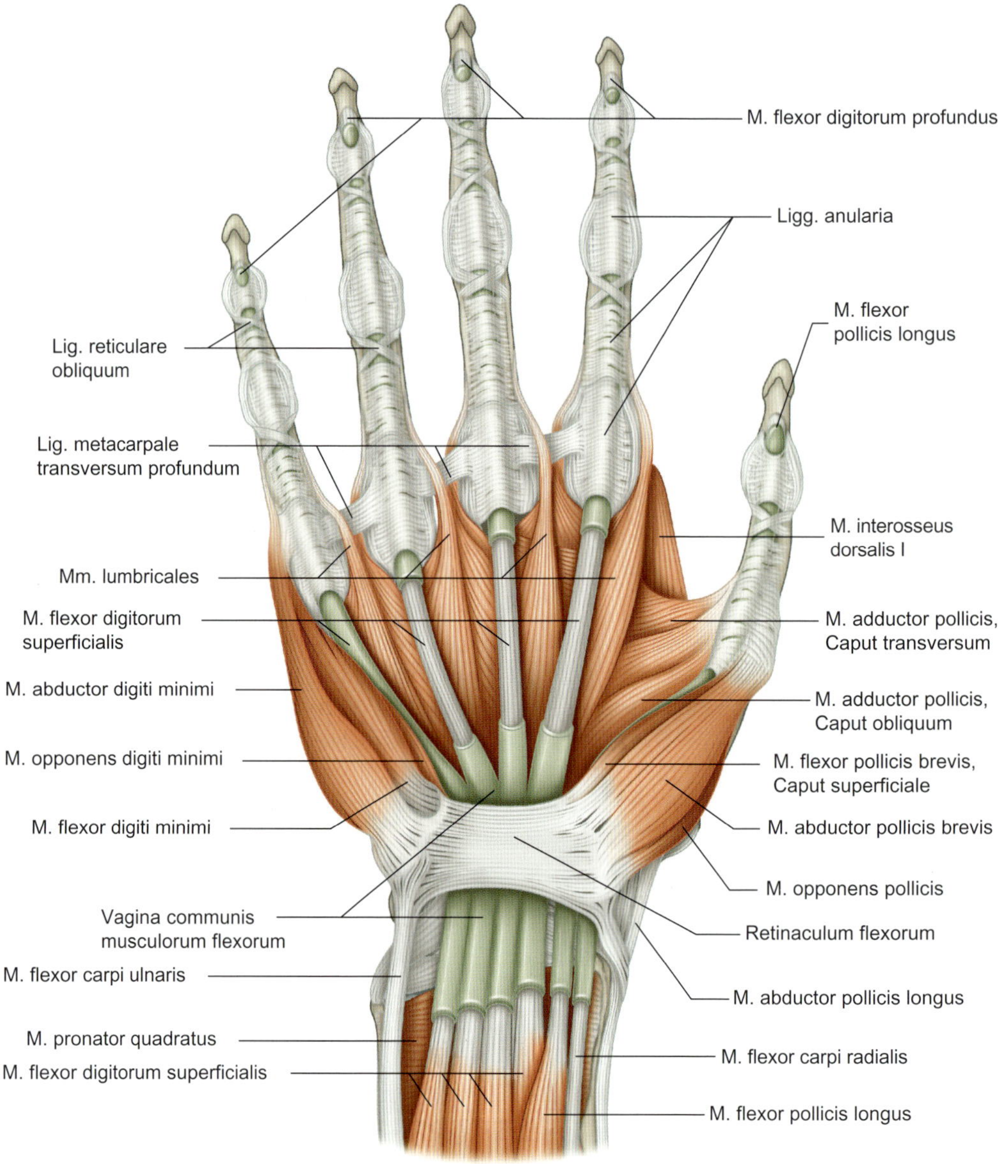

Abb. 26.4 Sehnenscheiden im Karpalkanal

Merke

- Der N. ulnaris und die Sehne des M. palmaris longus ziehen vor dem Retinaculum flexorum nach distal, sie sind nicht Teil des Karpalkanals.
- Man sollte genau zwischen der mit der Haut verankerten Palmaraponeurose und dem Retinaculum flexorum unterscheiden.
- Natürlich wird bei der Manipulation des Karpalkanals automatisch auch die Palmaraponeurose behandelt.

26.2 Karpaltunnelsyndrom

Als Karpaltunnelsyndrom wird ein Kompressionssyndrom des N. medianus bezeichnet, bei dem es durch die fasziale Retraktion des Retinaculums zu erhöhtem Druck im Karpalkanal kommt. Neben den mechanischen Faktoren, die zu diesem Syndrom führen, gibt es eine Vielzahl anderer Ursachen für diese Pathologie.

26.2.1 Ätiologie und Symptome

Ursachen

- Hormonelle Ursachen: Das Karpaltunnelsyndrom betrifft zu 75 % Frauen. Es tritt bevorzugt v. a. in folgenden Lebensphasen der Frau auf:
  - während der Menopause, vermutlich aufgrund des Progesteronmangels
  - im dritten Trimenon der Schwangerschaft aufgrund von Wasseransammlungen und peripheren venösen Stauungen, die vornehmlich während der Nacht auftreten
- Mechanische Ursachen: Bei Sportlern, Schwerarbeitern, Schneiderinnen und Büglerinnen beobachtet man immer wieder degenerative Tenosynovitiden, die durch wiederholte Mikrotraumata entstehen.
  Das Thoracic-Outlet-Syndrom beeinträchtigt ebenfalls die Gefäß- und Nervenstrukturen der oberen Extremität.
- Stoffwechselbedingte Ursachen: Der Inhalt des Karpalkanals kann durch verschiedene Stoffwechselstörungen beeinträchtigt werden:
  - Schilddrüsenprobleme
  - Diabetes mellitus
  - Akromegalie
  - Gicht
  - Kollagenosen
  - Lebererkrankungen
- Rheumatische Ursachen: Bei Krankheiten wie chronische Polyarthritis, Psoriasis-Arthritis
- Kompression: direkte Kompression durch Neurofibrome, Lipome, Synovialzysten
- Vaskuläre Ursachen: arterio-venöse Fehlbildungen
- Chirurgische Ursachen: nach operativen Eingriffen im Thorax und an der Brust, v. a. nach der Entfernung von Lymphknoten im Achselbereich
- Neurologische Ursachen: bei Erkrankungen wie:
  - Morbus Sudeck
  - Neurofibromen
  - anderen neurologischen Erkrankungen (siehe unten)

26

Symptome

Zu beobachten sind folgende Symptome:

- Einseitige Schmerzen und Parästhesien in den Fingern, häufig entlang dem Versorgungsgebiet des N. medianus (Gefühl von Nadelstichen, Schwellungen, Taubheitsgefühl in den Fingern)
- Verringerte Muskelkraft in der Hand
- Atrophie der kleinen Handmuskeln
- Positives Tinel-Zeichen in der Region des Retinaculum flexorum (siehe unten)
- Lokalisation: Finger I–III und laterale Hälfte der Palmarseite des Ringfingers

Hinweis

Es treten keine Symptome am Kleinfinger auf.

26.2.2 Klinische Untersuchung

Bestimmte Tests helfen Parästhesien des N. medianus aufzuzeigen.

- Tinel-Zeichen
- Perkussion des Karpalkanals mit einem Reflexhammer. Der Test ist positiv, wenn die Perkussion des Nervs zu einem unangenehmen elektrisierenden Gefühl im Versorgungsgebiet des N. medianus führt.

Phalen-Zeichen

Die endgradige länger dauernde Hyperflexion des Handgelenks (➤ Abb. 26.5) löst das Karpaltunnelsyndrom aus.

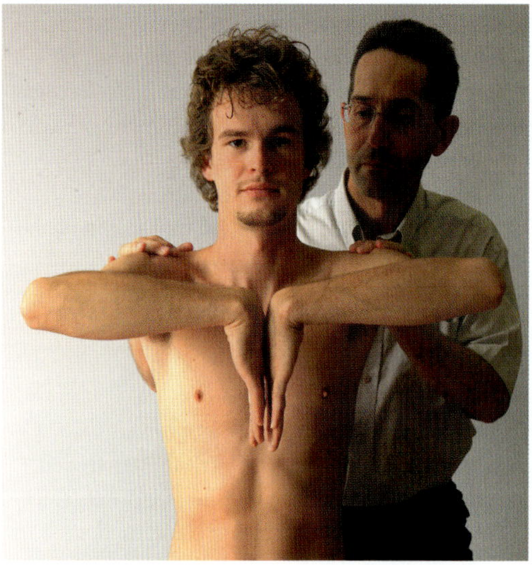

Abb. 26.5 Phalen-Zeichen

Tourniquet-Test

Über eine Blutdruckmanschette am Oberarm wird der Druck über dem normalen Wert des systolischen Drucks erhöht. In weniger als einer Minute verspürt der Patient seine Symptome.

26.2.3 Differenzialdiagnose

Vaskuläre Ursachen

Morbus Raynaud

Die Vasokonstriktion der Arteriolen unbekannter Ursache tritt v. a. an den Extremitäten und insbesondere an den Fingern auf. Die Gefäßverengung ist symmetrisch und wird oft durch Kälteexposition ausgelöst.

Raynaud-Phänomen

Dabei handelt es sich um Erblassen der Finger gefolgt von Zyanose und Rötung. Das Syndrom tritt u. a. als Begleiterkrankung bei:

- Kryoglobulinämie (Immunoglobuline, die bei Kälte unlöslich werden und die Gefäße verlegen)
- Thrombangiitis obliterans
- Kollagenosen
- Zervikobrachialgie
- Thoracic-Outlet-Syndrom
- Kompression der A. und V. subclavia

Neurologische Ursachen

Zervikobrachialgien

Sie entstehen meist durch Arthrose, können jedoch auch Ausdruck von viszeralen Erkrankungen, meist im Brustraum, sein. Adhäsionen, Fibrosen und Retraktionen komprimieren den Plexus brachialis.

Störungen des Plexus brachialis

Lungenspitzenkarzinome, wie der Pancoast-Tumor, können den Plexus brachialis komprimieren. Wir hatten einige Patienten mit dieser Pathologie, deren einzige Symptome eine banale und in Episoden auftretende Zervikobrachialgie war.

Praxistipp

Besondere Vorsicht ist bei Zervikobrachialgien mit Nachtschmerz und ohne erkennbare mechanische Ursache geboten.

Polyneuropathien

Die Polyradikuloneuritis (Guillain-Barré-Syndrom) ist auf eine Infektion, ein immunologisches Problem oder auf eine Impfung zurückzuführen. Sie ist entzündlich und führt zur Demyelinisierung des Nervs.

Polyneuritiden

Nervenentzündungen können unterschiedlichste (toxische, infektiöse, angeborene) Ursachen haben. Die wenigen uns persönlich bekannten Fälle standen mit Alkohol- oder Medikamentenmissbrauch in Zusammenhang.

Multiple Sklerose

Die ersten Anzeichen dieser Krankheit sind manchmal verwirrend. Eine unserer Patientinnen litt anfänglich nur an Juckreiz an der Innenseite des Oberschenkels.

Thoracic-Outlet-Syndrom

Das Schultergürtel-Kompressionssyndrom zeichnet sich neurologisch durch Symptome im Versorgungsgebiet des N. medianus und des N. ulnaris aus. Es hat vielfältige Ursachen, die wir in früheren Publikationen im Detail beschrieben haben, die anzuführen wären:

- Großer Proc. transversus v. a. von C6 oder C7
- Halsrippe
- Enger kostoklavikulärer Winkel
- Klavikula-Exostose
- Zervikopleurale Retraktion oder Fibrose
- Uncarthrose
- Blockade der ersten Rippe
- Verspannungen der Ligg. coracoclaviculares

Adson-Wright-Test

Das Thoracic-Outlet-Syndrom wird durch den Adson-Wright-Test überprüft. Dabei wird der Unterarm wie ein Kerzenhalter vertikal gestellt, die Hand in Pronationsstellung gebracht und der Kopf zur Gegenseite gedreht.

Der Test gilt als positiv, wenn der Radialispuls entweder abnimmt oder vollständig verschwindet.

Messen Sie zusätzlich den systolischen Blutdruck an beiden Armen. Er sollte auf der Seite des Thoracic-Outlet-Syndroms niedriger sein, in seltenen Fällen, ist er auch höher.

Vergessen wir nicht, dass die V. subclavia, die vor der Arterie liegt, als erste komprimiert wird. In diesem Fall ist die Hand blau und geschwollen, v. a. morgens beim Aufwachen oder nachdem der Arm längere Zeit über dem Kopf gehalten wurde und der Kopf nach hinten geneigt war.

26.3 Manipulationen bei Karpaltunnelsyndrom

26.3.1 Betreuung der Patienten

Wir behandeln oft Frauen nach einer Karpaltunneloperation, die entweder erfolglos war oder nur kurzzeitig Erleichterung brachte. Aber natürlich konsultieren uns nur jene Patienten, bei denen der Eingriff nicht zum gewünschten Ergebnis geführt hat.

Wenn Patientinnen vor der Operation zu uns kommen, schlagen wir ihnen vor, sich drei Mal behandeln zu lassen und sich erst anschließend für oder gegen die Operation zu entscheiden. Wenn nach drei Behandlungen keine Verbesserung feststellbar ist, empfehlen wir der Patientin sich operieren zu lassen.

Die Behandlung des Karpaltunnelsyndroms sollte immer eine globale Behandlung sein:

- Lösen von Spannungen in der Halswirbelsäule
- Behandlung der Thoraxapertur und insbesondere des kostoklavikulären Winkels
- Entspannung des Plexus brachialis
- Lösen von intraneuralen Spannungen am N. medianus, v. a. am Oberarm zwischen M. biceps und M. triceps und am Unterarm am Muskel-Sehnen-Übergang der Beugemuskeln
- Entspannung der Ansätze des Retinaculum flexorum
- Lösen von Spannungen in den Thenar- und Hypothenarmuskeln
- Mobilisation der Leber, die gerade während der Menopause oft gestaut ist und die indirekt einen wichtigen Einfluss auf Muskeln und Bänder hat

Die Dupuytren-Kontraktur wird oft mit chronischen Lebererkrankungen, etwa Zirrhosen oder einer zu langen und zu massiven Antibiotikatherapie in Zusammenhang gebracht. Wir glauben, dass Leberprobleme in gleicher Weise den Karpalkanal beeinträchtigen können.

Hinweis

Zeigen Sie den Patienten Dehnungsübungen für die obere Extremität und speziell für die Hand wie z. B. diese: Man stellt sich seitlich vor eine Wand. Die Füße sollten ca. 30 cm von der Wand entfernt sein. Nun legt man eine Hand auf die Wand und lässt sie so weit wie möglich nach oben gleiten, indem man den Brustkorb Richtung Wand bewegt, ohne die Position der Füße zu verändern.

26.3.2 Technik für das Umfeld des Karpalkanals

Der Patient befindet sich in Rückenlage (➤ Abb. 26.6).

- Suchen Sie zunächst den Ansatz des M. palmaris longus auf der oberflächlichen Palmaraponeurose.

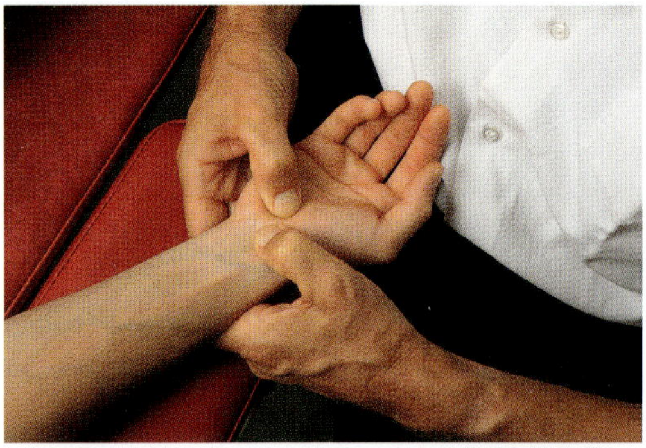

Abb. 26.6 Technik für das Umfeld des Karpalkanals

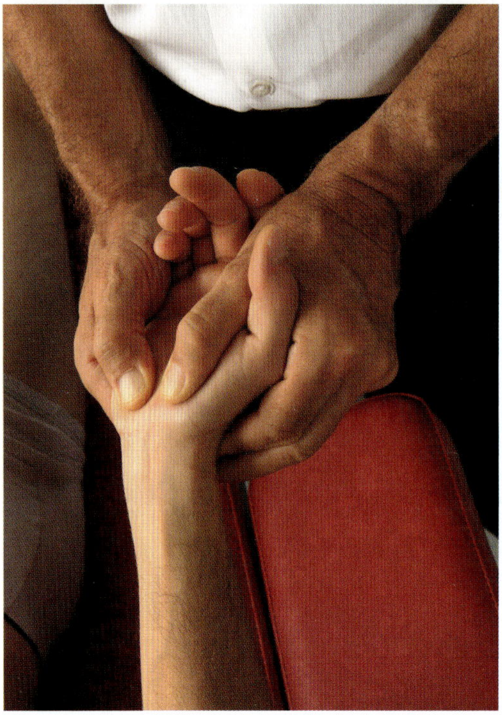

Abb. 26.7 Technik für das Retinaculum flexorum (Variante 1)

- Palpieren Sie am ulnaren Rand des Muskels nach Fasern, die im rechten Winkel zu ihm stehen und nach medial zum Os hamatum ziehen.
- Diese Fasern setzen im medialen Anteil des Retinaculum flexorum an. Sie verbinden die oberflächliche Palmaraponeurose mit dem Retinaculum flexorum.
- Behandeln Sie auch den Verbindungsbereich zwischen M. palmaris longus und M. palmaris brevis und dehnen Sie den M. palmaris longus nach lateral und den M. palmaris brevis nach medial.

Praxistipp

Ziel dieser Technik ist es, indirekt den Druck im Karpalkanal zu reduzieren.

26.3.3 Manipulation des Retinaculum flexorum

Führen Sie zunächst die Techniken aus, die wir für die Handwurzelknochen beschrieben haben und ergänzen Sie diese mit folgenden spezifischen Techniken.

Variante 1 (> Abb. 26.7)

Der Patient liegt auf dem Rücken, sein Arm ruht in leichter Abduktionsstellung auf der Behandlungsliege.

- Legen Sie Ihre Daumen abwechselnd auf:
  - das Os scaphoideum und das Os pisiforme
  - das Os trapezium und das Os hamatum
  - und die anderen Finger auf die Dorsalseite der Handwurzelknochen
- Bringen Sie das Handgelenk in Extension und drücken Sie gleichzeitig die Handwurzelknochen nach ventral.
- Fügen Sie diesen Bewegungen eine Trenn- und Dehnbewegung zwischen Os scaphoideum und Os pisiforme und zwischen Os trapezium und Os hamatum hinzu.

Variante 2 (> Abb. 26.8)

Der Patient liegt auf dem Rücken, die Handfläche nach oben gerichtet.

- Suchen Sie sich zunächst die vier Knochen, auf denen das Retinaculum flexorum ansetzt:
  - Os scaphoideum
  - Os triquetrum
  - Os trapezium
  - Os hamatum
- Legen Sie den Zeigefinger, den Ring- oder Mittelfinger beider Hände auf die vier Eckpunkte dieses knöchernen Vierecks. Bitten Sie den Patienten, seine Hand auf die Palmarseite zu drehen.
- Dehnen Sie anschließend die vier Knochen, so als wollten Sie den Abstand zwischen ihnen vergrö-

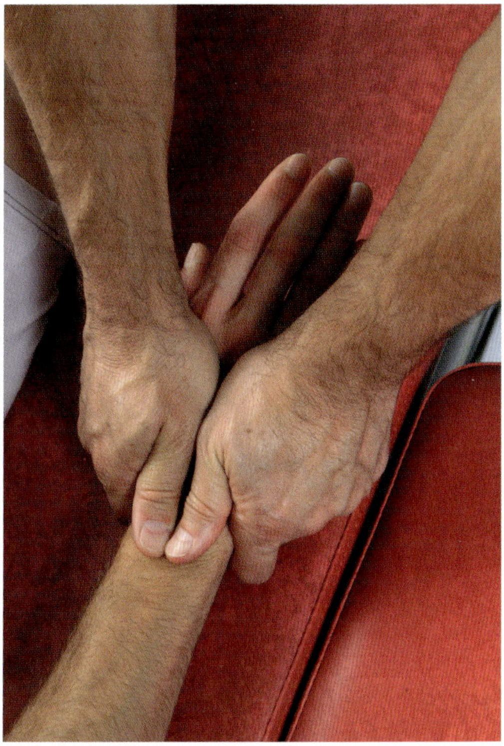

Abb. 26.8 Technik für das Retinaculum flexorum (Variante 2)

ßern und komprimieren Sie gleichzeitig mit Ihren Handflächen die Dorsalseite der Hand.

Die Kompression vergrößert den Abstand zwischen den knöchernen Ansatzpunkten des Karpalkanals und die auf der Palmarseite positionierten Finger verstärken die Dehnung des Kanals.

Es handelt sich um eine kräftige, effiziente und nicht schmerzhafte Technik. Führen Sie diese immer langsam und schrittweise aus und nehmen Sie anschließend eine Induktion vor.

26.3.4 Manipulation für die Strukturen im Inneren des Karpalkanals

Nerven

Nervus medianus (➤ Abb. 26.9)

Beginnen Sie in der gleichen Position wie für die letztgenannte Technik (➤ Abb. 26.8).

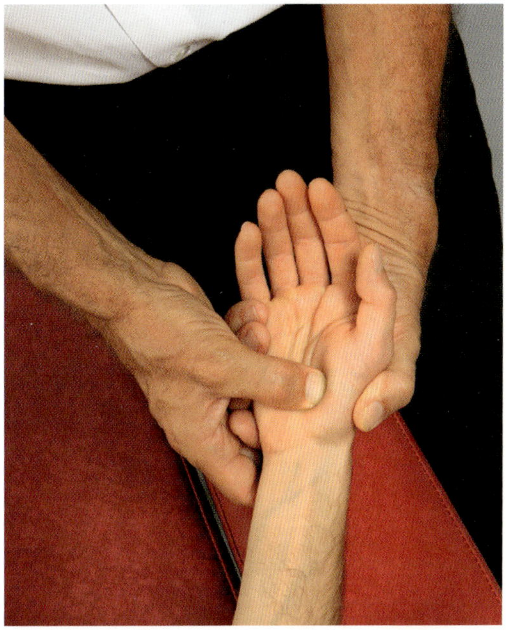

Abb. 26.9 Manipulation des N. medianus

- Suchen Sie den N. medianus medial des M. flexor pollicis brevis. Man spürt ihn als kleine feste Schnur, die viel sensibler ist als die umliegenden Muskel- und Sehnenstrukturen.
- Vergessen Sie nicht, dass Nerven sehr druckempfindlich sind. Sobald Sie den Nerv gefunden haben (bei einem Karpaltunnelsyndrom ist er immer sensibel), legen Sie Ihre Daumen zu beiden Seite des sensiblen oder schmerzhaften Abschnitts.
- Führen Sie kleine Dehnungs-Induktionsbewegungen aus und lösen Sie damit die perineuralen Fixierungen.
- Erst dann machen Sie kleine leichte Kompressions-Induktionsbewegungen direkt auf dem Nerv.
- Dehnen Sie schließlich noch die Nn. digitales palmares communes. Sie kommen aus dem Karpalkanal und sind Äste des N. medianus.

Nervus ulnaris (➤ Abb. 26.10)

Dieser Nerv ist nicht Teil des Karpalkanals, verfügt aber über eine Anastomose mit dem N. medianus. Durch seine Manipulation kann auch der N. medianus beeinflusst werden.

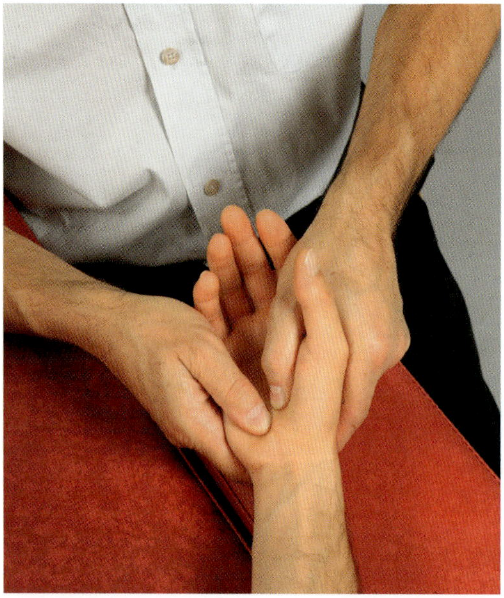

Abb. 26.10 Manipulation des N. ulnaris

- Die Anastomose liegt am Ausgang des Karpalkanals, in Richtung Os metacarpale III. Suchen Sie den N. ulnaris zwischen dem M. abductor digiti minimi und dem M. flexor digiti minimi brevis.
- Der N. ulnaris liegt im lateralen Anteil des Os pisiforme medial und posterior der A. ulnaris.

Guyon-Kanal

Diese anatomische Loge für den N. ulnaris (Canalis ulnaris) liegt zwischen dem Hamulus ossis hamati und den Beugesehnen, er wird vom Lig. pisohamatum überdeckt.

Manchmal wandern Synovialzysten in den Guyon-Kanal ein und komprimieren den Nerv (➤ Abb. 26.11).

- Entspannen Sie zunächst das Band zwischen Os pisiforme und Os hamatum.
- Mobilisieren Sie anschließend die Zysten und das Nervenbett mit dem Ziel den Druck auf den Nerv zu reduzieren (➤ Abb. 26.12).
- Vermeiden Sie sagittalen Druck auf die Zysten, das führt nur zu sinnlosen Schmerzen. Die Zysten werden mobilisiert, indem man sie nach distal oder transversal gleiten lässt und die Finger dabei so nahe wie möglich auf die benachbarten Knochenstrukturen zubewegt.

Nervus radialis (➤ Abb. 26.13)

Die Behandlung dieses Nervs im Bereich der Handwurzel ist ziemlich enttäuschend, da er nur die Haut auf dem Handrücken versorgt. Besonders effizient ist seine Manipulation in dem von Humerus und M. triceps brachii gebildeten Dreieck und zwischen den beiden Köpfen des M. spinator.

- Der einzige Teil des Nervs, der tatsächlich auch bis in die Hand zieht, ist der R. superficialis, den man in der Fovea radialis (Tabatière) erspüren kann.
- Führen Sie in diesem Bereich kleine Gleit-Induktionstechniken aus.

Muskeln und Sehnen

Manipulation in transversaler Richtung

Der Patient liegt auf dem Rücken, seine Hand liegt auf dem Handrücken. Führen Sie folgende Bewegungen aus:

1. Schritt:

- Transversale Traktion des Karpalkanals mit folgendem Daumenkontakt:
  - Legen Sie einen Daumen an der Radiusseite auf die Sehne des M. flexor carpi radialis (wir erinnern daran, dass er in einer Rinne des Os trapezium verläuft) und des M. flexor pollicis longus.
  - Legen Sie den anderen Daumen auf den radialen Anteil der Sehnenscheide der Mm. flexores digitorum superficialis und profundus.
- Manipulieren Sie mit beiden Daumen die Sehnenscheiden durch Querdehnungen und nehmen Sie abschließend eine Induktion vor.

2. Schritt:

- Legen Sie die Daumen gegen den ulnaren Anteil der Flexoren und gegen den M. opponens digiti minimi.
- Führen Sie eine Separations-Induktionstechnik aus (➤ Abb. 26.14).

Aktive Dehnung des Karpalkanals

Folgende aktive Dehnungen des Karpalkanals können Patienten selbst ausführen.

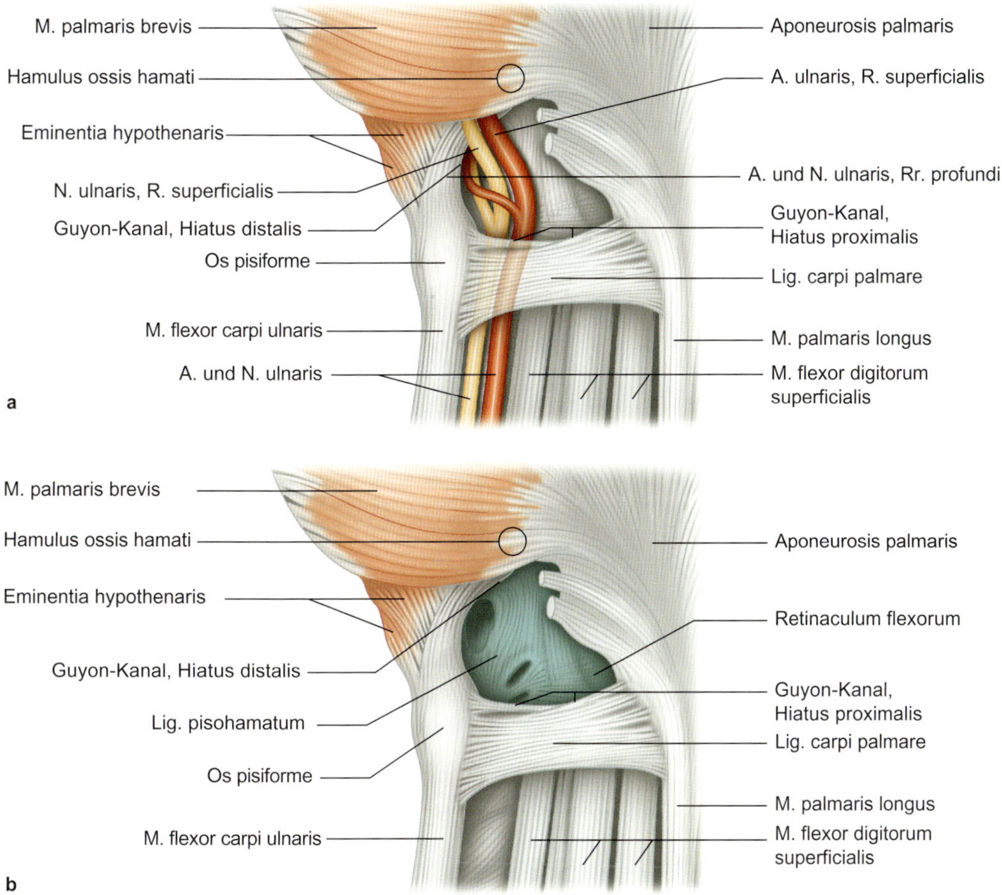

Abb. 26.11 Guyon-Kanal

- Finger verschränken, die Arme strecken und die Hände so drehen, dass die Handflächen nach vorne schauen. In dieser Position die Handgelenke in Lateralflexion bewegen.
- Hand flach auf einen Tisch oder ein anderes Möbelstück legen und den Arm strecken.
- Anschließend durch Verlagerung des Körpergewichts nach vorne beugen und die palmaren Anteile der Hand dehnen. Indem man die Auflagepunkte der Hand verändert, konzentriert man die Bewegungen auf die festen und sensiblen Anteile der Hand.
- Arm nach vorne strecken und die Hand in Dorsalflexion bringen, Dorsalflexion mit der anderen Hand verstärken und sich dabei wieder auf die sensiblen Anteile konzentrieren.

Aa. radialis und ulnaris

Insbesondere die A. ulnaris, die den N. ulnaris begleitet, sollte manipuliert werden (➢ Abb. 26.15). Ihr Puls lässt sich am Hypothenar beim Druck gegen den M. flexor digiti minimi brevis spüren. Sobald man den Puls erspürt hat, kann man kleine distale Dehnbewegungen an der Arterie ausführen, sie sollte allerdings nicht zu stark komprimiert werden.

Man spürt den Radialispuls im Bereich des Arcus palmaris profundus, dort wo die Arterie den Mm. interossei aufliegt.

Legen Sie Ihren Finger im Bereich des M. adductor pollicis auf die Arterie und führen Sie eine Dehnungs-Induktionstechnik aus.

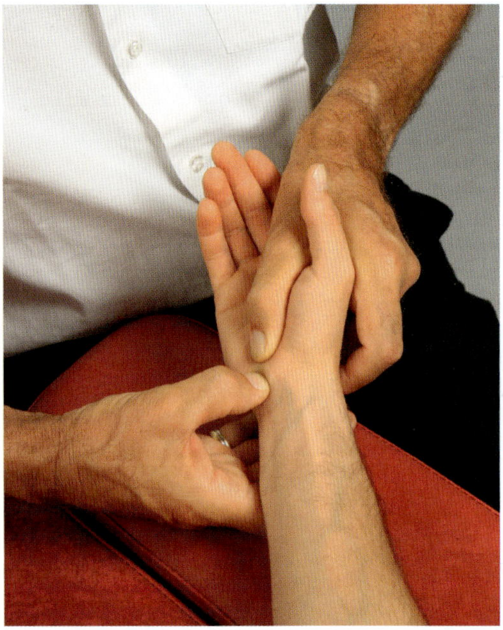

Abb. 26.12 Manipulation des Guyon-Kanals

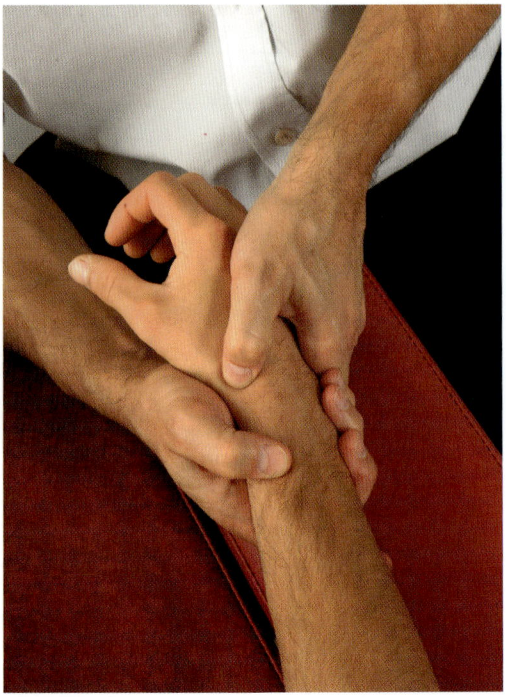

Abb. 26.13 Manipulation des N. radialis

Praxistipp

- Denken Sie bei den Arterien des Karpalkanals daran, zuerst die Aa. subclavia und brachialis zu behandeln, bevor Sie sich mit der A. ulnaris befassen.
- Arterienbehandlungen sollten auch immer die Behandlung der dazugehörenden Vene umfassen.
- Auch die zervikalen Nervenwurzeln und der Plexus brachialis sollten behandelt werden.

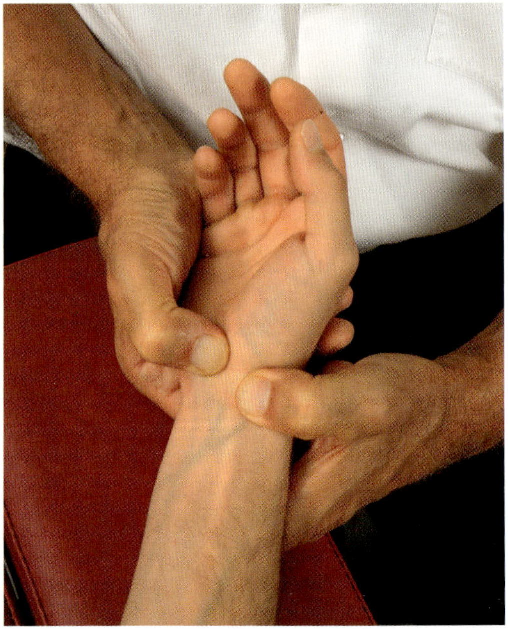

Abb. 26.14 Transversale Manipulation des Karpalkanals durch Separation-Induktion

Synovialzysten

Neben den Zysten im Bereich des Guyon-Kanals gibt es im Bereich des Handgelenks oft Zysten unterschiedlichen Ursprungs.

Zysten: Ätiologie

- Zysten hormonalen Ursprungs: Sie treten, wie auch Probleme im Karpalkanal, im Zusammenhang mit der Menopause auf. Möglicherweise stehen sie, wie klinische Beobachtungen zeigen, im Zusammenhang mit einem Progesteronmangel, wir haben aber noch keine wirkliche Erklärung für diesen Prozess gefunden.

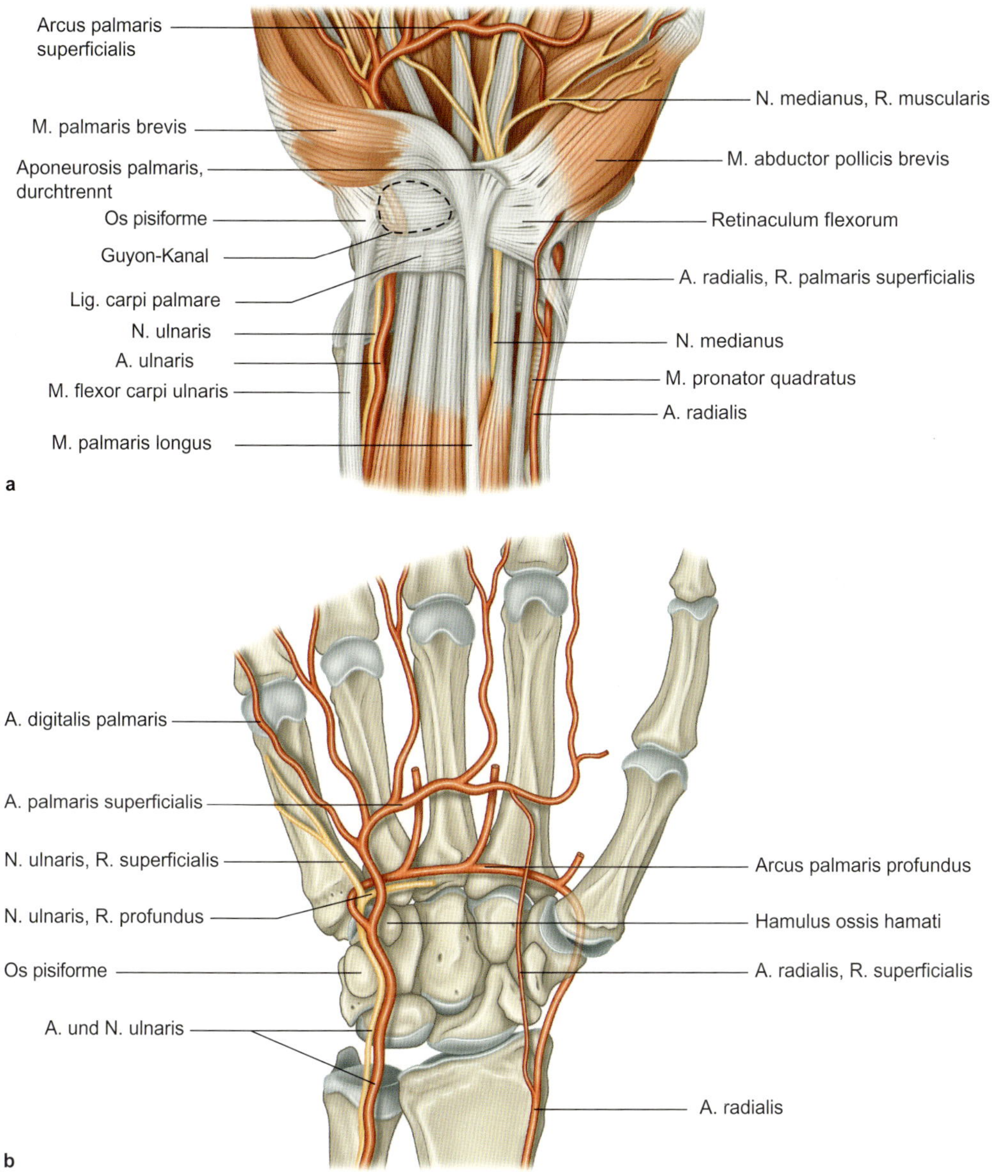

Abb. 26.15 Arterien des Karpalkanals

- Zysten bei systemischen Erkrankungen: Diese Zysten findet man nicht nur im Bereich des Handgelenks, sondern auch am Unterarm und im restlichen Körper.
  Bei : Neurofibromatosen – autosomale Erbkrankheiten, zu denen u. a. der Morbus Recklinghausen gehört, bei denen unter anderem Hauttumoren, Gliome und Café-au-lait-Flecken auftreten – treten kleine Tumoren oder Zysten auf. Unsere Wirkung auf diese Zysten ist im Gegensatz zu den Synovialzysten eher gering, da sie kaum mobilisierbar sind. Durch ihre geringe Beweglichkeit lassen sich keine guten Ergebnisse erhoffen. Der Patient ist oft sehr verzweifelt, wenn er sieht, wie sich diese Zysten zunehmend vermehren.

- Zysten mechanischen Ursprungs : Diese findet man bei Schwerarbeitern oder bei Personen, die ständig die gleichen Bewegungen ausführen müssen. Diese Zysten kommen nach operativen Entfernungen oft wieder. Andere Techniken, mit denen man versucht, die Zysten zu zerdrücken, sind sehr irritierend und manchmal auch gefährlich. Uns sind Fälle von intraartikulären Infektionen bekannt, die auf diese Techniken zurückzuführen sind.

Zysten: Gleittechniken

Mit diesen Techniken versucht man die Zysten von den Nerven und Gefäßen, die sie komprimieren, zu befreien. Denn das ist das eigentliche Problem, Zysten alleine sind nicht weiter problematisch, solange sie weder den N. medianus noch den N. ulnaris oder die sie umgebenden Gefäße komprimieren.

Der Patient sitzt mit herabhängenden Armen auf der Behandlungsliege.

- Ergreifen Sie mit Ihren Daumen die distalen Enden von Radius und Ulna und führen Sie mit Ihren Fingern eine distale Traktion aus.
- Die Hand des Patienten wird dabei zunächst in Pronation und dann in Supination bewegt (➤ Abb. 26.16).
- Führen Sie gleichzeitig mit Ihren Daumen sagittalen Druck aus.
- Mobilisieren Sie das Handgelenk in Traktion und verschieben Sie Ihre Daumen schrittweise in Richtung Zyste(n), deren Beweglichkeit Sie durch diese Gleitbewegungen verbessern wollen.

Praxistipp

- Zeigen Sie dem Patienten, wie er selbst eine Traktion im Radiokarpalgelenk erzeugen kann: Im Stehen Hand nach distal dehnen und durch entsprechende Muskelkontraktionen das Radiokarpalgelenk in Flexion und Extension mobilisieren.
- Übung ungefähr zwanzig Mal, zwei Mal pro Tag ausführen, vorausgesetzt sie ist nicht schmerzhaft.
- Der Patient kann seine Hand auch fixieren, sich dann aufrichten und dadurch eine Dekompression/Traktion im Gelenk erzeugen.

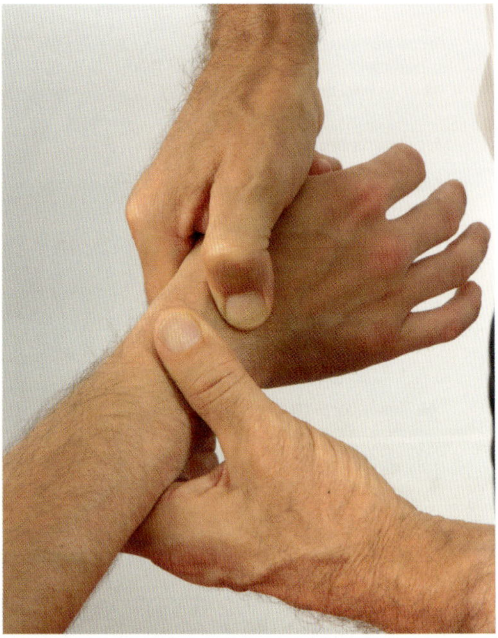

Abb. 26.16 Manipulation einer Synovialzyste durch Gleiten

26.3.5 Hauttechniken

Die Dehnungs-Induktionstechniken zwischen Dermis und Subkutis gelten v. a. für den Bereich von Thenar und Hypothenar. Häufig findet man eine sensible Zonen an der Verbindung der beiden Logen, die dem N. medianus oder seiner Anastomose mit dem N. ulnaris entspricht.

KAPITEL

27 Manuelle Behandlung der Hand

27.1 Mittelhand

27.1.1 Überblick

Die Basen der Mittelhandknochen sind gelenkig mit den Handwurzelknochen, ihre Köpfchen mit den Phalangen verbunden. Nachstehend verweisen wir auf einige Besonderheiten dieser Gelenke.

Os metacarpale I

Das Os metacarpale I artikuliert über eine sattelförmige Gelenkfläche mit dem Os trapezium. Damit sind im Karpometakarpalgelenk folgende Bewegungen möglich:

- Flexion-Extension
- Abduktion-Adduktion
- Rotation
- Zirkumduktion

Os metacarpale II

Es bildet mit folgenden Knochen Gelenke:

- Os trapezium und Os trapezoideum
- Os metacarpale III

Os metacarpale III

Es ist gelenkig verbunden mit folgenden Knochen:

- Os metacarpale II, lateral
- Os metacarpale IV, medial über zwei Gelenkflächen
- Os capitatum, mit dem es die größte Gelenkfläche bildet

Ossa metacarpalia IV und V

Diese sind v. a. mit dem Os hamatum verbunden.

Hinweis

In unserer täglichen Praxis werden wir hauptsächlich mit Problemen in den ersten drei Mittelhandknochen konfrontiert, mit dem Os metacarpale I v. a. aufgrund seiner komplexen Bewegungen und der bei Rhizarthrose auftretenden Schmerzen. Mit dem Os metacarpale II und III wegen ihrer zahlreichen artikulären Verbindungen mit der Handwurzel, den anderen Mittelhandknochen und den Fingerknochen. Mit etwas Erfahrung stellt man auch fest, dass zwischen den Mittelhandknochen große Abhängigkeiten bestehen. Die Lösung eines fixierten Mittelhandknochens bringt oft eine andere, bisher nicht erkannte Fixierung zum Vorschein.

27.1.2 Handwurzel-Mittelhand-Gelenke und Fingergelenke (> Abb. 27.1)

Die Mittelhandknochen führen nur wenige reine, nach klaren Achsen ausgerichtete Bewegungen aus, es handelt sich v. a. um eine Kombination subtiler Gleitbewegungen.

Damit lassen sich diese Gelenke am besten mit Induktionstechniken behandelt: Die vom Ecoute angezeigte Richtung soll zunächst erspürt und diese dann verstärkt werden.

Wichtig ist bei jeder Behandlung, dass die Metakarpalknochen zunächst über eine distale Traktion von den Gelenkflächen der umliegenden Knochen gelöst werden.

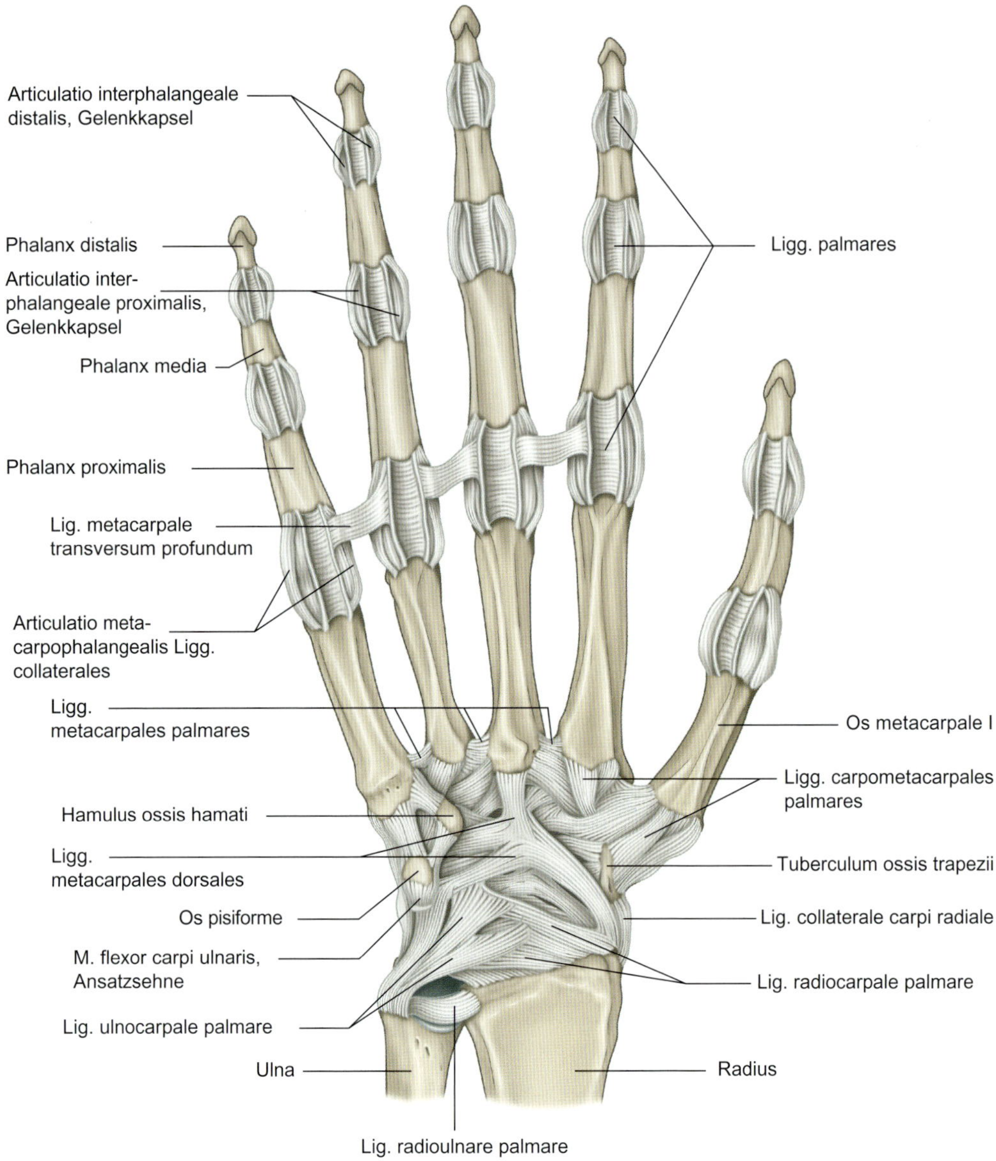

Abb. 27.1 Das osteoligamentäre Skelett der Hand

Manipulationen durch Traktions-Gleittechniken (> Abb. 27.2)

Diese Manipulationen können sowohl in Rückenlage als auch im Sitzen ausgeführt werden.

- Fixieren Sie mit dem Daumen und Zeigefinger einer Hand die zweite Handwurzelreihe.
- Mobilisieren Sie mit dem Daumen und dem Zeigefinger der anderen Hand die Mittelhandknochen mit einer progressiven Traktions-Gleittechnik.
- Fixieren Sie die Mittelhandknochen und mobilisieren Sie die zweite Handwurzelreihe.

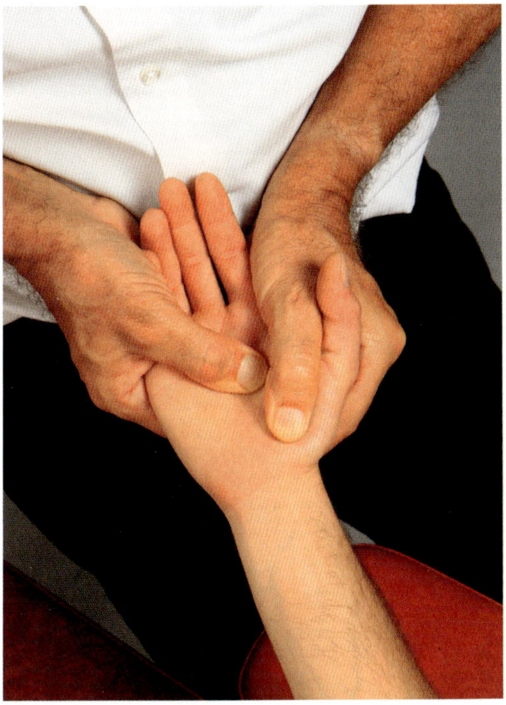

Abb. 27.2 Manipulation mittels Traktions-Gleittechniken

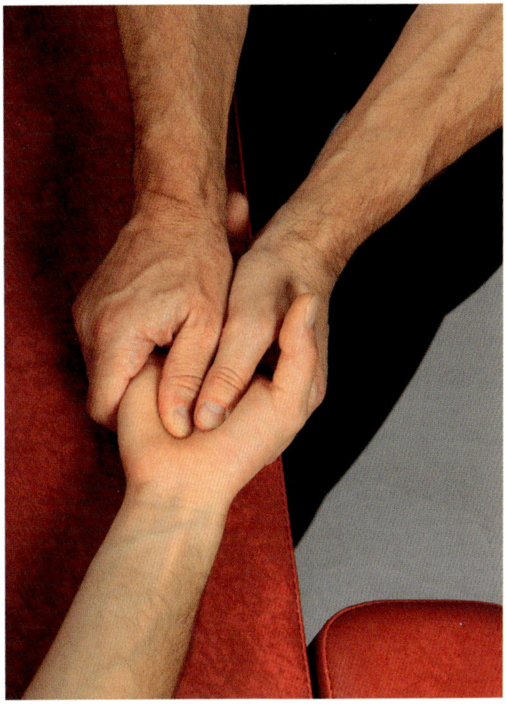

Abb. 27.3 Technik zur Mobilisation der Mittelhandknochen in sagittaler Ebene

Patienten mit Fingerproblemen weisen immer komplexe Fixierungen auf.

Meist sind es direkte Stürze auf die Hand, die zu schwer zu behandelnden Fixierungen führen, weniger häufig ist es ein Anstoßen der Hand an einem Gegenstand.

Behandeln Sie v. a. die drei ersten Mittelhandknochen, die die häufigsten und auch die komplexesten Fixierungen aufweisen. Die Behandlung ist abgeschlossen, wenn die Flexions- und Extensionsbewegung der Mittelhandknochen völlig frei ist und insbesondere dann, wenn die einzelnen Knochen in sagittaler Ebene gut gegeneinander verschiebbar sind.

Sagittale Mobilisationen

Diese Mobilisationen sind sehr effizient bei Fixierungen der:

- Karpometakarpalgelenke
- Mm. interossei palmares und dorsales
- Mm. lumbricales

Der Patient liegt auf dem Rücken, seine Handfläche ist nach oben gerichtet.

- Legen Sie beide Daumen auf die Palmarseite der Mittelhandknochen, die Sie mobilisieren wollen. Die Zeigefinger liegen auf gleicher Höhe auf der Dorsalseite (➤ Abb. 27.3).
- Führen Sie eine Scher-Induktionstechnik aus. Während Sie einen Mittelhandknochen nach palmar bewegen, bewegen Sie den nächsten nach dorsal.

Merke

Je nach Manipulationsachse sind bei manchen Handwurzelknochen die folgenden spezifischen Mobilisationen möglich.

- Durch eine axiale Traktion des Daumens und bei guter Fixierung des Os trapezium gibt das Os metacarpale I seine Bewegung an das Os scaphoideum und das Os trapezium weiter.
- Durch eine axiale Traktion des Os metacarpale II erhöht man die Wirkung auf das Os trapezoideum und das Os scaphoideum.
- Durch eine axiale Traktion des Os metacarpale III verbessert man die Wirkung auf das Os capitatum und, indirekt, auf das Os lunatum und das Os scaphoideum.
- Durch eine axiale Traktion der Ossa metacarpalia IV und V kann man das Os hamatum und, indirekt, das Os triquetrum und das Os lunatum beeinflussen.

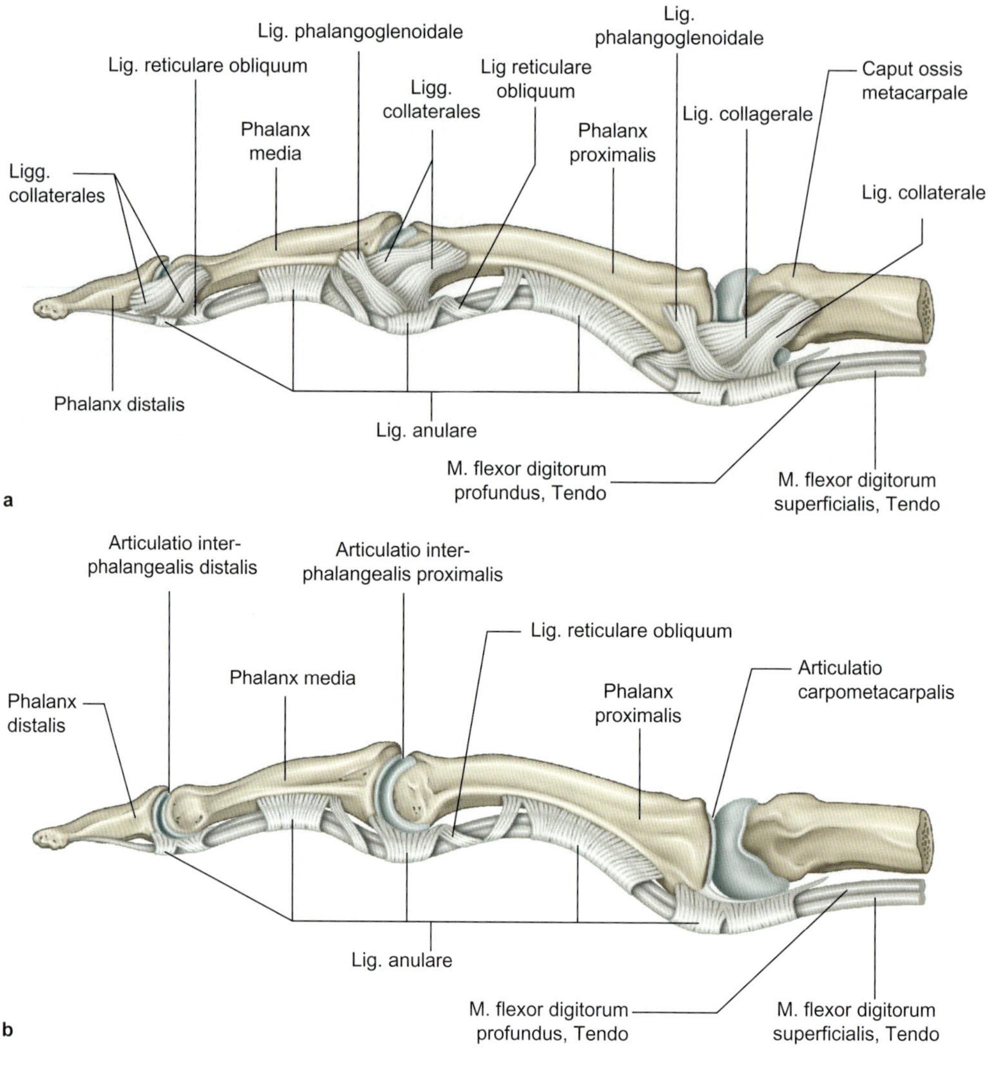

Abb. 27.4 Mittelhand-Fingergelenke und Fingergelenke

27.1.3 Mittelhand-Fingergelenke und Fingergelenke

In diesen Gelenken sind v. a. die Seitenbänder von Verstauchungen betroffen. Manche Verstauchungen lassen beeindruckende Gelenködeme entstehen, die sich durch Schwellungen und Rötungen des Gelenks auszeichnen. Diese Verstauchungen sind langwierig, das Ödem und der Schmerz können mehrere Monate andauern, vielleicht liegt es an den Faserknorpeln der Gelenke, die besonders reaktiv sind.

Mittelhand-Fingergelenke

Die Kapseln dieser Gelenke sind eher schlaff, werden aber glücklicherweise von den palmaren Ligamenten und den Faserknorpeln verstärkt. Hier gilt es v. a. die Seitenbänder zu manipulieren (➤ Abb. 27.4)

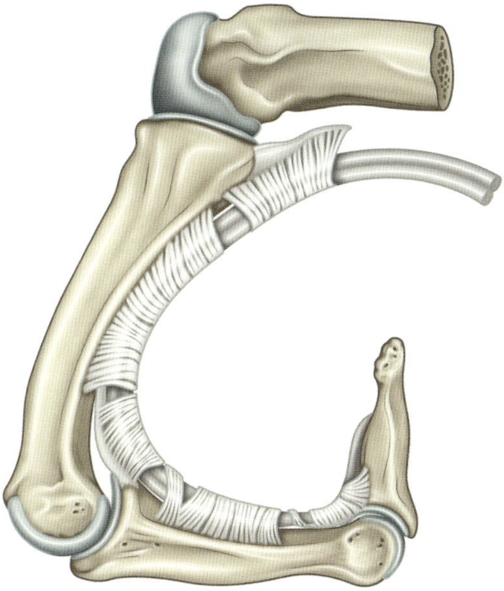

Abb. 27.5 Flexion der Interphalangealgelenke

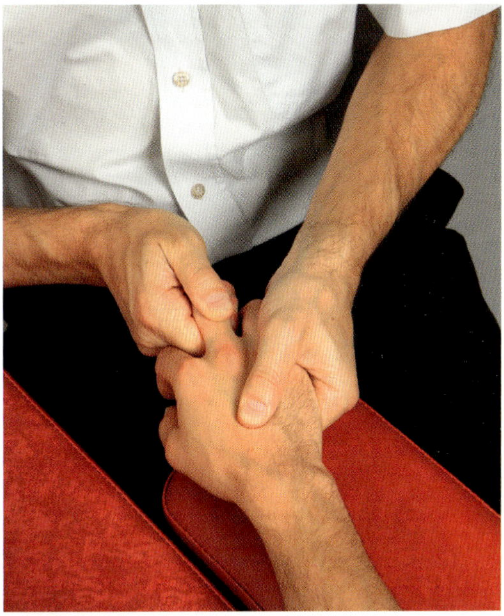

Abb. 27.6 Manipulation der Mittelhand-Fingergelenke und der Fingergelenke

Fingergelenke

Die Interphalangealgelenke verfügen ungefähr über die gleiche Bandstruktur wie die Mittelhand-Fingergelenke. Es sollten auch bei diesen Gelenken die Seitenbänder genau nach Mikrorupturen und Adhärenzen untersucht werden (➤ Abb. 27.5).

Technik

Der Patient befindet sich entweder in Rückenlage oder in sitzender Position.

- Beginnen Sie mit einer axialen Traktion des Fingers, indem Sie die distale Phalanx bei leicht gebeugtem Finger dehnen (➤ Abb. 27.6).
- Führen Sie kleine Gleit-Induktionsbewegungen aus, die Sie v. a. in transversaler Richtung verstärken.

Diese Manipulation lässt manchmal den Eindruck entstehen, dass das Gelenk durch ein laterales Gleiten tatsächlich wieder in die richtige Position gebracht werden konnte.

Das Ödem wird v. a. über die Manipulation der Gefäße und Nerven behandelt, aber auch durch kleine Kompressions-Induktionsbewegungen im Bereich des Knorpels. Verstärken Sie die Flexion und vergrößern Sie damit das Gelenkspiel, damit wird das Gleiten der Gelenkflächen erleichtert.

Seitenbänder (➤ Abb. 27.7)

Legen Sie einen Daumen an die proximale Seite des Gelenks, den anderen auf die distale Seite.

- Lassen Sie Ihre Daumen sagittal in entgegengesetzte Richtungen gleiten, um die Zonen mit ligamentären Unebenheiten gut zu entspannen.
- Anschließend bewegen Sie die Ligamente und die Gelenkkapsel in sagittaler Ebene nach ventral und dorsal.
- Ihre Finger sollten dabei immer in Kontakt mit dem Knochen sein.

Diese Techniken sollten nach einem Trauma möglichst rasch durchgeführt werden. Bei zu später Behandlung besteht das Risiko einer Ankylose oder einer sichtbaren Deformierung des Gelenks.

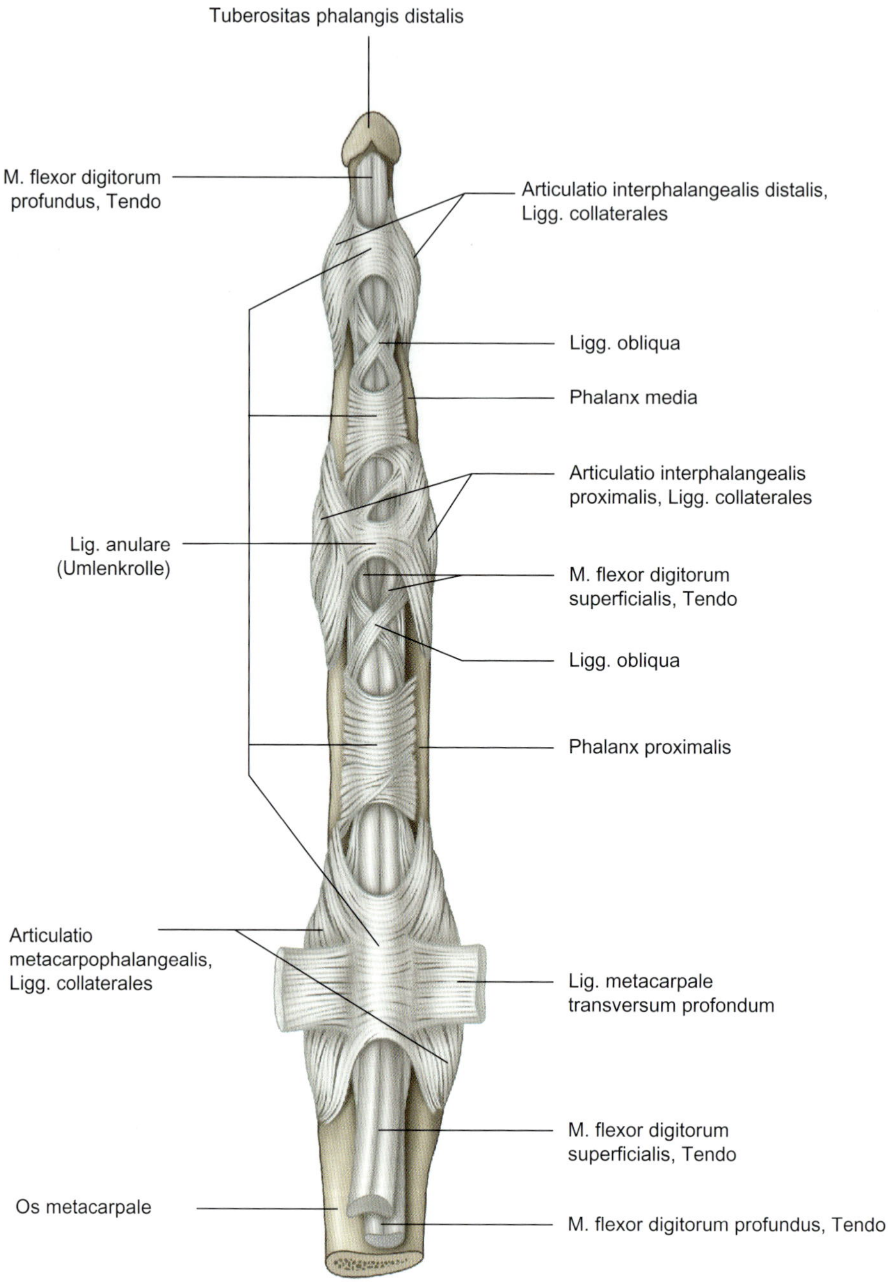

Abb. 27.7 Seitenbänder der Finger

> **Hinweis**
>
> Aufgrund ihres äußeren Erscheinungsbilds und der Palpation erinnern diese Gelenkerkrankungen mechanischen Ursprungs an mikrokristalline Arthritiden. Es ist als wäre die Synovialflüssigkeit dicker und ließe sich von Mikrokristallen besiedeln, ohne dass dafür eine Stoffwechselursache erkennbar wäre.

Mm. extensores carpi radialis

Die distalen Ansätze dieser Muskeln liegen im Falle des M. extensor carpi radialis brevis am Os metacarpale III und im Falle des M. extensor carpi radialis longus am Os metacarpale II.

Deshalb sollte man bei Epicondylitis die Manipulationen des Nervensystems und des Ellenbogens durch Mobilisationen am Os metacarpale II und III ergänzen. Dadurch werden die Mechanorezeptoren dieser Muskel besonders beeinflusst.

Diese Technik sollte gemeinsam mit den Techniken für die Epicondylitis lateralis durchgeführt werden.

27.1.4 Knochen und Knorpel

Wir verbinden die intraossäre Manipulation der Mittelhandknochen immer mit der Behandlung der Handwurzelknochen.

- Der Patient liegt auf dem Rücken, sein Ellenbogen liegt auf der Behandlungsliege, das Handgelenk ist gebeugt, die Faust geschlossen.
- Die Finger einer Hand hängen sich an der ersten Handwurzelreihe – Os scaphoideum, Os lunatum, Os triquetrum – ein. Die Handfläche der gleichen Hand komprimiert die Mittelhandknochen in ihrem distalen Abschnitt.
- Die gesamte Hand führt eine Kompressions-Induktionstechnik aus.

KAPITEL

28 Manuelle Behandlung des Daumens

28.1 Klinik

Rhizarthrosen sind besonders schmerzhaft und deshalb besonders gefürchtet. Insbesondere Frauen sind betroffen. Bei ihrer Behandlung sollte jede zu starke Manipulation oder Kompression vermieden werden, um das Entzündungs- und Schmerzrisiko nicht weiter zu erhöhen.

Durchzuführen sind in diesem Fall sehr sanfte Mikrogleit-Induktionsbewegungen bei gleichzeitiger Traktion des Daumens. Zur Dekompression des Gelenks werden alle Daumenmuskeln entspannt:

- M. abductor pollicis brevis
- M. flexor pollicis brevis
- Mm. extensores pollicis longus und brevis

Wenn es der Schmerz erlaubt, können Sie im Anschluss noch sehr kleine Bewegungen zur Glättung des Knorpels durchführen, bei denen Sie eine leichte Kompression auf das Gelenk ausüben. Tun Sie dabei so als wollten Sie den Knorpel sanft abreiben, um ihn zu glätten.

28.2 Muskulatur des Daumenballens (> Abb. 28.1)

Bei einer Rhizarthrose sollten unbedingt die Spannungen in den folgenden Daumenmuskeln reduziert werden, da sie mit ihrer Verspannung das Gelenk komprimieren:

- M. adductor pollicis
- M. flexor pollicis brevis
- M. abductor pollicis brevis
- M. opponens pollicis

28.2.1 M. adductor pollicis

Der M. adductor pollicis ist der am weitesten medial liegende Muskel des Daumenballens.

Ursprung

Der M. adductor pollicis entspringt

- mit seinem Caput transversum am Os metacarpale III,
- mit seinem Caput obliquum am Os capitatum, Os trapezium, Os trapezoideum und Os scaphoideum.

Verlauf

Er zieht schräg nach lateral und distal.

Ansatz

Der Muskel findet seinen Ansatz am ulnaren Sesambein, proximale Phalanx des Daumens.

Funktion

Er wirkt an der Opposition, der Beugung und der Adduktion des Daumens mit.

Innervation

Er wird durch den N. ulnaris (C8–Th1) innerviert.

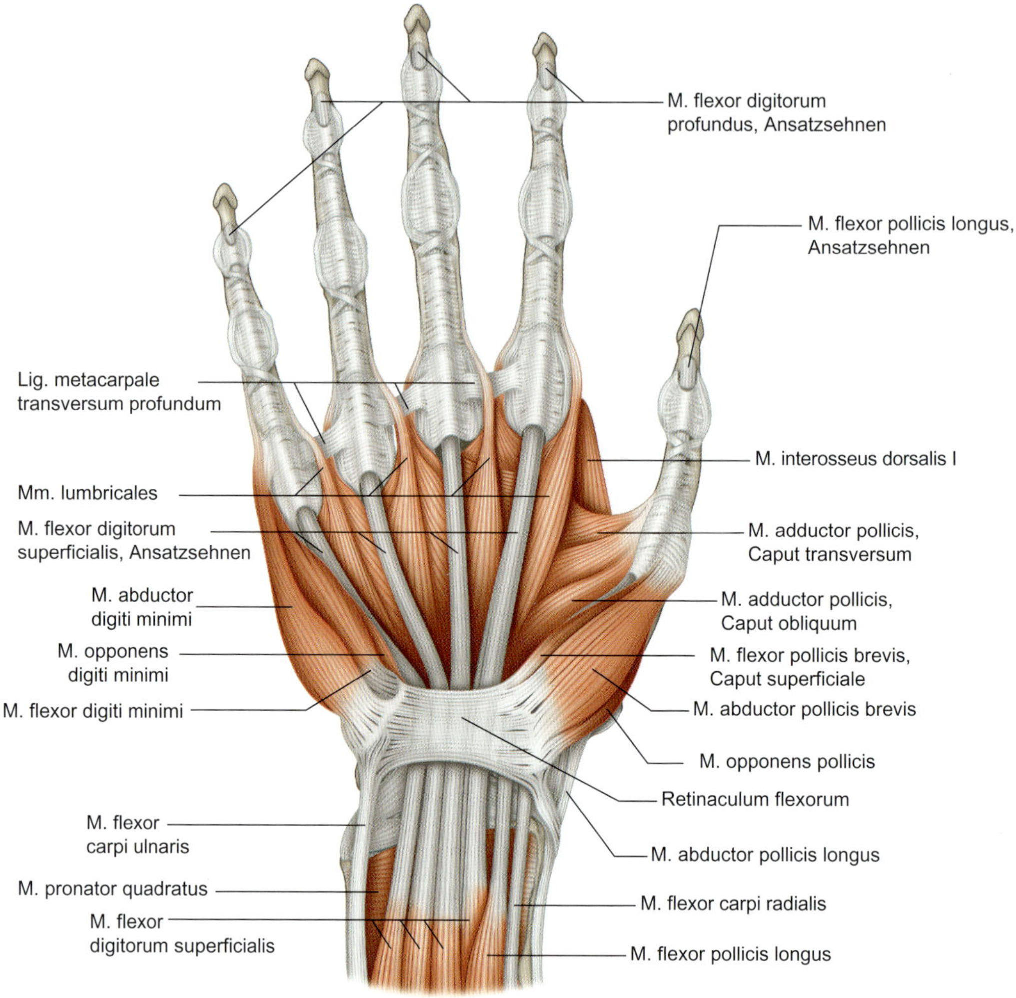

Abb. 28.1 Muskulatur des Daumenballens

Vaskularisation

Er wird über den Arcus palmaris superficialis durch die A. ulnaris versorgt.

Technik

Bei allen Daumentechniken liegt der Patient auf dem Rücken, seine Hand ruht auf dem Handrücken.

- Fixieren Sie mit dem Daumen und dem Zeigefinger einer Hand das Os capitatum, das Os trapezium, das Os trapezoideum und das Os scaphoideum.
- Legen Sie den anderen Daumen auf das ulnare Sesambein des Daumengrundgelenks und den Zeigefinger auf das Os metacarpale I.
- Erzeugen Sie nun eine nach distal und lateral verlaufende Traktion und arbeiten Sie mit Induktion (➤ Abb. 28.2).

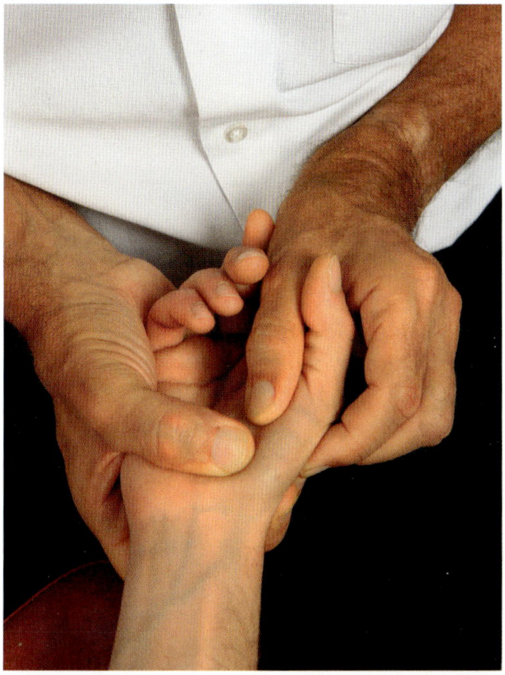

Abb. 28.2 Technik für die Mobilisation des Daumens mittels Traktion-Induktion

28.2.2 M. flexor pollicis brevis

Der M. flexor pollicis brevis dient uns in der Handfläche als Referenzpunkt für den N. medianus.

Ursprung

Der Muskel besitzt zwei Köpfe:
- Das Caput superficiale nimmt seinen Ursprung am Retinaculum flexorum.
- Das Caput profundum entspringt am Os trapezium, am Os trapezoideum und am Os capitatum.

Verlauf

Der Muskel zieht schräg nach lateral.

Ansatz

Er endet auf dem radialen Sesambein, proximale Phalanx des Daumens.

Funktion

Er ist an der Opposition des Daumens, der Flexion, Adduktion und Abduktion des Daumengrundgelenks beteiligt.

Innervation

Er wird innerviert von:
- N. medianus – Caput superficiale
- N. ulnaris – Caput profundum.

Vaskularisation

Er wird über den Arcus palmaris superficialis durch die A. ulnaris versorgt.

Technik

- Fixieren Sie mit dem Daumen und dem Zeigefinger einer Hand das Retinaculum flexorum sowie das Os trapezium, das Os trapezoideum und das Os capitatum.
- Mit dem anderen Daumen und dem anderen Zeigefinger fixieren Sie das radiale Sesambein und das Os metacarpale I (➤ Abb. 28.3).
- Führen Sie eine Traktion nach distal und lateral aus und schließen Sie mit einer Induktion.

28.2.3 M. abductor pollicis brevis

Ursprung

Der M. abductor pollicis brevis entspringt am Tuberculum ossis scaphoidei, das an der Palmarseite palpierbar ist, und am Retinaculum flexorum.

28

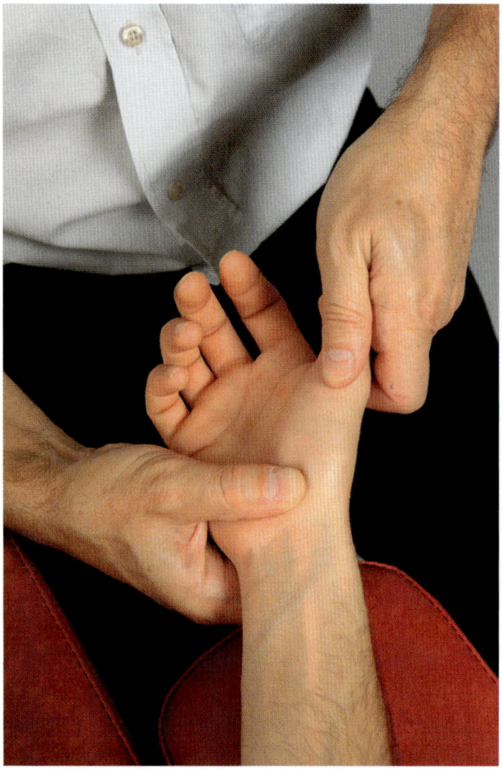

Abb. 28.3 Technik für den M. flexor pollicis brevis

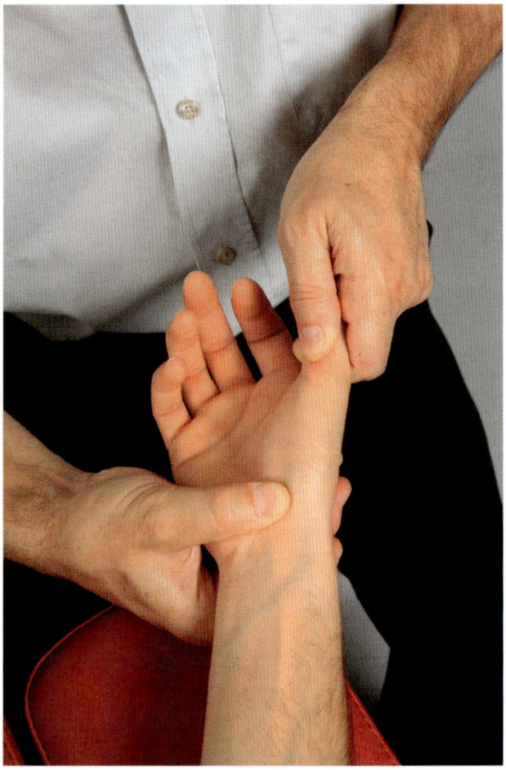

Abb. 28.4 Technik für den M. abductor pollicis brevis

Verlauf

Er zieht schräg nach lateral.

Ansatz

Der Muskel inseriert am radialen Sesambein, proximale Phalanx des Daumens.

Funktion

Er ist an der Daumenabduktion beteiligt.

Innervation

Er wird durch den N. medianus innerviert.

Vaskularisation

Er wird über den Arcus palmaris superficialis durch die A. ulnaris versorgt.

Technik

- Fixieren Sie mit dem Daumen und dem Zeigefinger einer Hand das Os scaphoideum und das Retinaculum flexorum (> Abb. 28.4).
- Mit Daumen und Zeigefinger der anderen Hand mobilisieren Sie die Grundphalanx entweder direkt oder über das radiale Sesambein mit einer Traktions-Induktionstechnik.

28.2.4 M. opponens pollicis

Der M. opponens pollicis ist der am weitesten lateral liegenden Thenarmuskel.

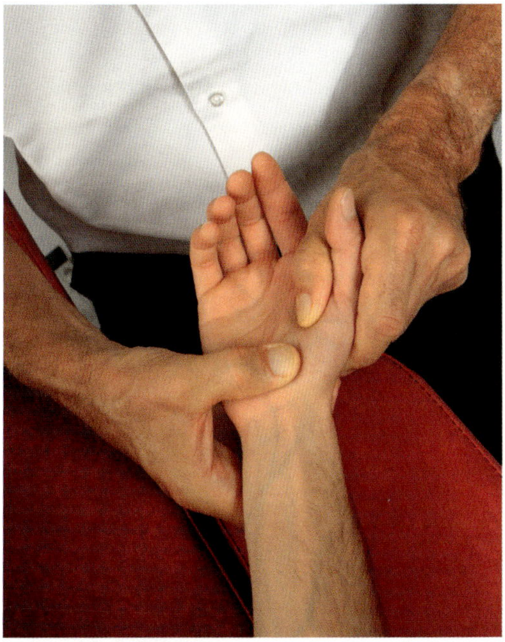

Abb. 28.5 Technik für den M. opponens pollicis

Ursprung

Der M. opponens pollicis entspringt am:

- Tuberculum ossis trapezii
- Retinaculum flexorum

Verlauf

Er verläuft schräg und leicht lateral.

Ansatz

Der Muskel setzt am radialen Rand des Os metacarpale I an.

Funktion

Er beteiligt sich an der Opposition und an der Adduktion des Daumens.

Innervation

Er wird durch den N. medianus innerviert.

Vaskularisation

Er wird über den Arcus palmaris superficialis durch die A. ulnaris versorgt.

Technik

Fixieren Sie mithilfe des Zeigefingers und Daumens einer Hand das Os trapezium und mit dem Zeigefinger und Daumen der anderen Hand das Os metacarpale I und führen Sie eine Traktions-Induktionstechnik aus (➤ Abb. 28.5).

Praxistipp

Die Entspannung des Retinaculum flexorum soll durch eine Manipulation der Thenarmuskulatur ergänzt werden.

28.3 Bewährtes Vorgehen

Wenn man diese Technik die ersten Male durchführt, ist es zunächst wichtig, die einzelnen Muskelansätze klar voneinander zu unterscheiden. Sie müssen zunächst in unseren Fingern und in unserem Gedächtnis gespeichert werden. Anschließend kann man auch global arbeiten, ohne jedoch die verschiedenen Komponenten dieser Muskeln völlig außer Acht zu lassen.

Der Patient liegt in Seitenlage.

- Erste Phase:
  - Der Patient liegt auf der homolateralen Seite und seine Hand ruht auf der Radiuskante.
  - Legen Sie Ihre beiden Daumen auf den M. adductor pollicis und bewegen Sie Ihre Daumen in Richtung M. opponens.
  - Die beiden Daumen führen eine Trennungs-Induktionstechnik von medial nach lateral und anschließend von lateral nach medial aus.
- Zweite Phase:
  - Der Patient liegt auf der kontralateralen Seite.

- Ihre Daumen liegen auf dem M. opponens und bewegen sich in Richtung M. adductor pollicis.
- Dadurch führen Sie eine Trennungs-Induktionstechnik von lateral nach medial und umgekehrt aus.

28.4 Haut

Bei der Rhizarthrose und bei jeder Gelenkentzündung sollte man den Übergang zwischen Dermis und Subkutis im Umfeld des Gelenks mobilisieren.

Manchmal sind die Ergebnisse erstaunlich und v. a. sofort erkennbar, sodass unmittelbar nach der Behandlung eine 30–50-prozentige Verbesserung der Bewegungseinschränkung im Gelenk festzustellen ist.

28.5 Muskulatur des Kleinfingerballens (➤ Abb. 28.6)

Die Muskulatur des Kleinfingerballens ist weniger kräftig als die Thenarmuskulatur. Allerdings können ihre Ansätze am Retinaculum flexorum zur Defibrosierung des Retinaculums und zum Ausgleich der reziproken Spannungen mit den Muskeln des Thenars beitragen: Es ist, als würde ein Stück Stoff von vier Seiten aus gespannt werden, wenn eine der Seiten nachgibt oder zu stark angespannt wird, wird der gesamte Stoff aus dem Gleichgewicht gebracht.

Die Muskeln des Hypothenars werden in Rückenlage und mit nach oben gerichteter Handfläche behandelt.

28.5.1 M. abductor digiti minimi

Ursprung

Der M. abductor digiti minimi nimmt seinen Ursprung am:
- Os pisiforme
- Lig. pisohamatum
- Retinaculum flexorum

Verlauf

Der Muskel zieht schräg nach distal und medial.

Ansatz

Er setzt am lateralen Rand der proximalen Phalanx des Kleinfingers an.

Innervation

Er wird durch den N. ulnaris, R. profundus (C8–Th1) innerviert.

Vaskularisation

Er wird über den Arcus palmaris superficialis durch die A. ulnaris versorgt.

Funktion

Er ist an der Abduktion des Kleinfingers beteiligt.

Technik

- Legen Sie den Daumen einer Hand auf das Os pisiforme und das Retinaculum flexorum.
- Umgreifen Sie mit dem Zeigefinger und Daumen der anderen Hand das Grundgelenk des Kleinfingers und manipulieren es mittels Traktion und Adduktion (➤ Abb. 28.7).

Der Daumen am Os pisiforme sucht nach verhärteten Zonen und bearbeitet sie mittels Induktion.

28.5.2 M. flexor digiti minimi brevis

Ursprung

Der M. flexor digiti minimi brevis entspringt am:
- Os hamatum
- Retinaculum flexorum

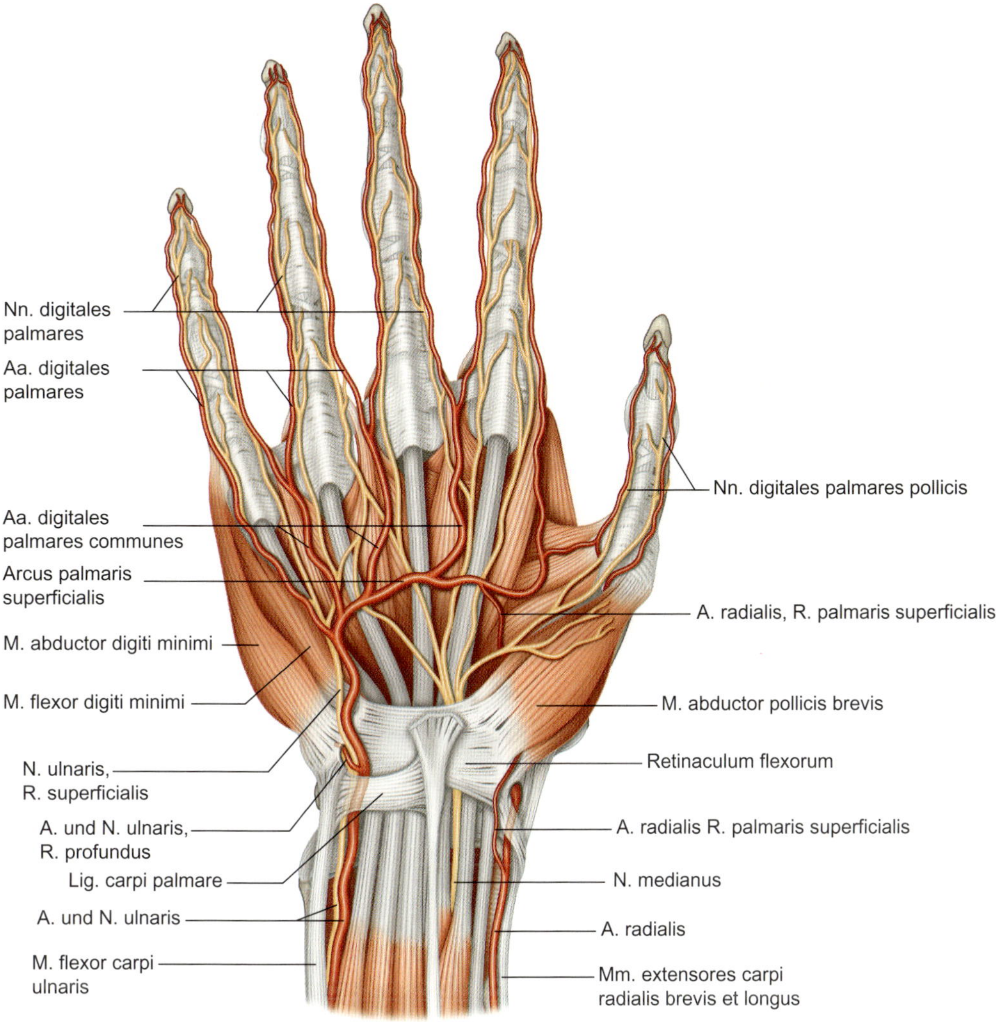

Abb. 28.6 Muskulatur des Kleinfingerballens

Verlauf

Er zieht nach distal und medial.

Ansatz

Der Muskel inseriert

- an der proximalen Phalanx des Kleinfingers,
- seine Sehne verschmilzt mit dem Ansatz des M. abductor digiti minimi.

Innervation

Er wird durch den N. ulnaris, R. profundus (C8–Th1) innerviert.

Vaskularisation

Er wird über den Arcus palmaris superficialis durch die A. ulnaris versorgt.

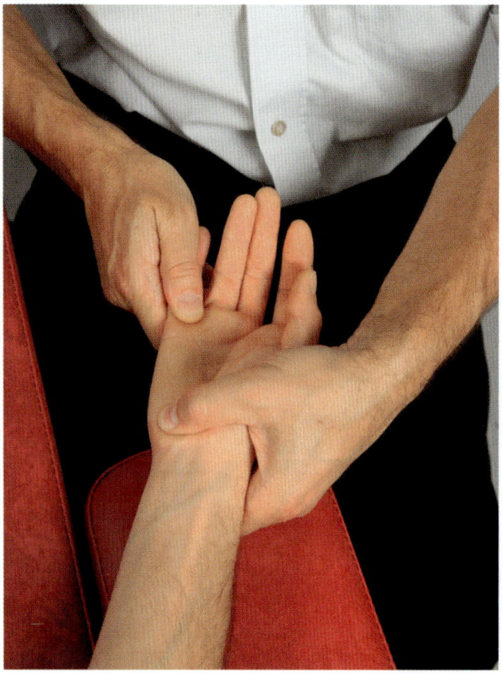

Abb. 28.7 Technik für den M. abductor digiti minimi

Funktion

Er ist an der Flexion des Kleinfingergrundgelenks beteiligt.

Technik

Es handelt sich um die gleiche Technik wie für den M. abductor digiti minimi (➤ Kap. 28.5.1), nur dass Ihr Daumen etwas weiter distal des Lig. pisohamatum platziert wird.

28.5.3 M. opponens digiti minimi

Ursprung

Der M. opponens digiti minimi hat seinen Ursprung am:

- Hamulus ossis hamati
- Retinaculum flexorum

Verlauf

Er ist schräg nach distal und medial gerichtet.

Ansatz

Er inseriert am medialen Rand des Os metacarpale V an.

Innervation

Er wird durch den N. ulnaris, R. profundus (C8–Th1) innerviert.

Vaskularisation

Er wird über den Arcus palmaris superficialis durch die A. ulnaris versorgt.

Funktion

Er beteiligt sich an der Opposition des Kleinfingers.

Technik

- Legen Sie den Daumen der einen Hand auf das Hamulus ossis hamati und das Retinaculum flexorum.
- Daumen und Zeigefinger der anderen Hand ziehen das Os metacarpale V in Adduktion.

28.6 Bewährtes Vorgehen

Zu Beginn wirkt man auf die Muskeln des Hypothenars ein und versucht sie zu individualisieren, um sie spezifischer behandeln zu können. Sehr schnell wird man die Manipulation in einen medialen und einen lateralen Anteil trennen. Wie bei der Technik für die Thenarmuskulatur liegt der Patient entweder auf dem Rücken oder in Seitenlage.

28.6.1 Lateraler Anteil

- Mit einem Daumen und einem Zeigefinger die Ansätze auf dem Os trapezium, dem Os scaphoideum und dem lateralen Anteil des Retinaculum flexorum kontaktieren.
- Mit Daumen und Zeigefinger der anderen Hand übt man eine Traktion auf das Os metacarpale I aus.
- Beide Hände führen anschließend eine Induktion aus.

28.6.2 Medialer Anteil

Die Technik verläuft symmetrisch zur oben beschriebenen Technik für den lateralen Anteil.

- Mit einem Daumen und einem Zeigefinger kontaktiert man die Ansätze auf dem Os pisiforme, dem Hamulus und auf dem medialen Anteil des Retinaculum flexorum.
- Mit Daumen und Zeigefinger der anderen Hand übt man eine Traktion auf das Os metacarpale V und die Grundphalanx des Kleinfingers aus.
- Beide Hände führen anschließend eine Induktion aus.

KAPITEL

29 Hand: emotionale Aspekte

29.1 Verspannte und gestreckte Hand

Ein Patient mit einer verspannten und gestreckten Hand bringt folgende Gefühle zum Ausdruck:

- Körperliche Abwehr
- Misstrauen
- Realitätsverweigerung
- Abscheu, Widerwille
- Infragestellung
- Verbot
- Angst
- Überzeugung

Diese Patienten erkranken bevorzugt an Epicondylitis lateralis und Synovialzysten. Stürze auf die Hände zeigen den Einfluss der Haltung auf das Trauma. Eine Person, deren Hände verspannt und gestreckt sind, bricht sich leichter ein Handgelenk als eine Person, deren Hand entspannt und locker ist.

29.2 Entspannte und gebeugte Hand

Bei einem Patienten mit einer entspannten und gebeugten Hand können folgende Gefühle beobachtet werden:

- Abgehobenheit
- Zurschaustellung
- Theatralisierung
- Entspannung (oder auch Müdigkeit)
- Wunsch nach Annäherung
- Wunsch zu überzeugen

Im Prinzip fühlen sich diese Patienten mit ihrer Haltung wohl und scheinen keine besonderen mechanischen Probleme aufzuweisen. Sie haben ein höheres Risiko, sich die Hand zu verstauchen oder sich ein Trauma in Ellenbogen oder Schulter zuzuziehen.

KAPITEL

30 Schlussfolgerung

Gustav Flaubert sagte: „Damit eine Sache interessant wird, muss man sie lange betrachten". Wir können diesen Satz auf die osteopathische Praxis anwenden, indem wir sagen: „Damit der menschliche Körper interessant wird, muss man ihn lange Zeit und unaufhörlich studieren und palpieren".

Es braucht Zeit, um ein Gelenk kennenzulernen. Jeder kann eine Gelenkamplitude testen oder globale Dehnungstechniken ausführen. Um allerdings präzise die Spannung in einer Kapsel zu lösen, ein bestimmtes Band oder einen Muskelansatz zu behandeln oder selektiv auf eine Arterie oder einen Nerv einzuwirken, bedarf es eines langen Studiums der Anatomie, die immer wieder aufs Neue erlernt werden muss, und einer langen palpatorischen Praxis.

Die Partitur ist lange und komplex, aber welch ein erhebendes Gefühl, wenn man die verschiedenen Strukturen unter seinen Fingern spürt und dem Patienten seine Gelenkmobilität zurückgeben kann!

Register

Osteopathische Medizin

ZEITSCHRIFT

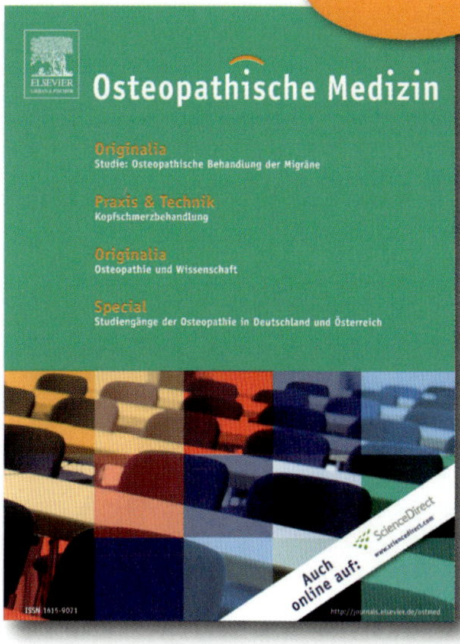

ISSN 1615-9071

...fundiert, praxisnah und aktuell

Charakteristik

Osteopathische Medizin ist ein unabhängiges medizinisch-wissenschaftliches Forum für alle Osteopathen. Es vermittelt Fachwissen inter-/national renommierter Autoren aus allen Bereichen der Osteopathie – detailliert, fundiert, praxisnah und aktuell.

Osteopathische Medizin spiegelt den ganzheitlichen Ansatz der Osteopathie wider und beleuchtet alle akademisch-wissenschaftlichen, medizinischen, geschichtlichen und philosophischen Aspekte des osteopathischen Spektrums.

Editor-in-Chief

Bernhard Hartwig, Parkstein

Editors

Inge Bez, Balingen
Birgit Gillemot, München
Jürgen Gröbmüller, München
Torsten Liem, Hamburg
Christoph Newiger, München
Gabi Prediger, München
Andreas J. Risch, Eichstätt
Kerstin Schmidt, Hergatz

Gesellschaften

Deutsch-Amerikanische Akademie für Osteopathie (DAAO) e.V.
Deutsche Gesellschaft für Osteopathische Medizin (DGOM) e.V.
Bundesverband Osteopathie (bvo) e.V.
Deutscher Verband für Osteopathische Medizin (DVOM) e.V.
Register der Traditionellen Osteopathen in Deutschland (ROD) GmbH
Verband Osteopathie Schule Deutschland (VOSD)
Deutsche Arbeitsgemeinschaft für Osteopathische Therapie (DAGOT) e.V.
OsteopathenVereinigungSchweiz (OVS)

http://journals.elsevier.de/ostmed